COURS

DE

PHARMACOLOGIE.

COURS

DE

PHARMACOLOGIE,

OU

TRAITÉ ÉLÉMENTAIRE

D'HISTOIRE NATURELLE MÉDICALE, DE PHARMACIE ET DE THÉRAPEUTIQUE;

SUIVI

DE L'ART DE FORMULER;

PAR **F. FOY**,

DOCTEUR EN MÉDECINE, PHARMACIEN DE L'ÉCOLE DE PARIS, MEMBRE DE LA SOCIÉTÉ DE PHARMACIE,
PROFESSEUR PARTICULIER DE PHARMACOLOGIE; ANCIEN ÉLÈVE INTERNE DES HÔPITAUX ET HOSPICES
CIVILS DE PARIS; MEMBRE DE LA SOCIÉTÉ D'AGRONOMIE PRATIQUE, etc.

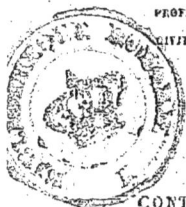

Tome second,

CONTENANT LA PHARMACIE, LA THÉRAPEUTIQUE ET L'ART DE FORMULER.

Paris,

CHEZ GERMER BAILLIÈRE, LIBRAIRE,

SUCCESSEUR DE Mme AUGER MÉQUIGNON,

RUE DE L'ÉCOLE DE MÉDECINE, N° 13 (BIS).

1831.

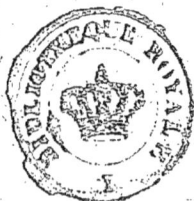

PRÉFACE.

Déjà, nous l'avons dit, notre second volume doit renfermer les éléments de la pharmacie proprement dite, la thérapeutique, et l'art de formuler. Cette dernière partie de la pharmacologie est précédée de tableaux synoptiques représentant, le premier, les doses générales de tous les agents thérapeutiques partagés en deux séries, le second, les substances incompatibles. Nous aurions donc pu nous dispenser d'une préface. Mais quelques fautes ont été commises par nos compositeurs et par nous-mêmes. Bien que la plupart eussent pu être abandonnées à la sagacité et à l'indulgence des lecteurs, nous n'avons pas cru devoir passer sous silence celles sur-tout qui ont rapport à la posologie. L'amour-propre doit se taire quand les conséquences d'une erreur peuvent être funestes à l'humanité. Observerons-nous, pour nous excuser, combien il est difficile de ne pas commettre d'erreurs dans un ouvrage un peu considérable? Dirons-nous qu'un auteur, corrigeant seul ses épreuves, car où trouver un ami assez dévoué et assez peu occupé pour se charger d'un travail aussi abstrait, lit plus souvent de mémoire que des yeux, et passe dix fois sur la même faute sans l'apercevoir? Non. Nous avons fait des fautes, nous les avouerons, nous les signalerons et nous ferons en sorte de les éviter une autre fois.

Parmi les erreurs qui se trouvent dans le premier volume, nous signalerons les suivantes :

À la page 77, ligne 30, matière identique huileuse, *supprimez* identique; p. 80, l. 27, le signe de la livre (℔) doit être suivi de ij : après alcool à 22°, p. 82, l. 14, *ajoutez* 8 p; p. 83, l. 24, au lieu de ℈ij à ʒij, *lisez* ℈ß à ʒij; p. 185, l. 13, ʒi à ʒiij, *lisez* ℈i à ʒiij; p. 304, l. 31, hydrochlorate d'ammoniaque , *lisez* hydrochlorate d'argent ; p. 340, l. 34 et 35, (à ij pour eau ij) *lisez* ℈ß à ʒij pour eau ℔ij; p. 458, l. 22, café ʒviij, eau ʒij, *lisez* café ʒviij, eau ℔ij; p. 487, l. 31, scille 11 p, *lisez* 1 p; p. 509, l. 41 et 42, ana iij, *lisez* ana ℈iij ; p. 543, l. 13, des acides, *lisez* des sels ; p. 554, l. 14, au lieu de ʒiv, ʒv, ʒv, *mettez* ℈iv, ℈v, ℈v; p. 580, l. 7, gomme ammoniaque ʒj, *lisez* ʒj; p. 598, l. 10, d'opium viij, gr., *lisez* 1 gr. d'opium sur viij gr.; p. 617, l. 21, lavement (decoction) ℈ß, *lisez* ℈ß, p. 658, l. 9, j à iv, *lisez* ʒj à ʒiv.

Quelques mots et quelques noms d'auteurs ont été mal écrits : on a mis *rhœi* pour *rhea*, *qurcus* pour *quercus*, *lascarilla* pour *cascarilla* ; p. 385, l. 4, *étendre* pour *éteindre*; p. 169, l. 7, *vides* pour *ridés*; *Guibout*, *Cricthon*, *Dupan*, *Plissau*,

Leurey, Pontet, Ritlay, pour *Guibourt, Crichton. Dupau, Plisson, Henry, Poutet, Tilloy.*

Dans le second volume, page 33, l. 17, arsenic, *lisez* absinthe ; p. 29, l. 8, à iv, *lisez* à ℥iv ; p. 127, l. 33, huile d'olives, *ajoutez* 4 p ; p. 155, l. 12, dans un local, *lisez* dans un bocal ; p. 216, l. 10, assa fœtida ℨj à ℥ij, *lisez* ℨj à ℨij ; p. 226, l. 32, l'action des liquides, *lisez* des solides.

Dans les formules : *sambuci nigri,* lisez *sambuci nigræ; orysa sativum,* lisez *orysa sativa; de gummo,* lisez *de gummi.*

Nous regrettons vivement que quelques journaux scientifiques n'aient pas encore rendu compte de notre premier volume ; nous aurions eu, sans doute, des remercîments à leur adresser pour leur indulgence, leurs bons avis et leurs sages conseils. D'autres ont bien voulu nous traiter avec bienveillance ; nous leur en témoignons toute notre gratitude. Quelques omissions nous ont été signalées : une, entr'autres, est relative au cresson de Para. Nous avouerons que nous ne connaissions pas encore les recherches de notre estimable confrère, M. Béral, sur cette substance. Nous avons également attribué à quelques-uns de nos chimistes l'honneur de découvertes et d'analyses qui ne leur appartiennent pas. Les sciences font des progrès si rapides, les travaux sont si nombreux, les recherches si multipliées et faites en même temps par un si grand nombre de chimistes, qu'il était difficile qu'il n'en fût pas ainsi. Tant de gens, d'ailleurs,

sont habiles à s'approprier le bien des autres !
Heureusement que nous nous sommes adressés à
un de nos jeunes chimistes (1) les plus riches en
réputation et en découvertes scientifiques.

Comme témoignage public de notre reconnaissance, nous ne terminerons pas cette préface sans
convenir que, pour notre très court abrégé de
thérapeutique, nous devons beaucoup aux savantes
leçons, aux ouvrages et mémoires de MM. Andral,
Chomel, Rostan, Broussais, Orfila, Guersent,
Fouquier, Récamier, Cayol, Bally, Biett, Kapeler,
Martinet, Rullier, Bayle, Mérat, Delens, etc.,
ainsi qu'aux journaux périodiques, tels que les
Archives, la Revue médicale, le Journal hebdo-
madaire, la Gazette médicale, la Lancette, etc.

---

(1) M. Julia Fontenelle.

COURS

DE

PHARMACOLOGIE.

DEUXIÈME PARTIE.

PHARMACIE PROPREMENT DITE.

Déf. La Pharmacie, de Φαρμακόν, *médicament*, est l'art de préparer et conserver les médicaments.

Cette partie de la Pharmacologie comprend toutes les manipulations pharmaceutiques, les règles que l'on doit observer dans leur exécution, et les phénomènes qu'elles présentent à l'observateur instruit.

Div. On divise la Pharmacie en *théorique* ou *chimique*, et en *pratique* ou *galénique* (du nom de Galien). La première s'occupe de la préparation des médicaments et se rend compte des phénomènes qui se passent pendant les opérations; la seconde ne s'occupe que des manipulations pures et simples. Mais d'après les connaissances en physique et en chimie que doit posséder celui qui se livre à l'étude de la Pharmacie, cette division devient inutile.

1° *Préparation des médicaments.*

Déf. On entend par *Préparer des médicaments*, appliquer aux substances de la nature, les opérations pharmaceutiques, pour en faire des agents thérapeutiques.

Pour préparer un médicament, il faut : 1° connaître la nature et les propriétés des composants ; c'est sur cette connaissance qu'est fondé le mode de préparation ; 2° prévoir les altérations qui peuvent résulter des différents mélanges ; 3° ne pas ignorer la théorie de l'opération ; 4° enfin s'assurer de la nature et des propriétés du nouveau composé, et voir s'il est parfaitement semblable à celui qui déjà a été préparé.

2° *Conservation des médicaments.*

DÉF. On entend par *Conservation des médicaments*, l'ensemble des moyens mis en usage pour maintenir les corps médicinaux, purs et sains, jusqu'à ce que l'on puisse les renouveler.

MOD. DE CONSERV. Ces moyens, indiqués d'une manière générale, sont les suivants :

On place : 1° à la cave, dans des flacons bien bouchés, les *sirops,* les *teintures,* les *alcoolats,* les *éthers,* les *huiles,* etc. ; 2° au grenier, dans des boîtes de bois, munies de leur couvercle, et garnies de papier blanc collé avec de la colle de pâte dans laquelle on a mis de l'arsenic ou du deuto-chlorure de mercure pour éloigner les insectes, les *racines,* les *feuilles,* les *fleurs,* les parties desséchées des animaux, etc., en général, tout ce qui craint l'humidité ; 3° les fruits doivent être soustraits à une trop grande chaleur ou à une trop grande humidité ; dans le premier cas, leur matière sucrante les fait candir ; dans le second, elle cause leur déliquescence ; 4° on conserve dans leur coque ligneuse les semences qui en sont pourvues. Quant aux animaux vivants, il faut toujours les mettre dans les conditions qui se rapprochent le plus de leurs habitudes naturelles.

DURÉE DES MÉDICAM. La durée des médicaments est

en général subordonnée aux soins apportés dans leur préparation, dessiccation et conservation. Cependant il est des substances qui, quoique l'on fasse, ne peuvent durer plus d'une année sans s'altérer; tels sont le plus grand nombre des végétaux entiers (1) ou de leurs parties, la plupart des animaux et leurs produits, les *eaux distillées* de plantes, etc. D'autres doivent être renouvelés tous les mois, comme les *huiles d'amandes douces*, de *ricin*, le *cérat*, etc.; enfin, il y en a qui ne se conservent que quelques jours, tels sont le *chlore*, l'*acide hydrocyanique*, etc.

Les soins que l'on doit aux médicaments, pour prolonger ou entretenir leur durée et leur pureté, consistent à les visiter de temps en temps, à séparer les corps étrangers qui s'y sont mêlés, à sécher de nouveau ceux qui ont attiré l'humidité, à dépoter et chauffer ceux qui commencent à fermenter, comme les *sirops*, les *mellites*, etc., à retirer les parties altérées de celles qui sont encore saines, etc., etc. — Les uns doivent être abrités du contact de l'air et de la lumière, tels sont les *huiles volatiles*, le *chlore*, les *fleurs*, beaucoup de *feuilles*, etc.; d'autres au contraire s'altèrent quand elles sont exactement renfermées, telles sont les *cannelles*, la *camomille romaine*, les *feuilles de ronces*, de *roses rouges*, etc., qui perdent leur odeur.

Opérations pharmaceutiques.

Déf. On entend par *Opérations pharmaceutiques*, les manières différentes de traiter séparément les substances

---

(1) Il est quelques substances végétales, comme le *Gayac*, le *Ratanhia*, la *Canne de Provence*, la *Gentiane*, les *Quinquinas*, la *Serpentaire de Virginie*, le *Polygala* et toutes celles qui sont très dures et peu amilacées qui peuvent se conserver au delà d'une année.

I.

naturelles qui doivent constituer un médicament simple, ou qui doivent entrer dans la préparation d'un médicament composé. Ces *manières*, très nombreuses et très variées, que nous définirons à mesure qu'elles se présenteront, se réduisent à quatre modes principaux, qui sont : la *Division*, l'*Extraction*, la *Mixtion* et la *Combinaison*.

1° DIVISION. La division est un mode particulier de préparation qui consiste à détruire l'adhérence moléculaire des corps, et qui a pour but de favoriser leur action les uns sur les autres en multipliant leurs points de contact. C'est ainsi que pour faire une tisane de salsepareille, par exemple, on coupe celle-ci en petites parties, afin que l'eau en dissolve plus promptement les principes actifs.

Les opérations dépendantes de la division, sont :
- la *concassation*,
- la *mouture*,
- l'*épistation*,
- l'*extinction*,
- la *pulvérisation*,
- la *trochiscation*,
- la *rasion*,
- la *section* ou *incision*,

2° EXTRACTION. L'extraction est un mode de préparation par lequel on ramène à sa plus simple expression le principe actif d'une substance médicamenteuse.

Les opérations qui dépendent de l'extraction, sont :
- la *coction*,
- la *sublimation*,
- l'*expression*,
- l'*évaporation*,
- la *clarification*,
- l'*infusion*,
- la *digestion*,
- la *torréfaction*,
- la *distillation*,
- la *pulpation*,
- la *cohobation*,
- la *décoction*,
- la *macération*,
- la *solution*.

3° MIXTION. La mixtion n'est autre que le mélange plus ou moins intime opéré entre deux ou un plus grand nombre de corps, pour faire un tout homogène.

La mixtion s'opère par *liquéfaction* et par *incorporation*.

4° COMBINAISON. La combinaison est un mode de préparation par lequel, à l'aide du mélange ou du simple contact , on opère entre deux corps ou un plus grand nombre , une union telle que le nouveau corps jouit de propriétés physiques et chimiques tout-à-fait différentes de celles des composants.

Différence entre

Mixtion ,	*Combinaison.*
Produits participant toujours, plus ou moins, il est vrai, des propriétés des substances composantes.	Produits qui acquièrent des formes, des propriétés tout-à-fait différentes de celles qu'avaient les substances avant leur mélange.

Voyez page 4 , Prolégomènes, première partie , ligne 10 , et lisez à ligne 12 , *espèces* au lieu d'*essences.*

L'*affinité* ou *attraction chimique* , l'*électricité*, etc. , jouent un très grand rôle dans la combinaison, qui n'est autre qu'une action chimique qui s'exerce sur les molécules des corps.

Mode d'étude.

Nous suivrons, pour l'étude des médicaments pharmaceutiques , l'ordre que nous avons suivi dans notre première partie; c'est-à-dire, qu'après avoir partagé nos médicaments en quatre séries :

1° *Médicaments officinaux internes.*
2°   Id.   id.   *externes.*
3° *Médicaments magistraux internes.*
4°   Id.   id.   *externes.*

Nous en donnerons successivement :

1° La définition comprenant : { l'*étymologie* , la *synonymie*, la *division,*

2° Le mode de préparation , { *ancien et nouveau. règles à observer. phénomènes ou théorie.*

3° Le mode de conservation.
4° Les propriétés médicinales.
5° Les doses et modes d'administration.

PHARMACIE.

MÉDICAMENTS OFFICINAUX INTERNES

1° *Des Poudres.*

Déf. On appelle *Poudre*, toute substance molle ou solide dont on a détruit l'aggrégation moléculaire. Les poudres sont de deux sortes, *simples* et *composées*: une poudre composée est un mélange de plusieurs poudres simples ou corps qui ont été pulvérisés séparément. La *rhubarbe*, le *quinquina*, la *cannelle*, etc., pulvérisés et non mélangés, sont des poudres simples; la *poudre de Dower*, de *James*, etc., sont des poudres composées.

Prép. Les poudres se préparent par *pulvérisation*, et par *mixtion* quand elles sont composées.

De la Pulvérisation. La pulvérisation, un des modes de la division, est une opération par laquelle, à l'aide d'instruments et de procédés convenables, on parvient à détruire l'adhérence moléculaire des corps mous ou solides. Les instruments sont connus sous le nom de *mortiers*, et les procédés, au nombre de cinq, sont : la *contusion* ou la *percussion*, la *trituration*, le *frottement*, la *porphyrisation* et l'*intermède*.

Des Mortiers. Un mortier est un vase de matière variable (il y en a en fer, en marbre, en porcelaine, en cristal, en agathe et en gayac), plus ou moins profond et plus ou moins large, hémisphérique dans son fond, évasé supérieurement, et dans lequel on fait mouvoir un corps plus ou moins pesant appelé *pilon*. La matière du pilon varie également : elle est en fer pour le mortier du même métal, en buis ou gayac pour le mortier de marbre et de gayac; en porcelaine, en cristal et en agate, pour les mortiers de même matière.

Les mortiers doivent être choisis parfaitement polis, sans fissures, sans anfractuosités, enfin sans aucun défaut.

Des Procédés ou modes de pulvérisation. 1° Contusion. On pulvérise par *contusion* ou par *percussion* toutes les substances dures, sèches et friables, comme les bois, les écorces, les racines, les tiges, les feuilles,

les fleurs, etc. On opère la contusion en frappant verticalement et à coups redoublés sur la substance déposée au fond du mortier.

2° TRITURATION. On pulvérise par *trituration* toutes les substances qui s'échauffent, s'agglomèrent par la percussion, et se transforment en gâteaux ou masses plus ou moins glutineuses; telles sont les gommes-résines, les résines et les baumes. La trituration s'exécute en promenant circulairement et légèrement le pilon sur la substance déposée au fond du mortier. La *mouture*, connue de tout le monde, est une sorte de trituration.

3° FROTTEMENT. La pulvérisation par *frottement*, sorte d'usure ou de *rasion*, s'emploie pour les substances dont la disposition molécu-laire est telle que, loin de se séparer par la contusion, elles s'apla-tissent en forme de galette, tel est l'*agaric blanc*, etc. Ce mode de pulvérisation consiste à promener circulairement un morceau d'agaric sur un tamis à mailles plus ou moins serrées et placé sur une feuille de papier. On passe ensuite la poudre à travers un autre tamis plus fin.

4° PORPHYRISATION. La porphyrisation, pulvérisation qui tire son nom du porphyre sur lequel on agit (on porphyrise aussi sur du verre et du granit, jamais sur le marbre qui est trop tendre), est une sorte de frottement ou de trituration, avec cette différence qu'elle a lieu sur des corps déjà divisés, tandis que les autres modes opératoires s'appli-quent à des corps entiers. La porphyrisation est *sèche* ou *humide*; elle est sèche pour les métaux, les sels et le succin; humide pour le cinabre, le corail, la corne de cerf calcinée, et tous les corps inaltérables par l'eau (l'*huile de lin* est l'intermède dont se servent les broyeurs de cou-leurs). La porphyrisation s'exécute en promenant circulairement, sur la substance déposée sur le porphyre, un corps plus ou moins considé-rable et de même matière, appelé *molette*. La molette, ou *petite meule*, est ordinairement conique; elle doit aussi présenter une légère con-vexité à sa base, autrement elle s'applique trop immédiatement sur le porphyre, forme un vide entre elle et la pierre, ce qui rend l'opé-ration très fatigante.

5° INTERMÈDES. Toutes les fois que l'on a affaire à des corps que l'on ne peut dessécher complètement sans altérer leurs propriétés, telles que la vanille, la muscade, etc., on a recours à la *pulvérisation par intermèdes*, opération qui consiste à mêler aux substances que l'on veut pulvériser, un corps capable d'absorber leur humidité; tel est le sucre pour la vanille, la muscade, etc. Le camphre, les feuilles d'or et d'ar-gent se pulvérisent aussi par intermèdes. Ces intermèdes sont, pour le camphre, l'alcool qui agit en dissolvant la substance; pour les feuilles métalliques, le sulfate de potasse, dont la dureté fait ici l'office de râpe. On enlève ensuite ce dernier à l'aide de l'eau ; on décante, on fait sécher.

Règl. Les règles à observer dans la préparation des poudres, sont les suivantes : *Poudres simples.*

1° Prendre, quand cela se peut, des substances totalement desséchées, et opérer dans un temps sec.

2° Approprier la nature du mortier et le mode opératoire à la nature de la substance. Ainsi on pulvérise dans du fer, les bois, les écorces, les tiges, les feuilles, les fleurs, etc.; dans du marbre, le sucre, l'alun, le nitrate de potasse; dans du verre, le sublimé corrosif; dans du bois, les plantes fraîches acides. Le mortier de porcelaine sert aux mélanges gras; celui d'agate, pour les corps durs que l'on veut analyser, comme les pierres gemmes.

3° Tenir le mortier couvert par un sac de peau disposé exprès, afin d'avoir le moins de perte possible et ne pas être incommodé par la substance. Il est nécessaire d'avoir une *poche* pour chaque substance dangereuse, afin d'éviter toute espèce d'accidents.

4° Quand on a affaire à des substances ligneuses, cotonneuses dans leur texture, comme la *racine de guimauve*, la *réglisse*, etc., ou bien couvertes de lichens, comme le quinquina gris, il faut mettre de côté les premières portions ou les dernières, sous le nom de *résidus.*

5° Séparer de temps en temps, à l'aide du tamis (1), les parties très ténues de celles qui ne le sont pas : c'est ce que l'on appelle *tamiser* ou opérer la *tamisation.* La tamisation ne doit pas être brusque.

---

(1) Sorte de tambour composé de trois pièces qui s'adaptent très exactement les unes dans les autres : la première est le *couvercle,* la seconde ou *tamis* proprement dit, est en soie, en crin ou en fils métalliques, et les mailles sont plus ou moins serrées; la troisième est le *réservoir* ou *tambour,* dans lequel tombe la poudre.

6° Enfin réunir par un mélange exact tous les produits de tamisation, en commençant par le dernier, afin de faire un tout homogène dans ses propriétés physiques et médicinales.

Poudres composées. 1° Pulvériser chaque substance séparément, à cause des résidus qu'on est quelquefois forcé de faire et qui détruiraient les proportions établies entre les composants.

2° Pulvériser les substances molles avec celles qui ne le seront pas et qui serviront alors d'intermèdes.

3° Passer toutes les substances à travers le même tamis, afin d'avoir un tout homogène.

4° Incorporer les huiles volatiles à l'aide du sucre.

5° Ne faire entrer dans une poudre composée, ni sel déliquescent, ni graine émulsive. Le premier entraîne la moisissure, la seconde, la rancidité très prompte du médicament.

6° Enfin, faire du tout un mélange très exact, en le passant à travers un tamis à mailles moins serrées que celui qui a servi à préparer les autres poudres.

PHÉNOM. Excepté le sucre qui, par la pulvérisation, perd un peu de ses propriétés sucrantes, la plupart des substances n'éprouvent aucune altération pendant cette opération.

CONSERV. Une fois préparées et après avoir été exposées pendant un certain temps à la chaleur d'une étuve pour dissiper l'humidité que les poudres ont absorbées pendant leur confection, on les renferme dans des bocaux exactement fermés; on place les bocaux dans des lieux secs et abrités du contact de la lumière, et on les enveloppe quelquefois de papier noir, comme cela se pratique pour les poudres de *ciguë*, de *sabine*, de *feuilles d'oranger*, de *digitale*, etc.

PROPRIÉT. MÉDIC. Les poudres simples et composées, jouissent des propriétés des substances avec lesquelles on les a préparées.

Dos. et MOD. D'ADM. A moins de passer en revue toutes les substances que nous avons étudiées dans la première partie de notre *Cours* et de rappeler ici toutes les doses de celles que l'on peut pulvériser, nous dirons, d'une manière générale, que les poudres préparées avec des substances très actives, se donnent depuis 1/4 de grain jusqu'à v, x, xv et xxiv gr.; que celles qui sont faites avec des substances peu actives, s'administrent de $ʒ^ß$ à ʒij , et quelquefois ℥ß et ℥j. Toutes les poudres solubles se donnent dans des véhicules convenablement appropriés ; toutes celles qui sont insolubles s'administrent sous forme de bols ou pilules.

Préparation des Poudres simples.

Poudres de racines.

Angélique , Arnica , Polygala , Serpent. de Virg. , Valériane, etc.	Coupez ces racines mondées par petits morceaux , faites-les sécher à l'étuve; pilez dans un mortier de fer couvert, et passez à travers un tamis de soie serré. Faites à peu près ℥ij à ℥iij de résidu.
Bistorte , Colombo , Gingembre , Iris , Tormentille.	Concassez (1) ces racines bien mondées et bien séchées, mettez-les dans un mortier de fer couvert ; pilez et tamisez. Presque pas de de résidu.
Fougère mâle.	Coupez cette substance transversalement , séparez-la des écailles foliacées qui l'enveloppent; faites sécher, et pulvérisez sans résidu.
Gentiane, Ache, Bardane , Patience , Pyrèthre.	Coupez ces racines par tranches très minces ; faites sécher et pulvérisez sans résidu.

---

(1) La *concassation* ou *quassation* est un mode particulier de division , qui consiste à réduire un corps solide en parties plus ou moins grosses, à l'aide du marteau ou du pilon.

Ratanhia , Salsepa-reille , Guimauve, Ré-glisse.	Id. avec résidu , sur-tout pour les racines de guimauve et de réglisse.

Ipécacuanha gris.	Mondez cette racine, concassez-la , faites-la bien sécher à l'étuve , pilez dans un mor-tier de fer couvert, tamisez et faites à peu près ℥iv de résidu par livre. Ce résidu n'est autre que le *Méditullium*, corps ligneux et inerte.

Jalap.	Concassez le jalap mondé et non piqué; faites-le sécher et pulvérisez sans résidu.

Rhubarbe.	Séparez la rhubarbe des cordes et parties noires qu'elle peut contenir , concassez-la dans un mortier, faites-la bien sécher, et pulvérisez sans résidu ou avec très peu de ré-sidu.

Salep.	Placez le salep dans un linge mouillé; abandonnez-le ainsi à lui-même pendant douze à quinze heures ; concassez-le dans un mortier de fer ; faites-le sécher prompte-ment et pulvérisez sans résidu.

L'eau pénètre peu à peu entre les molécules du salep ; les éloigne les unes des autres , et rend ainsi leur séparation plus facile.

Poudres de bois.

Sassafras , Quassia amara, Gayac, Santaux.	Râpez ces substances, faites-les sécher, et pulvérisez avec ℥j ou ℥ij de résidu par livre.

Poudres d'écorces.

Angustures , Casca-rille ; Quinquina ; Can-nelle.	Mondez ces écorces , enlevez les lichens qui les recouvrent, concassez-les, faites-les sécher à l'étuve et pulvérisez. Peu de résidu.

Garou.	Mondez, incisez, séchez et pulvérisez avec résidu , dans un mortier couvert.

Poudres de plantes et de feuilles.

Ciguë, Aconit, Bella-done , Digitale , Ger-mandrée , Jusquiame , Oranger, Séné, Sabine, Sauge.	Toutes ces substances étant mondées , sé-chées et incisées, pulvérisez-les dans un mor-tier en fer couvert , et faites un résidu de leur charpente ligneuse.

Poudres de fleurs.

Roses rouges, Arnica, Camomille, Semen-contra, Stigmates de safran.	Enlevez les étamines, les pistils et les insectes qui peuvent s'y trouver ; faites sécher, et pulvérisez avec ℥j ou ℥ij de résidu par livre.

Poudres de fruits et de semences.

Amandes, Lin, Moutarde, Riz, Gruau, etc.(1)	Blanchissez les amandes, mondez les autres substances, faites sécher, pulvérisez dans un mortier de marbre, et passez à travers un tamis de soie ou de crin peu serré. Pas de résidu. Ces poudres doivent être renouvelées souvent, car elles rancissent promptement à cause de l'huile qu'elles contiennent.
Anis, Badiane, Coriandre, Fenouil, Cubèbe, Poivre, Carvi.	Mondez, séchez à l'étuve, pilez sans résidu dans un mortier de fer, et passez au tamis de soie.
Coloquinte, Follicules.	Mondez, séparez les semences, faites sécher et pulvérisez sans résidu, dans un mortier de fer couvert.
Vanille, Muscade.	Coupez ces substances par petits morceaux, triturez-les avec huit fois leur poids de sucre, et passez à travers un tamis peu serré.

Poudres de Cryptogames.

Agaric blanc.	*Voyez* pulvérisation par frottement.
Lichen d'Islande.	Le lichen mondé, privé de son principe amer et bien séché, se pulvérise sans résidu, dans un mortier de fer.
Mousse de Corse.	Mondez cette substance très exactement, faites-la bien sécher, et pulvérisez-la dans un mortier de fer. Pas de résidu.

---

(1) Ces poudres ou farines se préparent en grand à l'aide de moulins, ou par *mouture.*

Poudres de produits végétaux.

Aloës, Opium, Ca-chou, Gomme-kino.
{ Prenez toutes ces substances de première qualité, mondez-les, concassez-les, faites-les sécher à l'étuve, et pulvérisez sans résidu, dans un mortier de fer.

Gomme arabique, id. adragante.
{ Concassez ces substances, faites-les sécher, pulvérisez-les dans un mortier de fer, mettez de côté les premières tamisations qui sont moins blanches.

Amidon.
{ L'amidon se pile dans un mortier de marbre avec un pilon de bois, et se passe au tamis de soie.

Gommes-Résines.
{ Pulvérisez par trituration les substances suivantes :
Gomme ammoniaque, *Assa fœtida,*
Myrrhe, *Scammonée,*
Oliban, *Gomme gutte,*
Euphorbe, (1) *Galbanum.*

Poudres de substances animales.

Cochenille, Cantharides, Kermès animal.
{ Prenez ces insectes criblés et non vermoulus ; faites-les sécher à l'étuve, pilez les dans un mortier de fer couvert, et faites un résidu de ℥ij à ℥iij par livre.

Castoréum.
{ Concassez la substance, enlevez les corps étrangers, faites sécher, et pulvérisez dans un mortier de fer.

Corail rouge, Coquilles d'œufs, Corne de cerf calcinée.
{ Lavez le corail, faites-le sécher, pulvérisez dans un mortier de fer, et passez à travers un tamis de crin ; lavez de nouveau, faites sécher, et porphyrisez. La masse encore en pâte molle, faites-en des trochisques.

---

(1) L'*Euphorbe* et la *Scammonée* exigent quelques précautions de la part de l'opérateur, car ces substances sont dangereuses.

Poudre de Scille.

Elle se fait dans un mortier de fer couvert avec des squammes parfaitement séchées et mondées. Cette poudre, très hygrométrique, doit être renfermée dans un flacon bien bouché, et souvent renouvelée.

Poudres de substances minérales, salines et acides.

Vert-de-gris. Cassez-le par morceaux, faites-le sécher à l'étuve, et pulvérisez avec beaucoup de précaution, dans un mortier de gayac.

On pulvérise dans un mortier de gayac les substances suivantes.

Acide oxalique,	*Précipité rouge,*
Sublimé corrosif,	*Crême de tartre soluble.*
Emétique,	
Sel d'oseille.	

Antimoine. Pulvérisez dans un mortier de fer, passez au tamis de crin fin, et porphyrisez.

On pulvérise dans un mortier de gayac, on passe au tamis et on transforme en trochisques. (Voyez TROCHISQUES, TROCHISCATION.)

la Chaux,	*le Bol d'Arménie,*
la Magnésie,	*le Sulfure d'Antimoine,*
le Mercure doux,	*le Cinabre,*
la Craie,	*la Litharge.*

On pulvérise dans un mortier de marbre, et on passe au tamis de soie.

le Bicarbon. de soude,	*le Nitre,*
le Sel végétal,	*l'Alun,*
le Sel de Seignette,	*le Sel de Duobus.*
la Crême de tartre,	

Etain. Faites fondre l'étain, agitez-le jusqu'à ce qu'il soit refroidi dans un mortier de fer chauffé ainsi que son pilon ; tamisez.

Limaille de fer. Pilez la limaille dans un mortier de fer, séparez-en la rouille, passez au tamis de crin fin et porphyrisez jusqu'à ce qu'elle soit réduite en poudre impalpable.

Phosphore. Mettez le phosphore dans une petite bouteille avec de l'eau non aérée ; faites fondre le phosphore au b. m., et agitez le tout jusqu'à parfait refroidissement.

Savon.
> Râpez le savon, faites-le sécher, pulvérisez-le dans un mortier de marbre, et passez au tamis de soie peu serré.

Préparation de quelques poudres composées.

Poudre anti-arthrique amère.
> Poudre de gentiane.
> — d'aristoloche ronde.
> — de chamœdris.
> — de camomille.
> — de petite centaurée, ana, p. é.
> M. S. A.

Dose. xv à xxiv gr. ; trois fois par jour contre la goutte, les rhumatismes articulaires.

Sucre vermifuge.
> Sulfure de mercure noir. . . . . . 2 p.
> Mercure métallique. 3
> Sucre en poudre. 7

On éteint (Extinction, *voyez* graisses mercurielles) le mercure avec le sulfure noir, et on mêle le sucre.

Dose. vj à xxiv gr.

Poudre de Dower. Voyez Ier vol., page 398.

Poudre de Cornachine (nom du médecin), de tribus (trois substances), ou du comte de Warwick.
> Poudre de scammonée.
> — de bitartrate de potasse.
> — de sur-antimoniate de potasse (*antimoine diaphorétique lavé*), ana, p. é.
> M. S. A.

Dose. xij à ʒß, comme purgatif. Cette poudre est désignée dans le Codex, sous le nom de *poudre de scammonée composée.*

Sel de Guindre.
> Sulfate de soude effleuri. . . . . 12 p.
> Nitrate de potasse. 24
> Emétique. 1
> M. S. A.

Dose. xv à xx gr. ; comme purgatif dans une pinte de bouillon de veau ou d'eau.

Poudre de Scille composée.
> Poudre de scille. . . . . 1 p.
> Sucre pulvérisé. 3
> Soufre sublimé et lavé. 2
> M. S. A.

Dose. v gr. à ʒß ; dans les rhumes, les catarrhes et autres affections de poitrine.

Poudre *fébrifuge du* { Hydrocyanate de fer , gr. xij.
docteur Hasse. { Poivre blanc pulv.,
{ ou
{ Moutarde pulv. , ʒiv.

Mêlez et divisez en douze doses , dont on prendra une tous les quarts d'heure, pendant l'intermission. (*Hufeland journal.*)

Poudre *anthelminti-* { Poudre de racine de fougère.
que. { —   —   de rhubarbe.
{ —   de semen-contra.
{ —   de mousse de Corse , ana , p. é.
{ M. S. A.

Dose. ʒſſ à ʒj ; deux fois par jour.

Poudre de James. Voy. page 525 , premier volume.

Poudre dentifrice. Voy. Dentifrices.

Nota. Ces préparations etant peu employées aujourd'hui, nous terminons là nos formules.

2° *Des Espèces.*

Déf. On appelle *Espèces,* les mélanges à p. é. d'un certain nombre de végétaux ou de parties de végétaux, jouissant de propriétés physiques et médicamenteuses à peu près analogues.

D'après cette définition, on voit que ces médicaments sont toujours *composés.*

Prép. On les prépare par *incision,* par *mixtion* et par *cribration.* Quelquefois cependant on opère par simple mixtion, comme dans les *Espèces fleurs, fruits* et *semences.*

Incision. L'*incision* ou la *section* , mode particulier de division, est une opération par laquelle, à l'aide de couteaux , de ciseaux , de haches de différentes formes et grandeurs, on réduit en parties plus ou moins petites les substances solides de la nature. Cette opération diffère de la concassation en ce qu'elle est susceptible de donner aux parties une forme à peu près régulière.

Cribration. La *cribration,* de *cribrum,* crible, est un mode particulier d'extraction, qui consiste à séparer , à l'aide du crible, des parties très ténues de celles qui sont plus volumineuses, afin d'avoir un tout homogène.

Règl. Les règles à observer dans la préparation des Espèces, sont les suivantes :

1° Prendre des substances sèches et identiques, c'est-à-dire, réunir ensemble des feuilles et des feuilles, des fleurs et des fleurs, des racines et des racines, etc.

2° Diviser toutes les substances le plus uniformément possible, afin d'avoir des mélanges homogènes.

3° Mélanger le tout très exactement et procéder ensuite à la cribration.

Phénom. Aucun phénomène ne se passe pendant la préparation des Espèces, les substances sont à l'état de simple mélange, et à part leur division et leur confusion, on peut les reconnaître toutes.

Conserv. Les Espèces se conservent dans des boîtes de bois munies de leur couvercle et garnies de papier à l'intérieur.

Propr. médic. Ces médicaments jouissent des propriétés de leurs composants. Il y a des *Espèces amères, anthelmintiques, émollientes, pectorales, sudorifiques,* etc.

Dos. et mod. d'adm. Les Espèces servent en général à préparer les boissons des malades : on les traite par *infusion, macération, digestion* ou *décoction,* selon la nature des substances composantes. On les donne à la dose de :

ℨß à ℨj	pour les *Espèces fleurs.*		
ℨij à ℨiv	id.	*feuilles.*	Pour Eau ℔ij ou ℔j, suivant
Id.	id.	*semences.*	que l'on veut préparer une tisane
ℨß à ℥j	id.	*racines.*	ou un apozème.
℥j à ℥ij	id.	*fruits.*	

Préparation des Espèces.

Espèces amères.	Sommités d'Absinthe.
	— de Chamœdris.
	— de Petite Centaurée. I. M. C.

Espèces anthelminti- {
Sommités fleuries d'Absinthe.
— — de Tanaisie.
Fleurs de Camomille. I. M. C.
ques.

Espèces apéritives, ou cinq racines apéritives.

Racines d'Asperges.
— d'Ache.
— de Persil.

Racines de Fenouil.
— de Petit houx.
I. M. C.

Espèces aromatiques.

Sommités d'Absinthe.
— d'Hysope.
— de Romarin.
— de Sauge.

Sommités de Menthe poivrée.
— d'Origan.
— de Thym.
— de Lavande. I. M. C.

Espèces émollientes.

Feuilles de Bouillon blanc.
— de Mauve.

Feuilles de Guimauve.
— de Pariétaire. I. M. C.

Fruits pectoraux.

Dattes.
Jujubes.

Figues grasses.
Raisins secs. M.

Espèces ou Bois sudorifiques. Voy. Salseparcille. 1er volume.

Espèces sudorifiques.

Salseparcille.
Patience.

Bardane.
Canne de Provence. I. M. C.

Espèces vulnéraires. — Thé de Suisse ou Faltrank.

Feuilles et sommités de :

Absinthe.
Bétoine.
Bugle.
Calament.
Chamœdris.
Hysope.

Lierre terrestre.
Origan.
Romarin.
Sanicle.
Scordium.
Véronique.

Millefeuille.
Pervenche.
Sauge.
Scolopendre.
Thym.

Contre la règle générale, on ajoute à ces substances, les fleurs :

De Pied-de-Chat.
De Tussilage.

De Scabieuse.
D'Arnica. I. M. C.

Semences chaudes.

Anis.	Coriandre.
Fenouil.	Carvi.

Semences froides.

Semence de Concombre.	Semence de Citrouille.
— de Melon.	— de Pastèque.

Fleurs pectorales ou *Quatre-Fleurs.*

Fleurs de Mauve.	Fleurs de Tussilage.
— de Guimauve.	— de Coquelicot. M. C.

Espèces béchiques.

Feuilles de Capillaire de Canada.	Feuilles d'Hysope.
— de Lierre terrestre.	— de Véronique. I. M. C.

Farines émollientes.	Farine de Lin.
	— d'Orge.
	— de Seigle. M.

3° *Des Vins Médicinaux.*

Déf. On appelle *Vin Médicinal,* le vin dans lequel on a fait macérer une ou plusieurs substances; de là la division de ces médicaments en *simples* et en *composés.*

Prép. Les Vins Médicinaux se préparent par *macération.*

Macération. La macération, mode particulier d'extraction, est une opération par laquelle on soumet à l'action d'un liquide quelconque, pendant un temps plus ou moins prolongé (8 jours en été, 15 en hiver) et à la température ordinaire (différence avec la *digestion* qui se fait à 15 à 18° + o), telle ou telle substance dont on veut extraire les principes médicamenteux, et que l'on a préalablement divisée. En raison de la température peu élevée à laquelle se fait la macération, on peut l'appliquer à des substances aromatiques, comme à celles qui sont inodores. Son produit prend le nom de *Macérité.*

Règl. Avant d'indiquer les règles à observer dans la préparation des Vins Médicinaux, établissons d'une manière générale, les proportions des substances entrant

2.

dans la composition des vins simples. Sur 16 p. de
vin, on met ordinairement 1 ou 2 p. de substance sèche,
et 2 à 3 p. de substance fraîche.

Les règles à observer sont les suivantes:

1° Prendre du vin pur.

Il n'est pas toujours facile de juger la qualité et le crû
des vins; car, bien que ces liquides soient tous le produit de la fermentation alcoolique, ils diffèrent les uns
des autres par un goût, un bouquet qui leur sont propres et qui ne sont guères sensibles que pour les vrais
gourmets. Cependant, indiquons les propriétés physiques et chimiques des vins, leur préparation et les
moyens à l'aide desquels on peut constater leur plus
grande pureté.

Le vin est un liquide transparent, tantôt rouge, tantôt
rose, tantôt d'un blanc légèrement jaunâtre, selon la
couleur du raisin, et sur-tout le mode de préparation,
car on peut faire du vin blanc avec du raisin noir dé-
pouillé de son enveloppe; d'une odeur plus ou moins
suave, d'une saveur plus ou moins agréable, résultant
de la fermentation vineuse du moût (ou suc des raisins mûrs exprimés.)

On divise les vins en trois genres: les *vins secs*, tels
que ceux de Madère, de Bourgogne, de Bordeaux, etc.;
les *vins sucrés*, tels que ceux de *Malaga*, de *Rota*, de
Lunel; et les *vins mousseux*, tel que celui de *Cham-
pagne*, qui se met en bouteille avant que la fermentation ne soit achevée.

Prép. Rien de plus simple que la fabrication du vin.
Les raisins une fois mûrs, on les cueille, on les foule,
on les soumet à la presse, et on abandonne le suc ou
moût obtenu, dans de grandes cuves de bois. Peu à
peu la fermentation s'établit, la masse s'échauffe; du
gaz acide carbonique se forme et soulève la matière ou

marc, en se dégageant. A la partie inférieure de la cuve, se trouve le vin. On soutire ce dernier quand la fermentation a cessé, et on le met en tonneaux. Le marc exprimé donne une assez grande quantité de vin, mais d'une qualité inférieure au premier. Les vins sucrés s'obtiennent en tordant la queue des raisins quelque temps avant de les cueillir : cette opération augmente la quantité de sucre.

Aᴎᴀʟ. Les vins contiennent, dans des proportions très variables :

De l'eau.	Du tartrate acide de potasse.
De l'alcool.	Du sulfate de potasse.
De la matière extractive.	Du sucre, et un principe colorant
De l'acide acétique.	rouge.
Du ferment.	

Soᴘʜɪsᴛ. Le mélange des différents vins entre eux ne peut être reconnu que par un palais exercé. L'eau se décèle par la dégustation et la densité; plus un vin contient d'eau, plus il est *plat*, plus il est dense. Le poiré communique au vin une saveur particulière qui ne disparaît qu'autant que le mélange est déjà ancien; l'eau-de-vie, l'alcool ajoutés au vin, lui donnent la propriété de s'enflammer très promptement; mais comme le mélange peut être ancien et qu'alors l'inflammation n'a pas lieu, le dégustateur est encore ici le seul expert qui convienne.

On masque souvent l'acidité des vins par les alcalis. On reconnaît ces derniers : 1° la craie, par l'oxalate d'ammoniaque qui donne un précipité blanc (oxalate de chaux) toujours plus abondant que dans les vins naturels; 2° la potasse, la soude, en évaporant jusqu'à siccité une quantité donnée de vin suspect, et traitant le résidu par de l'acide sulfurique qui développe de suite l'odeur d'acide acétique.

L'alun se reconnaît à l'impossibilité où est un vin ainsi frelaté, de donner des cristaux de tartrate de chaux, quand on le mêle avec de l'eau de chaux et qu'on l'abandonne à lui-même; la litharge, par l'évaporation du liquide suspect et la calcination du résidu avec le charbon; enfin la mélasse, le sucre, par le boursoufflement qu'éprouve la matière projetée sur le feu, et à l'odeur de caramel qu'elle répand.

Les vins dont on se sert en pharmacie sont, pour ceux de notre pays, les vins de Bordeaux, de Bourgogne et de Chablis; et pour les vins étrangers, ceux d'Alicante, de Malaga et de Lunel.

2° Ne prendre, quand cela se peut, que des substances sèches; les monder, les inciser et les mettre en
contact avec le liquide.

3° Ajouter par ℔j de vin, comme on le fait pour
le *vin antiscorbutique*, ℥j d'alcool à 22°, afin d'augmenter l'action du liquide sur l'arome et les principes résineux. Cette addition est sur-tout indiquée dans
la préparation des vins avec des plantes fraîches, dont
l'humidité affaiblit considérablement les proportions
d'alcool absolu.

4° Opérer dans des vases appelés *Matras*, ou dans
tous autres; les tenir fermés; agiter la masse de temps en
temps, afin de renouveler les surfaces des substances en
contact avec le vin et augmenter l'action dissolvante de
ce dernier.

5° Enfin, la macération terminée, exprimer le marc
légèrement et filtrer le liquide.

Phén. Le vin agit sur les substances et par l'eau et
par l'alcool qu'il contient. L'eau dissout les extraits,
les sels et la petite quantité d'acide acétique contenus;
le second, les résines et l'arome; quant à la matière
colorante et au mucilage qui sont plus ou moins altérés
ou précipités, ils restent sur le filtre.

Conserv. Les Vins Médicinaux se conservent à la cave
dans des bouteilles exactement bouchées, toujours
pleines et couchées. Cependant ces médicaments doivent
être renouvelés souvent, car ils se troublent et s'altèrent assez promptement.

Propr. médic. Les Vins Médicinaux jouissent des propriétés de leurs composants et de celles de leur véhicule.
Ce dernier, dont les usages économiques sont univer-
sellement connus, jouit de propriétés stimulantes diffusibles, d'autant plus prononcées que les proportions

d'alcool qu'il contient sont plus grandes. En médecine, on l'emploie très souvent et avec avantage pur ou étendu d'eau (*voyez* Limonade vineuse), dans certains cas de fièvres adynamiques et ataxiques, dans les scrofules, le scorbut, etc.; toutes les fois d'ailleurs que l'organisation est sous l'influence d'une asthénie générale. De même que les toniques et les stimulants généraux, le vin est contre-indiqué dans toutes les phlegmasies aiguës.

Dos. et MOD. D'ADM. Partagés en deux sections, *Vins Médicinaux très actifs*, et *Vins Médicinaux peu actifs*, on donne les premiers à la dose de v, x, xv, xx et xxx gouttes dans un véhicule convenable, tels que potions juleps, lavements, etc. Les autres s'administrent, le matin à jeun, depuis ℥j jusqu'à ℥iv.

Préparation des Vins.
Vins simples.

Vin d'Absinthe.	Absinthe.	1 p
	Vin blanc généreux.	32
	Alcool rectifié.	i

On coupe l'absinthe en petites parties; on la met dans un vase susceptible de pouvoir être bouché exactement; on verse par dessus l'alcool, et lorsqu'elle est parfaitement imbibée, on ajoute le vin; on laisse macérer pendant cinq à six jours, et l'on filtre.

Vin antimonial de Huxame.	Vin de Malaga.	℔j.
	Émétique.	gr. xxxij

On dissout l'émétique et l'on filtre.

Dos. ℈ß à ʒij, pur ou étendu d'eau.

NOTA. Le vin émétique préparé avec 2 p. de verre d'antimoine et 32 p. de vin blanc est peu employé aujourd'hui. Les proportions d'émétique qu'il renferme, dépendant de la plus ou moins grande acidité du véhicule, sont trop variables et quelquefois trop grandes pour n'en pas faire un médicament infidèle ou dangereux.

Vin Martial ou *Chalybé.*	Limaille de fer bien pure et porphyrisée.	1 p.
	Vin blanc généreux.	32

Faites macérer pendant 6 à 8 jours ; décantez, et filtrez.

PHÉNOM. De l'eau est décomposée ; son oxigène se porte sur le fer et l'oxide ; les acides acétique et tartrique du vin, se combinent avec cet acide. Le vin chalybé (de *chalybs*, acier) contient donc de l'acétate et du tartrate de fer.

Vin de Quinquina. $\begin{cases} \text{Kina jaune.} & \text{2 p.} \\ \text{Alcool rectifié.} & \text{1} \\ \text{Vin blanc généreux.} & \text{32} \end{cases}$

On concasse le quinquina ; on le met dans un matras ; on l'arrose avec l'alcool, et quand il est bien imbibé on verse le vin blanc. Au bout de 5 à 6 jours de macération, on filtre.

On prépare des mêmes manières tous les Vins Médicinaux simples.

Vins Médicinaux composés.

Vin Aromatique. $\begin{cases} \text{Espèces aromatiques.} & \text{2 p.} \\ \text{Vin rouge.} & \text{32} \\ \text{Alcoolat de Vulnéraire.} & \text{1} \end{cases}$

A l'extérieur, en fomentations.

Vin d'Opium composé. $\begin{cases} \text{Opium choisi.} & \text{16 p.} \\ \text{Safran.} & \text{8} \\ \text{Cannelle de Ceylan.} \\ \text{Girofle.} \dots \dots \end{cases} \quad 1$

Vin de Malaga. — 128

Ce vin appelé encore *Laudanum* (de *laudandus*), *Laudanum liquide*, *Laudanum liquide de Sydenham*, se prépare de la manière suivante : on met dans un matras le safran, la cannelle et le girofle incisés et concassés ; on agite le vase de temps en temps, et au bout de quinze jours de macération, on décante, on exprime le marc, et l'on passe à travers un linge. On remet le liquide dans le matras avec l'opium séché et pulvérisé ; on fait macérer de nouveau pendant quinze jours ; on passe, on exprime et l'on filtre. D'un autre côté, on lave le marc de safran, cannelle et girofle avec 24 p. de vin de Malaga ; on lave aussi avec ces 24 p. de vin, le marc de l'opium et l'on jette ce nouveau liquide, encore chargé de quelques principes médicamenteux, sur le filtre à travers lequel est passé le premier macératé. De cette manière on ne perd rien des parties solubles du safran et de l'opium, et on complète 128 p. de liquide dont xvj gr. représentent 1 gr. d'extrait d'opium purifié. 20 gouttes du Laudanum du Codex pèsent xv gr.

Nota. Il arrive souvent que cette préparation dépose, à la longue, la matière colorante du safran presque pure et privée d'huile essentielle ; mais cette dernière étant la partie active du safran et restant en solution dans le Vin d'Opium, ce médicament ne perd pas de ces propriétés.

DOSE. v, x, xv, xx, xxx gouttes, dans des véhicules convenables.

Hydromel fermenté et opiacé.	Opium sec et choisi.	1 p.
	Miel blanc.	3
	Eau chaude.	15
	Levure de bière.	1/2

L'hydromel fermenté et opiacé, ou *Vin de Rousseau*, *Vin ou gouttes de l'abbé Rousseau*, médecin de Louis XIV, se prépare en dissolvant dans l'eau chaude, l'opium séché et pulvérisé et le miel, ajoutant la levure, versant le tout dans un matras et abandonnant le mélange dans une étuve chauffée à 25° ou 30° pendant un mois, ou jusqu'à ce qu'il ait cessé de fermenter. Alors on filtre la liqueur, on la réduit à 3 p. par l'évaporation au B. M.; on laisse refroidir et on ajoute 1 p. d'alcool rectifié; vingt-quatre heures après on filtre de nouveau, et on a un vin qui contient 1 gr. d'opium purifié sur viij gr.

DOSE. ij à x gouttes et plus, progressivement, dans des véhicules convenables.

Différence des Vins de Rousseau et de Sydenham.

Vin de Rousseau.	*Vin de Sydenham.*
Liquide brunâtre, très foncé, privé d'odeur vireuse, d'une saveur très amère, peu dense, très actif et très calmant, etc.	Liquide jaunâtre, d'une odeur nauséeuse et safranée, d'une saveur amère et aromatique, très épais, un peu moins calmant, etc.

Vin diurétique amer de la Charité.

Ecorce de Quinquina.	8 p.	Racine d'Asclépiade.	2 p.
— de Winter.	8	Squam. de Scille.	2
— de Citron.	8	Baie de Genièvre.	2
Feuille d'Absinthe.	4	Macis.	2
— de Mélisse.	4	Vin blanc.	512
Racine d'Angélique.	2		

Concassez toutes ces substances, faites-les macérer dans un matras pendant 8 jours avec le vin blanc, passez avec expression, et filtrez.

Dose. ℥ij à ℥iv, contre la leucophlegmasie.

Vin fébrifuge.

Quinquina jaune.	3 p.	Fleurs de Camomille.	2 p.
Racine de Gentiane.	2	Vin d'Espagne.	128
Ecorce d'Orange amère.	2		

Après 15 jours de macération, passez avec expression, et filtrez.

	Racine de Raifort sauvage récente.	6 p.
	— de Bardane sèche.	1
	Feuilles fraîches de Cochléaria.	3
Vin anti-scorbutique	— — de Cresson.	3
ou de raifort	— sèches de Fumeterre.	1
composé.	Semence de Moutarde.	3
	Hydrochlorate d'ammoniaque.	1 1/2
	Alcoolat de Cochléaria.	3
	Vin blanc.	96

On coupe le raifort et la fumeterre; on concasse la bardane et la moutarde, et l'on met le tout avec le sel ammoniac, l'alcoolat et le vin, dans un matras que l'on bouche bien et que l'on agite de temps en temps. Après 8 jours de macération, on passe; on exprime le marc et l'on filtre.

4° Des Vinaigres Médicinaux.

Déf. On appelle *Vinaigre Médicinal* le vinaigre de vin chargé de principes médicamenteux.

De même que les vins médicinaux, ces médicaments sont de deux sortes : *simples* et *composés*, et se préparent par *macération*.

RÈGL. Aux règles que nous avons données pour la préparation des vins médicinaux et qui doivent être suivies pour les Vinaigres, nous en ajouterons une seule : prendre du vinaigre blanc, du vinaigre de vin, de bonne qualité et marquant de 2 à 3° à l'aréomètre des acides. Celui de bois sent trop souvent l'empyreume.

Du Vinaigre.

Un Vinaigre de bonne qualité, est un liquide rougeâtre ou jaunâtre selon le vin dont il provient, plus ou moins transparent, d'une odeur piquante, d'une saveur acide et franche ; tels sont les caractères du Vinaigre ordinaire, ou *acide acéteux*. Quant au *Vinaigre radical* ou *acide acétique pur*, il est transparent, incolore, très volatil, susceptible de cristalliser, d'une saveur âcre, piquante et corrosive.

C'est cet acide, obtenu par la distillation de l'acétate de cuivre, que l'on met dans des petits flacons avec du sulfate de potasse et que l'on respire dans les cas de défaillance. On l'aromatise souvent avec l'essence de rose, de citron ou toute autre. M. Despretz a fait connaître le procédé suivant, tenu secret dans les arts, pour l'obtention de l'acide acétique immédiatement cristallisable. On dessèche l'acétate de plomb au point de le rendre pulvérulent, on le traite par l'acide sulfurique, et l'on distille.

PRÉP. Le Vinaigre s'obtient en exposant du vin au contact de l'air dans de vastes tonneaux appelés *montures,* avec du ferment ou une petite quantité de sucre, et à une température de 15 à 20 degrés.

Le *Vinaigre de bois* ou *Acide pyroligneux*, que l'on obtient de la distillation du bois et que l'on doit aux frères Mollerat, est propre, une fois purifié, à tous les usages auxquels on emploie le vinaigre de vin.

ANAL.

Acide acétique.	Principe saccharin.
Eau.	Acide malique.

Mucilage.	Acide tartrique.
Chaux.	— oxalique.
Surtartrate de potasse.	Un peu d'alcool.
Matière colorante extractive.	

SOPHIS. Le Vinaigre peut devoir sa force, son odeur, sa saveur à des acides minéraux et végétaux, ou à des substances âcres, comme le poivre-long, la racine de pyrèthre, etc., avec lesquelles on l'a mis en contact pendant quelque temps. Cette dernière fraude se reconnaît à ce qu'un semblable vinaigre, saturé par le sous-carbonate de potasse, ne perd presque rien de ses propriétés; tandis que s'il est pur, il les perd toutes par cette saturation. L'acide sulfurique communique au Vinaigre une saveur caustique qui est d'autant plus prononcée, qu'elle concentre davantage la liqueur. Le même acide forme avec les sels de baryte, des précipités blanchâtres, insolubles dans les acides minéraux. Les vinaigres de bière, de cidre, de poiré, évaporés à siccité, ne contiennent pas de tartre, comme ceux de vin.

Voyez pour le mode d'action du Vinaigre sur les substances, et le mode de conservation de ces médicaments, ce que nous avons dit des Vins médicinaux.

PROPR. MÉDIC. De même que les vins médicinaux, les Vinaigres jouissent des propriétés de leurs composants et de celles de leur véhicule.

Pris à l'intérieur, étendu d'eau et long-temps continué, le Vinaigre cause des douleurs, des crampes d'estomac et par suite l'anorexie, l'amaigrissement, etc. Beaucoup plus alongé du même véhicule (*Voyez* Oxicrat), il passe dans le torrent de la circulation, est promptement absorbé, et agit à la manière des tempérants. A l'extérieur, on l'emploie comme révulsif, comme détersif, dans des gargarismes, des lotions, etc. Enfin, il sert comme antidote des poisons narcotiques, mais seulement après que ceux-ci ont été expulsés de l'estomac par l'effet du vomissement.

Avec le Vinaigre on prépare en pharmacie les oximels, un sirop framboisé, etc.

Dos. et MOD. D'ADM. ʒij à ʒiv seuls, ou, le plus ordinairement, dans un véhicule approprié.

Préparation des Vinaigres Médicinaux simples.

Vinaigre camphré. { Camphre.   1 p.
                  { Vinaigre fort.   80

Pulvérisez le camphre dans un mortier de porcelaine avec quelques
gouttes d'éther sulfurique. (L'alcool, qui pourrait être employé aussi,
donne, au bout de quelque temps, de l'éther acétique.) Ajoutez le
Vinaigre peu à peu; versez le liquide dans un vase bouché, et filtrez
quinze jours après.

Dos. et us. On le brûle dans les appartements, on s'en frotte les
mains, comme préservatif des maladies contagieuses. On le fait encore
respirer dans les syncopes, etc. Ce Vinaigre entre dans la liqueur suivante dont se sert M. Larrey pour ses pansements permanents.

Eau simple, 3 p.; vinaigre camphré, 1 p.; blanc d'œuf, 3 à 4 p.

En se desséchant, cette liqueur donne à toutes les compresses une
telle roideur et une telle solidité, que les malades peuvent faire exé-
cuter à leurs membres des mouvements de localité, sans pour cela
ressentir de douleur dans leur blessure.

Vinaigre scillitique. { Scille récente.   1 p.
                      { Vinaigre fort.   12

Coupez les squammes en tranches minces, faites-les macérer pendant
8 jours, et filtrez.

On prépare de la même manière les Vinaigres colchique, de lavande,
de roses rouges, de sureau, qui servent pour la toilette, excepté le
premier que l'on emploie comme diurétique, ainsi que le Vinaigre scillitique.

Vinaigre framboisé. { Framboises mondées.   8 p.
                    { Vinaigre fort.   4

Filtrez après 15 jours de macération.

Préparation d'un Vinaigre composé.

Vinaigre antiseptique ou des Quatre voleurs.

Grande Absinthe.	24	Vinaigre ordinaire.	1024
Fleurs de Lavande.	16	Girofles.	2

Sommités de Menthe.	8	Cannelle fine.	2
— de Romarin.	12	Muscades.	2
— de Rue.	12	Gousses d'Ail.	2
— de Sauge.	12	Acore aromatique.	2
Camphre.	4	Acide acétique.	16

Toutes ces substances, le camphre et l'acide concentré exceptés, coupées, incisées ou concassées, sont mises à macérer dans le Vinaigre. Au bout de 15 jours on passe à travers un linge avec expression ; on dissout le camphre dans l'acide acétique, on réunit les liqueurs, et, deux jours après, on filtre.

Us. Même usage que le Vinaigre-camphré.

Nota. Le *Vinaigre*, *distillé* que l'on emploie quelquefois, sinon en médecine, mais en pharmacie et en chimie, s'obtient en distillant au B. M. et dans un vase de grès, une quantité voulue de Vinaigre blanc ou rouge, et ne retirant que les trois quarts du liquide placé sur le feu.

5° *Des Teintures Médicinales.*

Déf. On donne généralement le nom de *Teinture Médicinale*, à l'alcool ou à l'éther chargés de principes médicamenteux et plus ou moins colorés. Si le médicament a pour véhicule l'alcool, c'est une *Teinture alcoolique* ou un *alcoolé*; si c'est de l'éther, c'est une *Teinture éthérée*. On désigne encore quelquefois sous le nom de *Teinture*, *Teinture aqueuse*, un infusé ou un macératé de safran, de coquelicot, etc.

Les Teintures Médicinales sont de deux sortes : *simples* et *composées*, selon qu'elles sont préparées avec une ou plusieurs substances. Quelques-unes des Teintures alccooliques composées portaient autrefois le nom de *Quintessence* (Teinture d'absinthe composée), *Élixir*, *Élixir de longue vie* (Teinture d'aloès composée), *Baume*, *Baume du commandeur* (Teinture de benjoin et de baume du Pérou composée), etc.

Prép. Les Teintures Médicinales se préparent par

macération ou par *digestion*, par *solution* ou par *mixtion*. Les proportions des substances établies d'une manière générale pour les Teintures simples, sont 1 p. de substance pour 8 p. de liquide.

Solution. La solution ou dissolution, mode particulier d'extraction, est une opération par laquelle, à l'aide d'un liquide quelconque, on détruit l'agrégation moléculaire des corps. Cette opération se fait à froid ou à chaud, à feu nu, ou au B. M. Dans la solution à feu nu, le dissolvant est placé dans le vase qui se trouve immédiatement en contact avec le calorique ; dans la solution au B. M., le dissolvant est placé dans un vase qui ne se trouve que médiatement en contact avec le feu.

RÈGL. (Teintures alcooliques).

1° N'employer que de l'alcool de vin et parfaitement pur.

L'alcool, découvert, dit-on, par Arnaud de Villeneuve, existe tout formé, dit M. Gay Lussac, dans les liquides qui le fournissent. C'est un liquide transparent, incolore, très volatil, ayant une très grande affinité pour l'eau avec laquelle il se mêle en toutes proportions, en produisant une élévation de température ; d'une odeur particulière, pénétrante et agréable ; d'une saveur chaude, brûlante ; se vaporisant lentement à l'air et attirant un peu l'humidité ; brûlant, sans résidu, avec une flamme très claire, blanche et bleuâtre sur les bords ; que le froid le plus vif n'a pu encore congeler ; susceptible de dissoudre le phosphore, le soufre, l'iode, les alcalis minéraux et végétaux, les sels déliquescents, les résines, les huiles essentielles, quelques huiles fixes (celles de ricin, de croton tiglium, etc.), les baumes, les savons, etc.

ANAL. Théodore de Saussure.

Hydrogène, 13,70.   Carbone, 51,98.
Oxigène, 34,32.

PRÉP. L'alcool de vin s'obtient en distillant, à différentes reprises, le vin et ses produits de distillation. Le produit de la distillation du vin est l'*Eau-de-vie*, liquide

donnant 18° à l'aréomètre de Baumé, instrument dont
le n° 10 correspond à l'eau distillée, et le n° 40, à l'alcool ne contenant que 8 p. d'eau sur 100. Le produit de
la distillation de l'eau-de-vie, marque de 26 à 28°, et se
vend dans le commerce sous les noms d'*Alcool* ou *Esprit*;
enfin, distillé à son tour, ce liquide donne le *Trois-six*
ou Alcool à 33°.

Pour obtenir l'*Alcool rectifié*, dit *Alcool de Montpellier*, ou tout simplement le *Montpellier*, on introduit
dans le Bain-Marie d'un alambic du *trois-six*; on adapte
le chapiteau, le serpentin et un récipient; on lutte toutes
les jointures, on procède à la distillation, et l'on continue l'opération jusqu'à ce que l'eau de la cucurbite entre
en ébullition. De 5000 p. d'alcool à 33°, on en retire
3325 p. à 35°, 1350 à 33°, et le reste marque 22°.

L'Alcool à 36, 37 et même 40 et 42° s'obtient en distillant l'alcool rectifié sur de l'acétate de potasse très
sec ou sur du chlorure de calcium pulvérisé, sels extrêmement avides d'humidité. Une dernière distillation
de ces produits sur du chlorure de calcium fondu et
anhydre, donne un liquide qui marque 46°,85 à l'aréomètre de Baumé.

Choix et Sophist. L'Alcool doit être choisi incolore et exempt d'*empyreume*; son mélange avec l'eau, avec l'acide sulfurique, doit être lim-
pide et incolore, d'une odeur et d'une saveur franches, agréables.

On substitue quelquefois, à l'alcool de vin, celui de fécule ou des
graines céréales; mais quand celui-ci a été préparé avec soin, qu'il a été
débarrassé de son odeur et de sa saveur plus ou moins désagréables, il
est difficile, peu important même de le différencier, car il est identique avec le premier.

L'alcool du commerce peut quelquefois contenir, 1° du cuivre que
l'on reconnaît à l'aide d'une lame de fer décapée: celle-ci, plongée
dans le liquide, ne tarde pas de rougir; 2° du plomb, qui précipite en
blanc avec un soluté de sulfate de soude, en noir avec de l'eau hydrosulfurée.

2° Varier les différents degrés de concentration de

l'alcool en raison de la nature des substances que l'on a à traiter ou à extraire. Le Codex a établi trois degrés différents qui sont le 22°, le 32° et le 36° de l'aréomètre de Baumé. Pour se procurer ces différents alcools, on achète du *trois-six*, on le coupe avec de l'eau pour le réduire à 22°, ou on le distille pour l'amener à 36°.

On emploie de l'alcool à 22° pour :

Gentiane.	Aunée.	Camphre.
Jalap.	Scille.	Extrait d'Opium.
Quinquina.	Cachou.	Ipécacuanha.
Gayac.	Cannelle.	Valériane, etc.

De l'Alcool à 32° pour

Gommes résines.	Girofle.	Ambre gris.
Cascarille.	Safran.	Noix vomique.
Digitale.	Musc.	Castoréum, etc.

De l'Alcool à 36° pour

Arsenic.	Baumes.
Succin.	Térébenthines, etc.

3° Toutes les substances doivent être séchées, afin que leur partie aqueuse n'affaiblisse pas l'alcool : cette règle fait exception pour les crucifères et les liliacées dont les principes actifs résident dans l'arôme. On emploie alors un alcool un peu plus concentré.

4° Toutes les substances doivent être incisées, contuses ou pulvérisées, afin de multiplier leurs points de contact avec le liquide et augmenter l'action dissolvante de ce dernier. Sont encore exceptés de cette règle les graines ou fruits dont l'enveloppe renferme les principes aromatiques, tels que l'anis, le fenouil, la coriandre, etc.

5° Les substances doivent être mises dans l'ordre de leur insolubilité, c'est-à-dire les moins solubles les premières, etc.

6° On agitera la masse de temps en temps, afin de renouveler les surfaces et activer l'action du véhicule.

7° Enfin, la macération étant achevée, on décante le liquide, on exprime le marc et on filtre.

Règl. (*Teintures éthérées.*)

1° On emploie ordinairement l'éther sulfurique (*voy.* Éthers).

2° On agira par macération et dans des vases hermétiquement fermés.

3° On clarifiera ces liquides par le *repos* et la *décantation* (*voyez* Dépuration).

Phénom. Dans les Teintures alcooliques, le véhicule agit comme dans les vins, et par l'eau et par l'alcool absolu qu'il contient. L'éther se charge des principes huileux fixes et volatils, des résines, etc.

Propr. médic. Les Teintures médicinales jouissent des propriétés de leurs composants et de celles de leur véhicule. Déjà nous avons vu dans la première partie de cet ouvrage, que les éthers jouissaient de propriétés antispasmodiques et stimulantes diffusibles très prononcées. L'alcool rectifié jouit à un très haut degré de ces dernières propriétés, et très souvent on l'emploie en médecine, étendu d'eau, sous forme de limonade (*voy.* Hydro-Alcoolés), comme tonique et comme stimulant, dans les affections adynamiques, le typhus, les longues convalescences, etc. A l'extérieur et étendu d'eau, il s'emploie avec avantage comme tonique astringent et comme réfrigérant, dans une foule de cas; concentré, il agit comme rubéfiant.

A l'*état d'Eau-de-vie*, de *Rhum*, de *Taffia*, etc., l'alcool constitue des liqueurs de table dont l'abus peut occasioner une irritation du système nerveux, l'ivresse, le coma et même la mort. Dans les arts, on s'en sert pour préparer des vernis très précieux. La chimie l'emploie comme réactif, etc.

Conserv. Les Teintures médicinales doivent être conservées, en raison de leur grande volatilité, dans des flacons hermétiquement bouchés et placés à la cave. La durée de ces médicaments peut être très longue; plusieurs années même ne les altèrent pas.

Dos. et mod. d'adm. On donne les Teintures alcooliques ou éthérées très actives, depuis v gouttes jusqu'à ʒß dans des potions, juleps, etc.; et depuis ʒß jusqu'à ʒij et même ʒiv, celles qui sont peu actives. Ces dernières, qui peuvent également être ajoutées aux potions ou aux juleps, s'administrent aussi dans des tisanes, des apozêmes, des lavements, etc.

Préparation des Teintures alcooliques simples.

Teinture d'Absinthe. { Absinthe. . . . . 1 p.
{ Alcool à 22°. 8

Incisez l'Absinthe, introduisez-la dans un matras, faites digérer au soleil ou à l'étuve pendant 5 à 6 jours; ou bien faites macérer pendant 12 ou 15 jours; passez avec expression, et filtrez.

On prépare de la même manière les Teintures ou Alcoolés de :

Cachou.	*Jalap.*	*Séné.*
Colombo.	*Kino.*	*Valériane.*
Gayac.	*Quinquina.*	*Stramonium.*
Ciguë.	*Jusquiame.*	*Ipécacuanha.*
Cantharides.	*Simarouba.*	*Quassia*, etc.
Belladone.	*Scille.*	

Teinture d'Aconit. { Aconit.   1 p.
{ Alcool à 32°   8

On agit comme pour la teinture d'absinthe.

On prépare de la même manière les teintures de :

Serpentaire.	*Girofle.*	*Vanille.*
Angusture.	*Anis.*	*Noix-vomique.*
Cannelle.	*Safran.*	*Aloès.*
Cascarille.	*Macis.*	*Assa-fœtida.*
Gomme ammoniaque.	*Muscades.*	*Castoreum*, etc.
Scammonée d'Alep.	*Digitale.*	

3.

Teinture de Benjoin. { Benjoin.   1 p.
{ Alcool à 36°.   8

Triturez le Benjoin avec une petite quantité d'alcool, ajoutez le reste de ce dernier, et filtrez après 8 ou 10 jours.

On prépare de la même manière les teintures de :

| Copahu. | Baume du Pérou. | Succin. |
| Térébenthine. | — de Tolu. | Cresson depara(1),etc. |

Eau-de-vie { Camphre.   1 p.
camphrée. { Alcool à 22°.   32

Dissolvez, et filtrez.

On prépare de même l'*Alcool camphré*, dans les proportions suivantes : (Alcool à 36° 7 p., Camphre. 1 p.)

Teinture de { Gentiane.   1 p.
Gentiane. { Alcool à 20°.   16

Pulvérisez la racine de Gentiane, faites-la macérer pendant 8 ou 10 jours, et filtrez.

Teinture { Iode.   1 p.
d'Iode. { Alcool à 36°.   11

Dissolvez, et conservez dans un flacon bien bouché.

Teinture de { Musc.   1 p.
Musc. { Alcool à 22°.   12

Filtrez après 12 jours de macération.

Teinture { Opium purifié.   1 p.
d'Opium. { Alcool à 22°.   11

Dissolvez, et filtrez.

Teinture ou { Savon amygdalin.   1 p.
Essence de { Alcool à 26°
savon. { ou
{ Eau de Cologne.   4

Dissolvez, et filtrez.

Essence de sa- { Savon blanc.   24 p. | Eau distillée.   32 p.
von des par- { Alcool à 22°.   64 | Carbonate de potasse. 1
fumeurs. { Essence de citron ou autre.   1

(1) *Spilanthus oleracea*, et non *spil : oleraceus.* Ier vol., p. 177, lig. 6.

On dissout le savon dans l'eau et l'alcool, on ajoute le carbonate, l'essence, et l'on filtre.

| Teinture | Ambre gris, | 1 p. |
| d'Ambre gris. | Alcool à 36°. | 24 |

Triturez l'ambre avec l'alcool; introduisez le tout dans un petit matras; agitez ce mélange de temps en temps; après 4 ou 5 jours de macération, faites bouillir le tout dans le matras débouché pendant 4 ou 5 minutes; laissez refroidir, et filtrez. On emploie cette teinture comme parfum, avec le musc, la rose, etc.

Nota. Comme, au bout de quelque temps, l'ambréine est précipitée, on est obligé de filtrer une seconde fois.

On range encore parmi les teintures simples, les acides alcoolisés, appelés *Alcoolés acides* par MM. Henry et Guibourt.

Acide hydrochlorique alcoolisé, ou Esprit de sel dulcifié.
(Alcool à 36°. 3 p. — Acide à 22°. 1 p.)

Acide nitrique alcoolisé, ou Esprit de nitre dulcifié.
(Alcool à 36°. 3 p. Acide à 35°. 1 p.)

Acide sulfurique alcoolisé, ou Eau de Rabel.
(Alcool à 36°. 3 p. Acide à 66°. 1 p.)

Ces différents mélanges et sur-tout le dernier, donnant lieu à un grand dégagement de calorique, doivent être faits avec précaution, en petites quantités et souvent renouvelés, car ils se transforment en éther à la longue.

Dos. ℈ß à ℈ij dans des véhicules convenables, comme toniques, astringents et stimulants.

Préparation des Teintures alcooliques composées.

Teinture d'Absinthe composée.

Grande Absinthe.	2 p.	Girofles.	2 p.
Petite id.	2	Sucre.	1
Alcool à 22o.	32		

Incisez les Absinthes, concassez le girofle et le sucre, versez dans l'alcool, et filtrez après 15 jours de macération ou 8 jours de digestion.

Dos. ℨij à ℥j, comme stomachique, vermifuge, etc.

Teinture d'Aloës composée, ou Elixir de longue-vie de le Lièvre.

Aloës succotrin.	9 p.	Agaric blanc.	1 p.
Thériaque.	1	Gentiane.	1
Rhubarbe.	1	Safran.	
Zédoaire.	1	Alcool à 22.	432

Faites digérer toutes les substances pulvérisées dans la moitié de l'alcool pendant 4 jours; passez la liqueur; versez le reste de l'alcool sur le marc; passez après 4 jours de nouvelle digestion; ajoutez la thériaque; réunissez les liqueurs, et filtrez.

Dos. Cette teinture, que l'on emploie comme tonique, vermifuge et purgative, se donne le matin à jeun depuis ℨij jusqu'à ℥j.

Teinture balsamique composée, ou baume du commandeur de Permes.

Hypéricum.	2 p.	Faites digérer pendant 4 jours, passez avec expresssion, et ajoutez :
Racine d'angélique.	1	
Alcool à 32°.	72	
Aloès pulvérisé.	1	Faites digérer encore pendant 4 jours, et ajoutez:
Myrrhe. id.	1	
Oliban. id.	1	
Baume de Tolu pulvér.	6	Faites encore digérer pendant 4 jours, et filtrez.
Benjoin.	6	

Dos. Q. s. à l'extérieur, comme résolutif.

Teinture alcaline de Gentiane, ou Élixir amer de Peyrilhe.

Racine de Gentiane.	8 p.
Carbonate de soude cristallisé	3
Alcool à 20°.	256

On pile ensemble la racine et le sel; on fait digérer le tout ensemble pendant huit à dix jours, et l'on filtre.

Autre ou Elixir antiscrofuleux.

Racine de Gentiane. . . . . 8 p.
Carbonate d'Ammoniaque. . . . 2
Alcool à 20°. 256

Faites digérer la Gentiane dans l'alcool pendant huit à dix jours ; passez à travers un linge ; faites fondre le sel ammoniacal, et filtrez.

DOSE. On donne l'un ou l'autre de ces teintures, à la dose de ℨij à iv le matin à jeun, chez les enfants scrophuleux.

Teinture de Jalap composée, ou Eau-de-vie allemande.

Jalap. . . . . . . 8 p. | Scammonée d'Alep. 2 p.
Turbith. . . . . . 1 | Alcool à 22°. 96

Pulvérisez le jalap et le turbith, faites-le digérer pendant cinq à six jours dans la moitié de l'alcool, passez avec expression ; versez le reste de l'alcool sur le marc ; passez de nouveau ; ajoutez la scammonée, et filtrez après deux jours de nouvelle digestion.

DOSE. Cette teinture, qui contient par once Ʒij de matière active de jalap, Ʒß de scammonée et gr. vj de turbith, se donne, comme purgative, le matin à jeun, à la dose de Ʒij à ℨj, dans un véhicule convenable.

Teinture thébaïque. { Extrait d'Opium. . . 2 p.
{ Alcool à 36°. 11
{ Eau de Cannelle. . . 11

Dissolvez, et filtrez.

DOSE. iij, vj, xij gtes., et plus, dans un véhicule convenable.

Alcoolé de savon animal composé, ou Baume Opodeldoch.

Savon de graisse de veau, blanc, sec et
râpé. . . . . 16 p { Dissolvez le savon au bain-marie,
Alcool à 36°. . . . . 192 { et ajoutez,

Camphre purifié. . . . . 12 { Faites dissoudre
Huile volatile de Romarin. . . . . . . 3 { le camphre ; mêlez exactement les essences et l'ammoniaque.
— de Thym. . . . . 1 {
Ammoniaque liquide. . . . . 4 {

Filtrez à chaud, et recevez le mélange dans des flacons à large ouverture rangés à côté les uns des autres. Ces flacons, dans lesquels l'alcoolé se solidifie, sont fermés avec des bouchons trempés dans de la cire fondue.

DOSE. Q. s. à l'extérieur, contre les douleurs rhumatismales, la goutte, etc.

Nota. Il est assez ordinaire de voir dans cet alcoolé des ramifications de stéorate et de margarate de soude.

Teinture pour l'Eau de Luce, ou Alcoolé savonneux succiné.

Savon noir.	1 p.	Après huit jours
Baume de la Mecque.	1	de mélange, filtrez
Huile de Succin rectifiée sur de la chaux.	16	et conservez pour
Alcool à 36°.	48	

Eau de Luce, que l'on prépare avec ;

Ammoniaque liquide à 22°.	12 p.
Eau distillée.	12
Alcoolé savonneux succiné.	1

Mêlez l'eau et l'ammoniaque dans un flacon bouché, ajoutez l'alcoolé savonneux succiné, et conservez.

L'eau de Luce s'emploie à l'intérieur contre la syncope, l'apoplexie, la piqûre des animaux vénimeux, etc., à la dose de v, x, xv, xx gtes., dans un véhicule convenable. A l'extérieur, on s'en sert quelquefois comme caustique.

Elixir de Garus.

Safran	8 p.	Aloës.	1 p
Cannelle.	6	Myrrhe.	1
Girofles.	3	Alcool à 32°.	1280
Muscades.	3		

Après quatre jours de macération, distillez au bain-marie jusqu'à siccité ; rectifiez la liqueur au bain-marie, en y ajoutant 128 p. d'eau.

D'autre part, prenez :

Capillaire du Canada.	32 p.	Faites infuser pendant vingt-quatre heures, passez, exprimez et ajoutez :
Eau bouillante.	1024	

Sucre blanc.	1536
Eau de fleurs d'oranger.	128

Faites fondre le sucre à froid dans l'infusé de capillaire, ajoutez l'eau de fleurs d'oranger et l'alcoolat, et filtrez après deux ou trois jours de repos.

Préparation de quelques Teintures éthérées.

Teinture éthérée d'aconit.	Aconit pulvérisé.	1 p.
	Ether sulfurique.	8

Faites macérer pendant huit jours ; décantez, et conservez.

On prépare de la même manière les teintures éthérées de :

Belladone,	*Digitale ,*	*Musc ,*
Ciguë ,	*Castoréum,*	*Ambre gris ,* etc.

Teinture éthérée de $\begin{cases}$ Baume de Tolu. . . . . 1 p.
Tolu. Ether pur. 4
Dissolvez, et décantez. $\end{cases}$

Teinture éthérée de $\begin{cases}$ Phosphore pur. . . . . . 1 p.
Phosphore. Ether id. . . . . . 32 $\end{cases}$

Remplissez d'éther un flacon à l'éméri et enveloppé de papier noir; faites y tomber le Phosphore coupé en petites parties; bouchez le flacon ; agitez-le pendant un mois; décantez le liquide et renfermez-le dans de petits flacons couverts également de papier noir et parfaitement remplis. Cette précaution a pour but de retarder l'oxidation et l'acidification du Phosphore.

Dose. Quelques gouttes, ij ou v, dans un véhicule convenable, comme puissant stimulant. A l'extérieur on l'emploie en frictions contre les rhumatismes.

Ether acétique cantha- $\begin{cases}$ Cantharides. . . . . 1 p.
ridé. Ether acétique. . . . . 16 $\end{cases}$

Faites macérer pendant huit jours dans un flacon bien bouché; passez, exprimez, et filtrez.

Dose. Q. s. à l'extérieur, comme rubéfiant, dans l'apoplexie, la paralysie, les rhumatismes chroniques, etc.

6° *Des Alcoolats.*

Déf. On appelle *Alcoolat ,* l'alcool ordinaire chargé de principes médicamenteux à l'aide de la distillation.

Les Alcoolats sont *simples* ou *composés ,* selon que l'alcool a été distillé sur une ou plusieurs substances. Ces médicaments portaient autrefois les noms de *Baume, Esprit, Eau,* etc., tels que le *Baume Fioraventi, l'Esprit de cochléaria , l'Eau de Cologne , de mélisse, vulnéraire ,* etc.

Différence entre teinture et alcoolat.

Teinture.	Alcoolat.
Liquide alcoolique ou éthéré, toujours plus ou moins coloré et préparé par macération, digestion, mixtion ou solution, chargé de l'arôme et des matières extractives, etc.	Liquide alcoolique toujours incolore, et préparé par distillation, ne tenant en solution que l'arôme, etc.

Prép. On les prépare par la *distillation* (*Voyez* Eaux distillées), comme leur définition l'indique.

Règl. Aux règles que nous avons données pour les teintures alcooliques, il faut ajouter les suivantes et celles que nous indiquerons pour la préparation des *Eaux distillées*.

1° Faire précéder la distillation de la macération. Cette dernière facilite la dissolution des matières huileuses volatiles, matières dont l'alcool se charge principalement, pendant l'opération;

2° Ne distiller qu'au Bain-Marie.

3° Avoir recours à un intermède pour enlever l'odeur fugace du jasmin, de la tubéreuse et du lys, et la communiquer ensuite à l'alcool. Cet intermède est l'huile d'amandes-douces ou de Ben (1); et voici comment on agit : dans un vase convenable, on stratifie des morceaux de drap imbibés d'huile et des pétales de fleurs; on renouvelle ces dernières jusqu'à ce que l'huile soit suffisamment chargée d'arôme; on lave les morceaux de draps avec de l'alcool, et on distille ce dernier.

Voyez pour ce que nous avons à dire des *propriétés,*

---

(1) Le Ben, *Avellana purgatrix,* est un arbrisseau de huit à dix pieds, rempli d'un suc âcre et amer, que l'on trouve dans l'Amérique méridionale, et qui appartient à la famille des *Euphorbiacées, j.* Les feuilles sont grandes, pinnatifides et glabres; les fruits légèrement pyriformes, de la grosseur d'une noisette.

des *doses*, *mode d'administration* et *conservation* des alcoolats, les *Teintures médicinales*.

Préparation des Alcoolats simples.

Alcoolat d'anis.
{ Anis sec. . . . . . . 1 p.
{ Alcool à 22°. . . . 8

Distillez au bain-marie après deux jours de macération, et retirez 6 p. de produit.

On prépare de la même manière les alcoolats des autres fruits des ombellifères.

Alcoolat de cannelle.
{ Canelle fine. . . . . 1 p.
{ Alcool à 32° 8

Pulvérisez la cannelle, faites-la macérer pendant trois ou quatre jours, et distillez au bain-marie jusqu'à siccité.

On prépare de la même manière les alcoolats de *girofle*, *muscade*, *sassafras*, etc.

Alcoolat de citron.
{ Zestes de citrons récents. . 1 p.
{ Alcool à 32°. 6

Distillez au bain-marie après quatre jours de macération.

Préparez de même les alcoolats de *fleurs d'oranger*, *d'écorce d'orange*, etc.

Alcoolat de romarin.
{ Sommités fleuries de Romarin. . 1 p.
{ Alcool à 32°. 2

Cet alcoolat, appelé autrefois *Eau de la reine de Hongrie*, se prépare en laissant macérer les fleurs dans l'alcool pendant deux jours, et distillant au bain-marie jusqu'à siccité.

On prépare de la même manière les alcoolats de

Menthe poivrée,	*Mélisse*,	*Thym*,
Lavande,	*Sauge*,	*Menthe crépue*, etc.

Préparation des Alcoolats composés.

Alcoolat de citron composé, ou *Eau de Cologne*.

Huiles essentielles.

de Bergamotte.	8 p.	de Petit-grain.	8 p.
— Citron.	8	— Cédrat.	4
— Limette.	8	— Romarin.	4
— d'Orange.	8	— Lavande.	2
— de fleurs d'oranger	2	— Cannelle.	1
Alcool à 32°.	768		

Distillez au bain-marie presque jusqu'à siccité, et ajoutez au produit
de la distillation :

    Alcoolat de Mélisse composé. . . .   192 p.

    —   de Romarin.   32

Alcoolat de Cochléaria et de Raifort, ou *Esprit de Cochléaria.*

Cochléaria , 6 p. ; Raifort ; 2 p. ; Alcool à 32°, 6 p.

Pilez le Cochléaria et le Raifort, mettez-les promptement à macérer
dans l'alcool, et retirez, par la distillation au bain-marie , 6 p. de liqueur qui doit peser 30° au pèse-alcool.

Alcoolat de vulnéraire, ou *Eau de vulnéraire spiritueuse , Eau
d'arquebusade.*

Sommités récentes.

de Basilic ,	de Sauge ,	de Calament ,
— Hysope ,	— Sariette ,	— Marjolaine ,
— Mélisse ,	— Thym ,	— Menthe poivrée ,
— Origan ,	— Serpolet ,	— Romarin. Ana , 2 p.
— Absinthe ,	— Tanaisie ,	

Fleurs de Lavande. . . .   2 p. Feuilles de Fenouil. . . .   2

Feuilles d'Angélique. . .   2   — de Rue.   2

Alcool à 32°.   64

Incisez toutes les substances , faites-les macérer pendant deux jours
dans l'alcool , et distillez jusqu'à siccité.

Alcoolat de Mélisse composé, ou imitation de l'*Eau des Carmes.*

Mélisse en fleurs récentes . . .   24 p.

Zestes de citrons récents. . . .   4

Cannelle fine.   2

Girofles.   2

Muscades.   2

Coriandre sèche.   1

Racine d'angélique sèche. . .   1

Alcool à 32°.   64

Incisez, concassez les substances, faites-les macérer dans l'alcool
pendant quatre jours, et distillez au bain-marie jusqu'à siccité.

Alcoolat de Térébenthine composé, ou *Baume de Fioraventi.*

Racines de Galanga. . .	3 p.	Muscades.	3 p.
— de Gingembre. . .	3	Galbanum.	6
— de Zédoaire. . . .	3	Myrrhe.	6
Cannelle fine.	3	Résine élémi.	6

Baies de Laurier récentes.	8	Tacamaque.	6
Succin.	6	Styrax liquide.	6
Térébenthine.	32	Alcool à 32°.	192
Girofles.	3		

On pulvérise la cannelle, les racines, le girofle, la muscade; on concasse les baies de laurier, et l'on fait macérer le tout pendant cinq à six jours ; on ajoute alors le succin, les gommes-résines et les résines pulvérisées, puis enfin le styrax et la térébenthine; et, après deux jours de nouvelle macération, on distille au bain-marie jusqu'à siccité.

Dos. Les Alcoolats composés que nous venons d'étudier s'emploient le plus ordinairement à l'extérieur, en frictions, lotions ou fomentations, comme toniques et résolutifs. Cependant ou les donne quelquefois à l'intérieur à la dose de ℨß à ℨij dans un véhicule approprié. Celui de térébenthine n'est plus usité maintenant qu'à l'extérieur, comme fortifiant, dans les douleurs rhumatismales et le rachitisme. On s'en sert encore pour fortifier la vue : pour cela, on en met quelques gouttes dans la paume des mains, on frotte un peu celles-ci l'une contre l'autre, et on les approche le plus possible des yeux largement ouverts.

7° Des Eaux distillées.

DÉF. On donne le nom d'*Eaux distillées, Eaux distillées de plantes*, à l'eau ordinaire chargée de principes médicamenteux à l'aide de la distillation. Ces préparations sont plus ou moins aromatiques selon la plus ou moins grande quantité d'huile volatile contenue dans les substances distillées.

PRÉP. On les prépare par *distillation*.

Distillation. La distillation, mode particulier d'extraction, est une opération par laquelle, à l'aide de la chaleur et de vases convenables, on parvient à séparer, les uns des autres, des corps de volatilité différente. Cette opération est fondée sur la propriété dont jouissent les vapeurs de passer à l'état liquide par le refroidissement.

Les vases propres à la distillation sont les alambics et les cornues, que l'on place dans des fourneaux construits de manière à perdre le moins possible de calorique.

L'alambic est un instrument en cuivre étamé, composé de trois pièces principales : la *Cucurbite*, le *Chapiteau*, et le *Serpentin*. A ces trois pièces, s'en joignent deux autres pour completter l'appareil distillatoire ; ce sont les *Récipients* et le *Bain-Marie*.

1° La *Cucurbite* est la pièce qui se trouve immédiatement en contact avec le feu, et dans laquelle on place les substances à distiller ; elle doit être plus large que profonde, afin que la vaporisation des liquides s'y fasse plus aisément. La cucurbite offre à sa partie supérieure, antérieure et moyenne, une ouverture que l'on ferme très exactement quand on distille à feu nu, qu'on laisse libre quand on distille au B. M., et qui sert à introduire dans l'appareil le surplus des liquides à distiller.

2° Le *Chapiteau*, en étain ou en cuivre étamé, appelé *Tétard* dans les grandes distilleries, est la pièce dans laquelle viennent se rendre les vapeurs formées dans la cucurbite. A sa partie médiane et supérieure est une ouverture destinée à l'introduction dans l'appareil d'une nouvelle quantité de liquide ; et à sa partie latérale se trouve soudé un tuyau, également en étain, et recourbé à son extrémité pour l'adapter à la partie supérieure du serpentin.

3° Le *Serpentin*, pièce de l'appareil dans laquelle viennent se rendre et se condenser les vapeurs, est un long tube en étain, ayant la forme d'une spirale afin d'avoir plus de longueur sans occuper pour cela plus d'espace.

Le serpentin est placé dans un seau en cuivre et entouré d'eau. Cette dernière, absorbant le calorique latent des vapeurs, détermine la condensation de ces dernières et finit par s'échauffer au point d'avoir besoin d'être renouvelée. C'est ce que l'on fait à l'aide d'un long tuyau de fer blanc surmonté d'un entonnoir et qui descend jusqu'au fond du seau du serpentin : à mesure que l'eau froide arrive par ce conduit, l'eau chaude, plus légère et occupant la partie supérieure du bain-refrigérant (eau entourant le serpentin), s'écoule par une ouverture appelée *trop-plein*, placée à la partie supérieure et latérale du seau de cuivre.

Le *Bain-Marie* est un vase en étain qui, fait à peu près sur le même modèle de la cucurbite, peut être introduit dans cette dernière et recevoir le chapiteau. C'est dans ce vase que sont placées les substances quand on distille par intermède. Ce même vase, muni d'un couvercle très exactement adapté, sert en pharmacie à une foule d'opérations, telles que *macération*, *digestion*, *infusion*, etc.

Les *Récipients*, ou vases dans lesquels sont reçus les vapeurs condensées ou les produits de distillation, varient de forme selon la nature des liquides obtenus.

La *Cornue* est un vase de terre, de verre, de porcelaine ou de métal, ovoïde, dans lequel on distingue la *panse*, la *voûte* et le *col*, parties qui correspondent, la première à la cucurbite, la seconde et la troisième au chapiteau.

Tous les corps ne se réduisant pas en vapeurs aux mêmes degrés de température, on a établi trois modes différents de distillation. On distille à *feu nu*, au *bain-marie*, *balneum maris*, bain de mer ou bain d'eau, et au *bain de sable* ou à *la cornue*. 1° On distille à *feu nu* ou *sans intermède*, tous les liquides qui ne se réduisent en vapeurs qu'à 80° de Réaumur (température de l'eau bouillante) ; tels sont tous les liquides aqueux; 2° on distille au *bain-marie* ou *avec intermède*, tous les liquides qui se réduisent en vapeurs à une température inférieure à celle de l'eau bouillante; tels sont les liquides alcooliques et éthérés ; enfin on opère dans une *cornue* et au *bain de sable*, quand on a affaire à des substances qui ne se réduisent en vapeurs qu'à une température supérieure à celle de l'eau bouillante; tels sont le succin, la corne de cerf, etc. Toutefois il faut observer que ce dernier mode opératoire donne plutôt des produits de décomposition que des produits de distillation. Les intermèdes agissent ou en modérant l'intensité du calorique, comme le fait l'eau du bain-marie, ou en accumulant ce dernier dans l'intérieur de l'appareil, comme le fait le sable, mauvais conducteur de ce fluide impondérable.

RÈGL. 1° Distiller plutôt des substances fraîches que des substances sèches. On peut excepter de cette première règle certaines labiées qui sont plus odorantes après, qu'avant leur dessiccation. Les substances doivent être incisées, concassées ou pulvérisées.

2° Distiller les substances, sinon avec de l'eau distillée, du moins avec de l'eau de rivière très pure et qui a été filtrée sur du charbon. Voyez *Eau distillée simple*.

3° Mettre peu de substances à la fois ; ne pas les tasser dans l'intérieur de la cucurbite, car l'accumulation du calorique qui en résulterait, altérerait et dénaturerait les produits de distillation.

4° Isoler les substances du fond et des parois latérales de la cucurbite, à l'aide d'un petit panier d'osier fait exprès, ou bien à l'aide d'un bain-marie en cuivre étamé, dont le fond et le pourtour, jusqu'à la moitié ou aux deux tiers de la hauteur, sont percés d'un très grand nombre de petits trous.

5° Mettre une ou deux fois plus d'eau que l'on ne doit en retirer par la distillation : on retire ordinairement 1/2, 1, 2 ou 3 p. de liquide pour 1 p. de substance.

6° Au lieu de cohober (1), comme on le faisait autrefois, quand on avait affaire à des substances peu odorantes ou cédant difficilement leurs principes médicamenteux, MM. Henry et Guibourt préfèrent mettre plus de substance et moins d'eau, et se bornent à retirer les premiers produits.

7° Faire précéder la distillation de la macération.

8° Agir promptement, car l'action prolongée du feu semble diminuer les proportions d'huiles essentielles.

9° Remplacer très souvent l'eau chaude du serpentin par de l'eau froide, afin d'accélérer la condensation des vapeurs.

10° Prendre pour récipient le premier vase venu quand on prépare des eaux inodores ou chargées d'huiles essentielles plus pesantes que l'eau ; et le *récipient* dit *florentin*, dans les cas contraires.

11° Enfin veiller à ce qu'aucun corps étranger ne tombe dans les récipients.

PHÉNOM. Il y a entre l'eau et l'arôme des substances avec lesquelles on la distille une union très intime. Cette dernière ne peut être détruite qu'autant qu'on emploie un corps ayant plus d'affinité pour les principes aroma-

---

(1) *Cohober*, c'est distiller à plusieurs fois et sur de nouvelles substances un liquide déjà obtenu par la distillation. On préparait par cohobation les *Eaux de laitue, de laurier-cerise*, etc.

tiques que pour l'eau; ce corps est l'huile fixe que l'on agite avec l'eau distillée.

PROPR. MÉDIC. Les Eaux distillées de plantes jouissent en général de propriétés calmantes, antispasmodiques et stimulantes. Au surplus, leurs propriétés sont celles des substances avec lesquelles on les a préparées.

CONSERV. Les Eaux distillées se conservent à la cave dans des vases de verre exactement bouchés et goudronnés. La plupart peuvent durer ainsi plusieurs années; mais si elles sont exposées à l'air et à la lumière, elles s'altèrent avant ce laps de temps. Dans leur intérieur apparaissent des flocons mucilagineux plus ou moins considérables; leur odeur, leur saveur se détruisent peu à peu; quelques-unes, comme l'eau de bourrache, d'acides qu'elles étaient, deviennent ammoniacales, etc. Donner les explications de ces changements, de ces altérations, est encore une chose difficile aujourd'hui. L'huile est-elle transformée en mucilage? C'est-là l'opinion la plus généralement admise.

Dans les officines, pour le service journalier, on conserve les Eaux distillées dans des flacons en verre bouchés d'un simple couvercle de carton ou de fer-blanc; des vases en porcelaine, faïence ou terre, interceptant la lumière, seraient préférables.

DOS. et MOD. D'ADM. Les Eaux distillées très actives ou odorantes, comme celles de fleurs d'oranger, de cannelle, de menthe poivrée, etc., se donnent depuis ʒij jusqu'à ʒiv dans des potions, juleps, tisanes, apozèmes, etc.; celles de laurier-cerise, d'amandes amères, depuis v jusqu'à xx et xxx gtes, dans une potion, un julep ou une mixture; enfin les autres servent de véhicule aux potions, depuis ʒj jusqu'à iv.

Préparation des Eaux distillées de plantes.

Eau distillée d'Angélique. { Racine d'Angélique sèche.   1 p.
               { Eau.   6

Concassez la racine, faites la macérer pendant 24 heures, montez l'appareil, c'est-à-dire, adaptez le chapiteau à la cucurbite et au serpentin; luttez toutes les jointures avec des bandelettes de papier enduites de colle de pâte; adaptez le récipient, et retirez par la distillation à feu nu, 3 p. de liquide.

On prépare de même l'eau de *Valériane*.

Eau distillée de *Sassafras*. { Sassafras   1 p
                   { Eau.   8

Réduisez le Sassafras en copeaux rubanés, faites-le macérer pendant deux jours, et retirez par la distillation à feu nu, 4 p. de produit.

On prépare de la même manière les eaux distillées de :

Cannelle Ceylan. | de *Cascarille*, etc.

Nota. L'eau du serpentin ne doit pas être trop froide.

La couleur laiteuse de l'*Eau distillée de Cannelle* est due à la suspension de l'huile volatile à l'aide d'une certaine quantité d'acide benzoïque; mais peu à peu cette union se détruit, l'acide se précipite ou cristallise sur les parois du vase, et l'eau perd ses propriétés. Les anciens paraient à cet inconvénient en distillant la Cannelle avec du vin blanc ou un décocté d'orge qui, contenant ou produisant une petite quantité d'alcool concouraient à la suspension de l'huile; de là les expressions : *Eau de Cannelle vineuse*, *Eau de Cannelle orgée.*

Aujourd'hui on prépare l'Eau de Cannelle de la manière suivante :

Cannelle Ceylan.   3 p.   }   Après trois jours de macération,
Alcool à 35°   1   }   retirez par la distillation à feu nu,
Eau.   24   }   12 p. de produit.

Eau distillée d'*Armoise*. { Armoise mondée et récente.   1 p.
                 { Eau.   3

Retirez par la distillation à feu nu.   1

On prépare de la même manière les eaux distillées de .

Buglosse. | *Petite Centaurée.* | *Chicorée.*
Bourrache. | *Plantain.* | *Pariétaire*, etc.

Eau distillée { Feuilles fraîches et mondées de Laitue cultivée. 20 p.
de Laitue. { Eau. 10.

Pilez les feuilles dans un mortier de marbre, mêlez-les dans un Bain-Marie percé, montez l'appareil, et retirez par la distillation à feu nu, 10 p. de produit d'une odeur forte et vireuse, employé comme calmant.

Eau distillée { Laurier-cerise récent. 1 p.
de Laurier- { Eau. 4
cerise. { Retirez. 1

Eau distillée { Menthe poivrée. 1 p.
de Menthe { Eau. 4
poivrée. { Retirez. 2

On prépare de même les eaux distillées de :

Absinthe. | *Matricaire,* | *Sabine.*
Hysope. | *Mélisse.* | *Sauge.*
Lierre terrestre. | *Rue.* | *Tanaisie.*
Anis. | *Coriandre.* | *Fenouil*, etc.

Eau distillée { Fleurs d'Oranger récentes. 10 p.
de fleurs. { Eau. 30
d'Oranger.

Mettez l'eau dans la cucurbite, faites-la chauffer jusqu'à l'ébullition, ajoutez la fleur d'oranger, brassez le tout un instant, adaptez le chapiteau, le serpentin, et retirez 20 p. de produit appelé *Eau de fleurs d'oranger double.*

On prépare de la même manière l'*Eau distillée de fleurs de sureau.*

Nota. L'eau de fleurs d'oranger du commerce, désignée sous les noms d'*eau de fleurs d'oranger triple*, est préparée dans les proportions de trois livres de produit pour deux de fleurs; celle que l'on appelle *eau de fleurs d'oranger quadruple*, contient livre pour livre; enfin l'eau de fleurs d'oranger simple est l'eau double coupée par la moitié avec de l'eau distillée.

On ne doit pas employer en médecine l'eau de fleurs d'oranger qui nous vient du Midi de la France, renfermée dans des *estagnons*, vases en cuivre souvent mal étamés, qui peuvent être oxydés et rendre l'eau vénéneuse. On s'assure de la présence du sel de cuivre (acétate) par les réactifs connus. M. le docteur Cottereau a signalé une eau de fleurs d'oranger factice préparée avec le néroli, le sous-carbonate de magnésie et l'eau ordinaire filtrée. Cette eau, très suave d'ailleurs et très répandue dans le commerce, se reconnaît, comme l'a indiqué le premier,

4.

M. le Roy aîné, pharmacien au Mans, en ce qu'elle n'est pas colorée en rose clair par quelques gouttes d'acide sulfurique, comme cela a lieu pour l'eau distillée sur des fleurs.

Eau de Roses.
Roses des quatre saisons.	2 p.
Eau.	4
Retirez.	2

On prépare de la même manière les eaux distillées de :
Bleuets. | *De Pivoine.* | *De Tilleul,* etc.

Eau distillée d'Amandes amères.
| Tourteau d'Amandes amères. | 1 p. |
| Eau bouillante. | 4 |

Soumettez les Amandes amères réduites en farine à l'action de la presse pour en extraire l'huile douce ; pulvérisez 1 p. de tourteau, passez-le au tamis de crin, mettez-le dans la cucurbite avec les 4 p. d'eau bouillante, montez l'appareil, et retirez par la distillation à feu nu 1 p. de liquide.

Nota. On prépare encore, mais très rarement les eaux distillées suivantes :
Eau distillée de Cochléaria.
| Cochléaria. | 2 p. |
| Eau. | 2 |

Incisez le cochléaria, pilez-le dans un mortier de marbre, mettez-le dans un B. M percé, montez l'appareil, et retirez 1 p. de produit.

On prépare de la même manière les Eaux distillées de :
Cresson de fontaine. | *Beccabunga.*
— de para. | *Raifort sauvage,* etc.

Pour le Raifort, on met 5 p. d'eau pour 1, et on retire 2 p. de liquide.

Préparation de l'Eau distillée simple.

Dans la cucurbite d'un alambic, mettez une quantité donnée d'eau de rivière, prise au-dessus des villes (celle des sources, des puits et des ruisseaux contient trop de parties organiques), montez l'appareil et distillez. Mettez de côté les deux premiers litres du produit qui contiennent de l'air, de l'acide carbonique et des principes volatils, et arrêtez la distillation après avoir obtenu les deux tiers de l'eau employée. Sans cette précaution, l'eau devenant plus dense et sa température augmentant de plus en plus, il pourrait y avoir décomposition des corps étrangers qu'elle renferme et formation de nouveaux produits qui altéreraient celui de la distillation.

L'*Eau distillée* ou l'*Eau pure* est un liquide transparent, incolore, inodore, insipide, sans action sur les teintures de violettes et de tournesol, ainsi que sur les solutés de nitrate d'argent et de baryte, d'oxalate d'ammoniaque, de sous-acétate de plomb, etc. Cependant elle blanchit un peu ce dernier, quand elle est ancienne et qu'elle a absorbé un peu de gaz acide carbonique. Cette eau ne devient potable qu'autant qu'on la brasse pendant un certain temps; elle absorbe alors une certaine quantité d'air et d'acide carbonique qui la rendent plus légère et plus facile à digérer. On l'emploie constamment comme dissolvant dans les laboratoires de chimie. En médecine, elle sert à préparer un grand nombre de solutés qui sont très usités, et on la conserve avec les mêmes précautions que pour les eaux distillées de plantes.

8° Des Eaux minérales factices.

Déf. On désigne ainsi l'eau pure (Eau distillée), chargée des principes contenus dans l'eau minérale naturelle que l'on veut imiter.

Malgré l'avantage que présentent ces préparations, malgré l'usage fréquent qu'on en fait en médecine, elles ne peuvent complètement remplacer les Eaux minérales naturelles.

Les Eaux minérales artificielles se classent comme les naturelles : en *Eaux salines, Eaux gazeuses* ou *acidules gazeuses, Eaux ferrugineuses, Eaux sulfureuses* et en *Eaux iodurées.*

Les *premières*, qui renferment une petite quantité d'acide carbonique, beaucoup de sels, excepté les ferrugineux et les sulfureux, ont une saveur âcre, amère ou salée, selon la nature des sels dissous. Ceux-ci se reconnaissent :

Les *sulfates*, par l'eau de baryte qui donne un précipité blanc, insoluble dans l'eau, insoluble dans l'acide nitrique, etc.

Les *hydrochlorates*, les *chlorures*, par le nitrate d'argent : il se forme
un chlorure d'argent, blanc, cailleboté, insoluble dans l'eau, insoluble dans l'acide nitrique, soluble dans l'ammoniaque, etc.

Les *carbonates insolubles*, par l'effervescence à laquelle ils donnent
lieu quand on les met en contact avec l'acide sulfurique, etc.

Les *carbonates de soude* et *de potasse*, par la propriété qu'ils ont de
verdir le sirop de violettes, etc.

Les *sels calcaires*, par l'acide oxalique et l'oxalate d'ammoniaque qui
les précipitent en blanc, etc.

Les *sels magnésiens*, par les précipités qu'ils forment avec les sous-
carbonates solubles, etc.

Les *sels de cuivre*, par la belle couleur bleue qu'ils prennent avec
l'ammoniaque liquide, la couleur rouge dont ils chargent le fer dé-
capé, etc.

Les *sels ammoniacaux*, à l'odeur vive et pénétrante (ammoniacale)
qu'ils dégagent quand on les triture avec la chaux vive, etc.

Les *nitrates*, en saturant les liquides par de la potasse, filtrant et évaporant jusqu'à siccité, et s'assurant si le résidu, versé sur des charbons ardents, fuse et active la combustion ; si, traité par l'acide
sulfurique, il dégage des vapeurs blanches, etc.

Les *secondes*, qui contiennent une plus ou moins
grande proportion d'acide carbonique, se distinguent par
leur action sur la teinture de tournesol ; le précipité
qu'elles donnent avec l'eau de chaux ; leur aspect mousseux et pétillant, leur saveur vive, piquante, aigrelette,
et la propriété qu'elles ont de faire effervescence avec
les acides.

Les *troisièmes*, par leur saveur styptique, métallique
plus ou moins prononcée ; le précipité bleu qu'elles
donnent avec l'hydrocyanate ferruré de potasse, noir,
avec la noix de galle, etc.

Les *quatrièmes*, par leur odeur et saveur d'œufs
pourris, la couleur noire des précipités qu'elles forment
avec les dissolutés saturnins, etc.

Enfin les *cinquièmes* prennent une belle teinte bleue
avec l'amidon.

PRÉP. Les Eaux minérales artificielles se préparent par

mixtion et par solution, selon la nature des composants, et à l'aide d'un appareil dont on peut voir le modèle à la pharmacie centrale des hôpitaux de Paris. Cet appareil se compose de deux vases en plomb destinés à produire et à laver le gaz acide carbonique ; d'un gazomètre en cuivre étamé pour conserver ce dernier, et d'une pompe foulante et aspirante pour le comprimer et faciliter sa dissolution dans les liquides salins que l'on veut aciduler.

CONSERV. Ainsi que les Eaux minérales naturelles, les Eaux artificielles se conservent à la cave dans des bouteilles fortement bouchées, goudronnées, ficelées et couchées, afin de retenir le gaz qu'elles contiennent.

DOS. ℥viij à ℔j dans la journée, pures ou coupées avec des véhicules appropriés.

Préparation de quelques Eaux minérales artificielles.

Eau acidule gazeuse. { Eau distillée. ℥xx
{ Gaz acide carbonique 5 fois le volume de l'eau.

Introduisez l'eau dans la pompe foulante et aspirante, et dissolvez le gaz.

Cette eau se donne comme antivomitive, seule ou coupée avec un infusé de feuilles d'oranger.

Eau alcaline gazeuse. { Eau acidule gazeuse. ℥xx
{ Bi-carbonate de Potasse. LXXX gr.

Faites dissoudre le sel dans l'eau. Cette préparation convient contre la gravelle ; on la donne pure ou coupée avec une boisson appropriée.

Eau de Seltz. { Eau pure, 10 litres.
{ Acide carbonique, 5 fois le volume de l'eau.
{ Carbonate de chaux. LXXIV gr.
{ Hydrochlorate de Magnésie. CXXIX gr.

Placez les sels dans le vase de compression ; ajoutez l'eau et l'acide carbonique ; soutirez le tout dans seize bouteilles de ℥xx, dans lesquels on a divisé, par égale portion, le soluté suivant :

Carbonate de soude cristallisé. CV gr. { Eau ℥viij.
Chlorure de Sodium. ʒvj ℈vij gr. {

Eau de Vichy.

Eau.   9 litres.   } Faites dissoudre.
Acide carbonique.   20

D'une autre part :

Eau,   1 litre

Sulfate de soude cristallisé,   lxxxv gr.   } Faites dissoudre dans
Chlorure de Sodium,   xlij gr.   } une bouteille que l'on
Sulfate de Magnésie,   xviij gr.   } bouche bien.
Proto-sulfate de Fer,   iv gr.   }

Ajoutez ensuite :

Bi-carbonate de Soude,   ℨij lxvj gr.
Hydro-chlorate de Chaux,   cxiv gr.

Agitez le tout dans la fontaine de compression, et divisez en seize bouteilles que l'on remplit ensuite d'eau gazeuse.

Eau de Seldlitz.   { Eau pure, ℨxxß.
         { Sulfate de Magnésie, ℈ij à ℨj.
         { Hydro-chlorate, id., xviij gr.
         { Gaz acide carbonique, 3 fois le volume d'eau.

Avec ℨß de sulfate de magnésie, cette eau est purgative.

Faites dissoudre les sels dans l'eau, introduisez le soluté dans le vase de compression, ajoutez l'acide, et comprimez.

Eau de Bourbonne-les-Bains, d'après l'analyse de MM. Desfosses et le docteur Roumier.

Produits fixes.   { Bromure et peut-être chlorure de
         {   Potassium,   69 gr.
         { Chlorure de Calcium.   81
         { —   de Sodium,   5,352
         { Sous-carbonate de Chaux,   158
         { Sulfate de Chaux,   721
         { Eau pure,   1 litre.

Produits gazeux.   { Oxygène,   3 centimètres cubes.
         { Azote   13   id.
         { Acide carbonique, 13   id.

Peut-être s'y trouve-t-il encore un peu d'hydro-chlorate de magnésie et de matière extractive.

Cette eau jouit de propriétés tonique, excitante et purgative. Elle convient principalement dans les paralysies rhumatismales et celles qui sont consécutives à des blessures

---

9° *Des Sirops.*

Déf. Les sirops sont des médicaments liquides, visqueux, qui ont pour condiment le sucre, et pour véhi-

cule l'eau chargée de principes médicamenteux , soit au
moyen de l'*infusion*, de la *décoction*, de la *solution*, de
la *macération*, de la *digestion*, de la *distillation* ou de
la *mixtion*, selon la nature des substances auxquelles
on a affaire. On a recours à l'infusion pour les *Sirops de
Violettes*, de *Tolu*, etc. ; à la décoction pour ceux de
Ratanhia, *Salsepareille*, etc. ; à la solution pour les
sirops de *Gomme* ; à la macération pour celui de *Guimauve*; à la digestion pour celui de *Pavot blanc* ; enfin
à la distillation pour tous les sirops de fleurs , de sommités fleuries , de cannelle, etc. L'eau ordinaire ne
sert de véhicule que pour le *Sirop de Sucre* ou *Sirop
simple*. Les vins , le vinaigre , les émulsions , les sucs
exprimés de plantes , sont encore des véhicules de sirops. Nous citerons pour exemples les sirops de *Quinquina au vin* , de *Vinaigre framboisé*, d'*Amandes* ou
d'*Orgeat*, de *Fumeterre*, etc.

Les sirops sont *simples* ou *composés*.

PRÉP. On les prépare par *mixtion*, par *solution au bain-
marie* ou par *décoction* et *clarification*. On a recours au
premier procédé pour tous les Sirops qui résultent d'un
mélange de Sirop de sucre et d'une base ; tels sont ceux
d'*éther*, d'*acide citrique*, *tartrique* , de *sulfate de
quinine*, d'*acétate de morphine*, etc. On peut préparer
par solution au bain-marie , et c'est le procédé que nous
indiquerons , presque tous les autres Sirops, mais sur-
tout ceux qui ont pour véhicule des liquides aromatiques,
ou le vin , le vinaigre , les émulsions et les sucs de
plantes. Enfin on a recours à la décoction et à la clarification toutes les fois que les composants doivent four-
nir , avec leurs principes volatils, des principes ex-
tractifs , comme dans les *Sirops de Raifort composé*,
des *Cinq-Racines*, etc.

Infusion. L'infusion , de *infundere*, verser dessus, mode particulier d'extraction, est une opération qui consiste à verser un liquide bouillant sur une substance quelconque déposée au fond d'un vase muni de son couvercle, pour en extraire les principes médicamenteux. Cette opération se fait encore en jetant la substance à infuser dans le liquide bouillant. L'infusion s'emploie pour toutes les substances aromatiques. Elle dure plus ou moins long-temps, selon la texture des substances, et se distingue en *forte* et en *faible*. Une forte infusion dure tant que le liquide est chaud ; une légère infusion ne dure que dix minutes ou un quart d'heure. Les substances doivent être incisées et placées dans un vase assez grand pour qu'elles ne soient pas trop tassées les unes sur les autres. L'opération terminée, le liquide prend le nom d'*infusé*.

Décoction. La décoction, de *coquere*, faire cuire, mode particulier d'extraction, est une opération qui consiste à soumettre à l'action d'un liquide bouillant, et pendant un temps plus ou moins prolongé, une substance quelconque pour en extraire les principes médicamenteux. De même que l'infusion, la décoction est *forte* ou *faible*, selon la texture des substances ; mais on peut dire, d'une manière générale, qu'elle doit durer jusqu'à ce que ces dernières, préalablement divisées, soient un peu ramollies. Cette opération n'a jamais lieu sur des substances volatiles, et son produit porte le nom de *décocté*.

La *Digestion*, comme nous l'avons déjà dit, est un mode particulier d'extraction qui s'opère à une température toujours plus élevée que celle de l'atmosphère, qui dure plus ou moins long-temps selon la nature des substances, qui ne peut pas avoir lieu sur des corps à odeur fugace, et que l'on emploie sur-tout pour la préparation des huiles médicinales.

Clarification. La clarification, mode particulier d'extraction, est une opération qui a pour but d'enlever à des liquides non transparents les corps hétérogènes qui s'y trouvent suspendus, et qui en troublent la limpidité. On clarifie de trois manières différentes : par *dépuration*, voyez *Huiles fixes*; par *filtration*, voyez *Sucs exprimés*; et par *coagulation*.

La *Coagulation* est fondée sur la propriété qu'a l'albumine végétale ou animale de se coaguler à la chaleur, de former pendant sa coagulation une espèce de réseau qui enveloppe et qui entraîne tous les corps étrangers qui se trouvent dans les liquides qui la contiennent ou dans lesquels on la mélange. C'est par coagulation que l'on clarifie les sirops, les mellites, les sucs exprimés, les vins, etc. Pour les premiers et les derniers, on se sert de l'albumine de l'œuf, battue avec un peu d'eau ; quant aux seconds, comme ils en contiennent, il suffit de les chauffer. Les autres intermèdes propres à la coagulation, tels que le sang de

bœuf, la gélatine et les acides, servent : le sang de bœuf, seul ou avec
la poudre de charbon animal purifié, dans les raffineries; la gélatine
pour les vins blancs et la bière; les acides pour les liqueurs troublées par
de l'albumine végétale ou animale, par du gluten ou de la matière ca-
séuse. C'est à l'aide des acides que l'on clarifie le petit-lait et quelques
sucs de plantes.

Régl. 1° Prendre du sucre en pain pour les sirops par
solution au bain-marie; du sucre brut pour ceux qui se
font par décoction et clarification. (Voyez *Sucre*, dans
notre première partie, page 371).

2° Varier ses proportions selon la nature du véhicule.

Pour 16 p. de véhicule aqueux, 32 p. de sucre.
Id. 16 — vineux, 26 id.
Id. 16 — émulsif, 27 id.
Id. 16 — acide, 28 id.
Id. 16 — suc exprimé. 32 id.

3° Agir promptement , car les sucres se colorent, se
caramélisent par l'action prolongée du feu.

4° Veiller à ce que la clarification et la dépuration du
sucre et des véhicules soient parfaites, ce que l'on juge
à la transparence complète des liquides et à la couleur
moins foncée des écumes.

5° Cuire les Sirops jusqu'à ce que, à la température
de l'ébullition, ils marquent 30° à l'aréomètre de Baumé,
instrument de physique, fondé sur les deux principes
suivants : 1°. la densité d'un liquide est d'autant plus
considérable, que la quantité d'eau évaporée est plus
grande; 2°. quand on plonge dans un liquide un corps
dont la densité est moins grande que celle de ce liquide,
la partie enfoncée déplace un volume de ce liquide, dont
le poids est égal à celui de tout le corps. Ainsi, si le
corps immergé pèse cinquante grammes, la quantité de
liquide déplacé pèsera également cinquante grammes. Il
résulte de là que l'immersion sera d'autant plus grande
que le liquide sera moins dense; on juge encore qu'un

Sirop est suffisamment rapproché, lorsqu'une fiole contenant ℨj d'eau distillée, peut en renfermer ℈x gr. vj. Il existe d'autres moyens de connaître et de déterminer la cuite des Sirops; mais ils sont tous manuels, et bien inférieurs aux premiers, qui sont fondés sur des principes physiques exacts et constants, et ne peuvent servir qu'aux personnes très habituées à travailler le sucre. Les moyens établis sur la viscosité du sirop, sur leur manière de filer entre les doigts, de tomber, de se détacher de l'écumoire ou de la cuillère, portent les noms de *filet* ou *lissé, pellicule, nappe, perle, grande* et *petite plume, grand* et *petit boulet*, etc.

6° Passer les sirops à travers des *étamines* ou *chausses* pour achever leur clarification quand on a agi par décoction, à travers les filtres quand on a opéré par solution au Bain-Marie.

Etamines. On appelle *Etamines*, des morceaux d'étoffes de laine, taillés en carré et percés d'un trou à chaque angle pour recevoir les pointes des *carrés* en bois sur lesquels on les pose. Le *blanchet* est une petite étamine, en laine également, ordinairement plus blanche et moins épaisse que l'étamine proprement dite.

Chausses. Les chausses sont des cônes en étoffes de laine, destinées comme les étamines à passer les sirops, à filtrer les liqueurs, et que l'on soutient sur des trépieds en bois à l'aide de petits cordons. Du fond de ces filtres part une ficelle qui permet de relever leur pointe de dehors en dedans, et qui accélère ainsi l'opération en déplaçant le liquide surnageant le dépôt.

Filtres, voyez *Filtration*, *Sucs exprimés*.

PROPR. MÉDIC. Les propriétés des Sirops sont celles de leurs composants.

CONSERV. Malgré tous les soins apportés dans la conservation des Sirops, il arrive assez souvent que ces médicaments, renfermant tous les éléments propres à la fermentation alcoolique, ne durent pas long-temps sans s'altérer. Les uns, pas assez concentrés, fermentent, moisissent, et contiennent de l'acide carbo-

nique qui, pour se dégager, traverse le liquide, le soulève en mousse, fait sauter les bouchons, et entraîne
avec lui, hors des flacons, une plus ou moins grande
quantité de Sirop. Lorsque cet état d'altération n'est
pas trop avancé, on y remédie en chauffant le Sirop assez
pour chasser tout le gaz acide carbonique. Les autres,
trop cuits, candissent, c'est-à-dire, qu'au bout d'un certain temps une certaine quantité de sucre se dépose en
cristaux au fond des bouteilles. Ces cristaux attirent une
nouvelle quantité de sucre, et le Sirop, se trouvant alors
dans les mêmes conditions que celui qui n'a pas été assez cuit, éprouve le même genre d'altération. Quand un
Sirop candit, on le décuit; c'est-à-dire qu'on le sort
des bouteilles, qu'on fait fondre les cristaux au bain-
marie, et qu'on ajoute à chaud, à la masse totale, une
quantité d'eau suffisante pour qu'elle marque 3o° bouillante. Cependant, lorsque les Sirops sont suffisamment
concentrés et parfaitement clarifiés, qu'on les a placés
à la cave, dans des bouteilles bien sèches (1), bien bouchées et goudronnées, ils peuvent se conserver encore
assez long-temps.

Nota. Les Sirops de fruits acides, que l'on cuit en général un peu
moins que les autres, et principalement ceux de limons, d'oranges et
de groseilles, déposent à la longue une masse grenue, mamelonnée,
analogue au sucre de raisin, et qui n'est autre chose que le sucre altéré
par l'acide végétal.

Dos. et mod. d'adm. Sirops très actifs, depuis ʒij jusqu'à ʒj dans des potions, juleps ou mixtures; sirops
peu actifs, dans les tisanes, apozèmes, limonades, etc.,
à la dose de ʒij à ʒiv.

___

(1) L'humidité des flacons, ne pouvant se mêler aux sirops beaucoup
plus épais et plus lourds, viendrait nager à leur surface et les décuirait;
de là la moisissure, etc.

Solution au Bain-Marie.

Sirop de Sucre.

Sucre blanc très pur.   2 p.
Eau pure.   1

Concassez le sucre; introduisez-le dans un matras (vase en verre, de forme sphérique, plus ou moins grand, et surmonté d'un col plus ou moins long) avec l'eau, et faites fondre le sucre au Bain-Marie ou à froid, en agitant le vase de temps en temps pour faciliter la solution du sucre : filtrez et conservez.

Ce *Sirop de sucre* ou *Sirop simple* sert à préparer les Sirops d'*éther*, de *morphine*, de *sulfate de quinine*, d'*acide hydrocyanique*, etc. Ce dernier contenant, par once, 1 gr. d'acide anhydre de M. Gay-Lussac, dissous dans iij gr. d'eau, et ne pouvant se conserver long-temps sans s'altérer, ne doit être préparé qu'à mesure que les malades en ont besoin.

Quand on veut préparer du Sirop de sucre avec du sucre ordinaire, dit 4 *cassons*, voici comment M. Durozier, pharmacien de Paris, conseille de procéder.

On place le sucre encore en pain dans un vase de cuivre étamé, cylindrique et profond; on verse l'eau pure par-dessus; on l'abandonne à lui-même pendant 12 heures; le lendemain on agite le mélange pour achever la solution; on ajoute du charbon animal (1 p. pour 16 p. de sucre et 9 p. d'eau), préalablement lavé, avec l'acide hydrochlorique et l'eau chaude, afin de le purifier des sulfures de chaux et de fer, et d'une matière animale qu'il renferme; on agite souvent le tout pendant 24 heures, et l'on filtre.

On filtre les Sirops, ainsi que toutes les liqueurs épaisses et visqueuses, en les plaçant dans un *entonnoir à double fond*, appelé encore *entonnoir de Josse* ou *à bain-marie*. Cet instrument se compose de deux entonnoirs de grandeur différente et soudés l'un dans l'autre.

Entre le plus petit contenant le liquide à filtrer, et le plus grand, existe un espace plus ou moins considérable, destiné à recevoir de l'eau bouillante. Celle-ci fluidifie les liquides, éloigne leurs molécules les unes des autres, et rend plus facile leur passage à travers les interstices du filtre.

Décoction et Clarification.

Sirop de Cassonade.

Cassonade.	℔ LX
Eau.	℔ XXXIV
Blancs d'œufs.	n° VI.
Charbon animal purifié.	℔ iij ℥ xij.

Dans une bassine (vase en cuivre de forme hémisphérique) on divise les blancs d'œufs dans la quantité d'eau prescrite, à l'aide d'un petit balet de bouleau; on met de côté trois à quatre livres de cette eau albumineuse qui doivent servir à achever la clarification; on fait avec la quantité restante, le charbon animal et la cassonade, une pâte que l'on chauffe progressivement jusqu'au degré de l'ébullition. Au moment où le mélange se boursoufle et est prêt à dépasser les bords du vase, on y projette à peu près le tiers de l'eau albumineuse mise de côté; on laisse le mélange s'échauffer et se boursouffler de nouveau; on apaise les bouillons par un second jet d'eau albumineuse; on retire le vase du feu, on donne au sucre non dissous le temps de se précipiter, et on enlève les écumes. On s'assure du degré de cuite, de la transparence du liquide, et si le sirop n'est pas suffisamment rapproché, si on ne voit pas le fond de la bassine, on remet le tout sur le feu avec le reste de l'eau albumineuse; on fait bouillir de nouveau jusqu'à ce que la concentration soit suffisante; enfin on passe à la chausse ou à travers une étamine. Les premières portions de sirop sont remises plusieurs fois sur le filtre, car elles ne sont jamais parfaitement transparentes. Cette précaution doit être prise pour tous les modes de clarification.

Nota. Le sucre restant dans les écumes est enlevé à l'aide de lavages aqueux, répétés et faits à chaud. On concentre les liquides passés au filtre de papier, et on les conserve pour des sirops colorés.

1° *Sirops par mixtion.*

Sirop d'acide citrique.

Sirop de sucre, incolore,	256 p.
Acide citrique pur,	5
Eau,	10
Zeste récent de Citron,	2

On fait fondre l'acide dans l'eau, dans une fiole et au bain-marie ; on ajoute le soluté au Sirop de sucre bouillant, et on verse le tout dans un vase d'argent ; muni d'un couvercle, au fond duquel on a déposé le zeste de citron coupé menu. On passe après le refroidissement.

On prépare de la même manière le *Sirop d'acide tartrique.*

Sirop d'Ipécacuanha.

Extrait résineux d'Ipécacuanha,	℈ij.
Sirop de Sucre,	℔j.

Faites dissoudre l'extrait dans à peu près ʒj d'eau distillée, et ajoutez le soluté au Sirop bouillant.

Sirop d'Opium.

Extrait d'Opium,	gr. xvj.
Sirop de sucre,	℔j.

Opérez comme ci-dessus.

Nota. MM. Henry et Guibourt préfèrent ce Sirop à celui du Codex qui contient ij gr. d'extrait par once.

Sirop d'acide phospho-rique.

Sirop de sucre incolore,	128 p.
Acide phosphorique pur, liquide et marquant 45°	2

Nota. L'acide phosphorique employé, étant formé de p. é. en poids d'acide anhydre et d'eau, le Sirop contient ʒj par livre d'acide anhydre.

Sirop d'Acétate de Morphine.

Sirop de sucre incolore,	℔j.
Acétate de Morphine,	gr. xvj.

Faites dissoudre le sel dans à peu près ʒj d'eau distillée, et mêlez le soluté au Sirop bouillant; laissez refroidir, et conservez.

Sirop de Sulfate de { Sirop de Sucre incolore, ℔j.
Quinine. { Sulfate de Quinine, gr. xxxij.

Faites dissoudre le sel dans à peu près ℥ß d'eau distillée, aiguisée de xv à xvj gtes. d'acide sulfurique alcoolisé; mêlez au sirop bouillant; laissez refroidir, et conservez.

Nota. Ce sirop a, comme tous les solutés de sulfate de Quinine, un coup d'œil opalin, dû, selon MM. Henry et Guibourt, à un peu de sous-sulfate qui se précipite en particules dont la cohésion et la ténuité sont propres à produire la couleur bleue. Cette précipitation est occasionée par l'affinité d'eau pour l'acide sulfurique.

Sirop de Sulfure de po- { Sirop de Sucre, ℥j.
tasse. { Sulfate de Potasse solide, gr. viij.

Faites dissoudre le sulfure dans gr. xvj d'eau pure, mêlez au sirop, et conservez dans des flacons enveloppés de papier noir.

Sirop d'Éther. { Éther sulfurique, 1 p.
{ Sirop de Sucre incolore, 16

Mêlez et agitez pendant un bon quart d'heure ces deux substances dans un flacon bouché à l'émeri et muni d'un robinet en verre à sa partie inférieure; laissez reposer, et lorsque le sirop sera partagé en deux parties, une supérieure peu considérable et louche, une inférieure considérable et parfaitement transparente, ouvrez le robinet et disposez cette dernière dans des flacons de ℥j à ℥ij.

2° *Par solution au bain-marie.*

Sirop d'Eau de Fleurs | Eau de Fleurs d'oranger, 1 p.
d'oranger. { Sucre blanc, très pur, 2

Concassez le sucre, introduisez-le dans un matras, versez par dessus l'eau distillée de fleurs d'oranger, et faites fondre le sucre au bain-marie. On peut agir à froid si l'on veut : la solution n'est qu'un peu plus lente.

On prépare de la même manière et dans les mêmes proportions tous les sirops d'eaux distillées de sucs de plantes et de sucs de fruits.

Sirop de Tussilage. { Tussilage mondé, 2 p.
{ Eau bouillante, 5
{ Sucre blanc, très pur, 8

Faites infuser les fleurs dans l'eau pendant vingt-quatre heures, passez avec légère expression; filtrez et faites fondre le sucre au bain-marie.

5

On prépare de la manière et dans les proportions ci-dessus indiquées le *Sirop de Gentiane* (Gentiane 2 p., Eau 9 p., Sucre 16 p.), le *Sirop de Coquelicot* (Coquelicot 1 p. , Eau 6 p. , Sucre 10 p.), etc.

Sirop de pointes d'Asperges.

M. Chevallier prépare ce sirop de la manière suivante : Dans 90 p. d'eau à 100° cent. : il fait infuser 10 p. de pointes d'Asperges desséchées; après douze heures d'infusion, il passe le liquide avec expression, le filtre et y fait fondre, au bain-marie, le double de son poids de sucre en pain.

On donne ce sirop à la dose de ℥j à ℥iv dans la journée, comme sédatif de la circulation, et comme diurétique.

Nota. 10 p. de pointes d'Asperges séchées,=100p. de pointes vertes.

Sirop de Guimauve.	Guimauve sèche, mondée et incisée,	1 p.
	Eau,	10
	Sucre blanc,	16

Faites macérer la racine dans l'eau pendant vingt-quatre heures : passez à travers un linge ; réduisez le liquide à 8 p. par l'évaporation ; filtrez et faites fondre le sucre au bain-marie, filtrez de nouveau dans l'entonnoir de Josse, si cela est nécessaire.

On prépare de la même manière les *Sirops de Cynoglosse* et de *Grande Consoude.*

Sirop de Jalap.	Poudre de Jalap,	16 p.
	Semence de Coriandre,	1
	— de Fenouil,	1
	Eau bouillante,	72
	Sucre blanc,	128

Faites infuser le tout, excepté le sucre, dans l'eau bouillante; filtrez après vingt-quatre heures d'infusion ; faites fondre le sucre au bain-marie et filtrez de nouveau, s'il y a lieu.

Ce Sirop contient l'infusé de ℈j de Jalap par once.

Sirop de Capillaire.	Capillaire du Canada,	1 p.
	Eau bouillante,	10
	Sucre,	22
	Eau de Fleurs d'Oranger,	1

Faites infuser le capillaire dans l'eau bouillante pendant vingt-quatre heures; passez avec expression, filtrez, et faites fondre le sucre au bain-marie, ajoutez l'eau de fleurs d'oranger, filtrez, et conservez.

Sirop de fleurs de { Suc exprimé et clarifié de fleurs de Pêcher, 48 p.
Pêcher. { Sucre blanc, 96
Faites dissoudre le sucre au bain-marie.

Sirop de Violettes. { Pétales de Violettes, mondés et récens, 1 p.
{ Eau bouillante, 2
{ Sucre blanc, très pur, 4

Lavez les pétales à l'eau bouillante pour enlever un principe jaunâtre, très soluble dans l'eau, très fermentescible, et qui causerait promptement l'altération du sirop; mettez-les dans un B.-M. d'étain, versez par dessus les 2 p. d'eau bouillante, laissez infuser pendant 12 heures; passez avec expression, filtrez, et ajoutez le sucre.

Nota. On préfère les violettes du printemps à celles d'automne, celles que l'on cultive à celles des campagnes, et les simples aux doubles, comme étant plus odorantes. Il faut aussi préparer ce sirop dans la primeur des violettes; celles qui viennent sur la fin, ont une couleur pourpre qui paraît due au développement d'un acide dans les pétales. C'est pour cette raison que l'on doit toujours faire infuser les pétales dans un vase d'étain, métal très oxidable, et qui sature leur acide et ramène leur couleur bleue.

Sirop de Ratanhia. { Racine de Ratanhia, mondée et pilée, 4 p.
{ Eau chaude, 32
{ Sucre, 22
Faites digérer le Ratanhia à une douce chaleur pendant vingt-quatre heures; filtrez-la liqueur; faites-la réduire à 11 p. par l'évaporation, filtrez, et ajoutez le sucre.

Sirop de Rhubarbe. { Rhubarbe de Chine, mondée et pulv., 3 p.
{ Eeau pure, 25
{ Sucre, 48
Faites macérer la Rhubarbe pendant trente-six heures; passez avec expression, filtrez et faites fondre le sucre.
Ce Sirop contient par once les parties solubles de 3ß de Rhubarbe.

5.

Sirop de Salsepareille simple.
{ Salsepareille mondée, coupée et con-
    cassée ,   3 p.
  Eau bouillante ,   36
  Sucre blanc ,   8

Mettez la Salsepareille dans un vase d'étain ; versez par dessus moitié
de la quantité d'eau prescrite; laissez infuser pendant vingt-quatre
heures , en agitant la masse de temps en temps ; décantez l'infusé ;
versez sur le marc le reste de l'eau , et , après une nouvelle infusion de
vingt-quatre heures , passez à travers un linge avec forte expression ;
réduisez la liqueur à 4 p. par l'évaporation ; filtrez et faites fondre le
sucre.

Sirop de Quinquina.
{ Quinquina jaune mondé et concassé,   3 p.
  Sucre ,   16
  Eau ,   16

Opérez comme ci-dessus.
On prépare de la même manière le *Sirop de Cascarille.*

Sirop d'Absinthe.
{ Absinthe mondée et séchée ,   3 p.
  Eau bouillante ,   17
  Sucre ,   32

Faites infuser l'Absinthe pendant vingt-quatre heures dans l'eau bouillante; passez avec expression , filtrez , et faites fondre le sucre au
bain-marie.
On prépare de la même manière le Sirop de *Lierre-terrestre.*

Sirop d'Écorces de citrons.
{ Zestes jaunes et récents de citrons.   3 p.
  Eau bouillante.   16
  Sucre.   32

Faites infuser pendant 24 heures les zestes de citrons coupés par tranches et déposés au fond d'un vase muni de son couvercle ; passez avec
expression ; filtrez, et faites fondre le sucre.
On prépare de la même manière le sirop d'*Écorces d'oranges douces ,*
et d'*Écorces de grenade.*

Sirop diacode ou de Pavots blancs.
{ Capsules de Pavots blancs , séchées et pri-
    vées de semences.   1 p.
  Eau bouillante.   2
  Sucre blanc.   4

Brisez les capsules dans un mortier de marbre ; lavez-les à l'eau
froide ; mettez-les dans un vase muni de son couvercle ; versez l'eau

bouillante par dessus; laissez infuser pendant 24 heures; passez avec expression; filtrez, et ajoutez le sucre.

Nota. Ce sirop contient par once les principes solubles de Ʒiv de capsules de Pavot.

Sirop de Gomme.	⎧ Gomme arabique, très blanche.	3 p.
	⎨ Sucre blanc.	16
	⎩ Eau pure.	8

Concassez la Gomme; lavez-la à deux fois à l'eau froide; faites-la fondre à une très douce chaleur dans la quantité d'eau prescrite et en agitant le tout de temps à autre; passez au blanchet avec expression; ajoutez le sucre et faites fondre au B.-M.

Ce sirop contient par once, Ʒj de gomme arabique.

Sirop de Tolu.	⎧ Baume de Tolu.	4 p.
	⎨ Eau.	34
	⎩ Sucre blanc, concassé.	68

Concassez le Baume; mettez-le dans un matras avec la moitié de l'eau prescrite; chauffez au B.-M. bouillant pendant 1 heure, afin de tenir le baume liquide et qu'il soit mieux divisé par l'eau; décantez; ajoutez le reste de l'eau sur le marc; chauffez de nouveau pendant 1 heure et agitez de temps en temps; décantez; réunissez les liqueurs; filtrez-les, et ajoutez le sucre.

Sirop de Groseilles.	⎧ Groseilles rouges.	9 p.
	⎨ Cerises aigres.	1

On sépare les Groseilles de leurs rafles et les Cerises de leurs noyaux; on les écrase ensemble dans une terrine de grès; on les porte à la cave où on les laisse pendant 24 heures; on jette ensuite le tout sur un blanchet; le suc s'écoule; on y ajoute 30 p. de sucre blanc sur 16 p. (ces proportions sont celles de tous les sirops acides) que l'on fait fondre au B.-M. Assez ordinairement on aromatise ce sirop avec 2 p. de sirop de framboises pour 16.

Sirop de Mûres.

Mûres non encore en parfaite maturité et sucre concassé, p. ég.

Faites bouillir le tout ensemble, en remuant avec une écumoire, jusqu'à 30° bouillant; passez au blanchet, et conservez.

On prépare de la même manière les *Sirops de Fraises* et de *Framboises.*

Sirop de Nerprun.

Prenez p. é. de sirop de cassonade et de suc dépuré de Nerprun ; faites cuire jusqu'à 30° bouillant, passez au blanchet, et conservez.

Sirop de *Vinaigre* framboisé.	Vinaigre framboisé.	16 p.
	Sucre blanc.	30

Faites fondre au B.-M., passez, et conservez.

Sirop de *Safran*.	Safran choisi.	1 p.
	Vin de Malaga.	16
	Sucre.	26

Après deux jours de macération du safran dans le vin, filtrez, dissolvez le sucre, et filtrez de nouveau.

Sirop d'Orgeat ou d'Amandes.

Amandes douces.	16 p.	Eau.	52 p.
— amères.	5	— de Fleurs d'oranger.	8
Sucre.	96	Gomme arabique.	1

Plongez les amandes dans l'eau froide ; laissez-les macérer jusqu'à ce qu'une légère pression entre les doigts en détache facilement l'épisperme ; séparez ce dernier ; pilez les amandes dans un mortier de marbre, avec 1 ou 2 p. de sucre, jusqu'à ce qu'elles soient réduites en pâte impalpable ; ajoutez l'eau, divisez le tout de manière à ce qu'il n'y ait pas de grumeaux ; passez avec forte expression à travers des toiles serrées ; ajoutez le reste du sucre avec la gomme pulvérisée ; faites fondre au B.-M., et passez de nouveau. On lave ensuite la toile avec l'eau de fleurs d'oranger et on agite le tout avec une spatule pour empêcher la formation d'une pellicule grasse et albumineuse qui, sans cette précaution, couvrirait la surface du sirop.

Sirop des 5 racines	Cinq racines apéritives.	5 p.
	Eau.	11
	Sucre.	20

Coupez les espèces en petites parties ; mettez-les macérer pendant 12.

heures dans la cucurbite d'un alambic avec la quantité d'eau prescrite;
montez l'appareil, et retirez par la distillation   1 p.
de produit, dans lequel on fait fondre sucre blanc,   2

D'autre part : démontez l'alambic; passez le décocté qui reste dans la cucurbite à travers un linge; laissez-le déposer; décantez; battez-y un blanc d'œuf; ajoutez   18 p.
de sucre, moins blanc que le premier, et faites un sirop comme à l'ordinaire, que vous passerez à la chausse quand il marquera 30° bouillant, et que vous réunirez ensuite au premier. Ce procédé donne un sirop doué de toutes les propriétés aromatiques et extractives des substances.

Sirop de *Raifort composé*, ou *Antiscorbutique*.

Raifort sauvage.
Cochléaria.
Cresson.
Menyanthe.
Oranges amères.

} ana. 96 p.

On enferme toutes ces substances incisées et le vin, dans le Bain-Marie d'un alambic, et après 24 heures de macération, on retire par la distillation :

Cannelle fine.   3
Vin blanc.   384

Liqueur aromatique.   96 p. dans laquelle on fait fondre,
Sucre blanc.   192

D'un autre côté, on passe le décocté sans exprimer le marc; on laisse déposer, on décante, et l'on ajoute :
Sucre.   384

On clarifie au blanc d'œuf, et l'on cuit jusqu'à 30° bouillant; on laisse refroidir à moitié, on réunit les deux sirops, et on passe au blanchet.

Sirop de *Cuisinier* ou de *Salsepareille composé*.

Salsepareille coupée, lavée et pilée.   32 p.

Séné.	2 p.	Semences d'Anis.	2 p.
Fleurs de Bourrache.	2	Sucre.	32
— de Roses pâles.	2	Miel.	32

On commence par épuiser la salsepareille par trois infusions successives et faites avec 192 p. d'eau bouillante; on soumet le marc à la presse; chaque fois qu'on renouvelle l'infusion, on met les infusés à part; on fait évaporer le premier; dans les deux autres, chauffés au point d'entrer en ébullition, on fait infuser, à deux fois différentes, l'anis, le séné et les fleurs; on réunit tous les liquides; on les laisse déposer; on les décante et on les passe au blanchet. On ajoute le sucre et le miel; on évapore jusqu'à 24°; on clarifie avec le blanc d'œuf; on passe à la chausse, et l'on cuit jusqu'à 32o bouillant ; on filtre de nouveau s'il est nécessaire.

Nota. Dans ce sirop, qui ressemble beaucoup au fameux *Rob anti-syphilitique*, on ajoute quelquefois, sur les ordonnances des médecins, un soluté de vj, viij ou xij gr. de deuto-chlorure de mercure, pour ℔ij de sirop.

Sirop de Rhubarbe et de Chicorée composé.

Racine sèche de Chicorée sauvage.	12 p.
Feuilles sèches *id.*	18
— — de Fumeterre.	6
— — de Scolopendre.	6
Baies d'Alkékenge.	6

Incisez les racines et les feuilles ; ouvrez les baies, et faites infuser le tout pendant 24 heures dans

Eau bouillante	320

Passez avec expression et filtrez.

D'autre part, faites infuser pendant 24 heures, dans

Eau bouillante.	128 p.
Rhubarbe de Chine saine et concasssée.	12
Santal citrin. } Pulv. âua.	1
Cannelle fine. }	

Exprimez et filtrez de nouveau.

Alors mêlez les deux liqueurs, avec

Sirop de cassonade.	288

Faites cuire le tout jusqu'à 30o bouillant, et passez au blanchet.

Ce sirop contient, par once, les principes solubles de ℈j de rhubarbe.

10° *Des Mellites.*

DÉF. Les Mellites sont des médicaments liquides, visqueux comme les sirops, qui ont pour condiment le miel, et pour véhicule les sucs de plantes ou l'eau chargée de principes médicamenteux, soit au moyen de la décoction, soit au moyen de l'infusion. L'eau pure est rarement véhicule des Mellites.

Ces médicaments sont *simples* ou *composés.*

PRÉP. On les prépare par *décoction* et *clarification.*

Les *règles à observer*, les *propriétés médicinales*, les *modes de conservation et d'administration*, les *doses*, étant tout-à-fait les mêmes que pour les sirops, nous passons de suite à la préparation de quelques-uns de ces médicaments, et nous ne citerons, comme pour tout ce qui aura rapport à la pharmacie proprement dite, que ceux qui sont encore employés.

Préparation des Mellites simples.

Mellite simple ou *Sirop de Miel.*

Prenez la quantité que vous voudrez de miel blanc très pur ; dissolvez-le dans de l'eau pure, dans les proportions de 1 p. de celle-ci pour 3 p. de miel ; donnez quelques bouillons au soluté et passez-le au blanchet quand il marquera 31°.

Nota. Si le miel n'est pas très beau, on opère de la manière suivante :

On fait bouillir le miel dans l'eau pendant 2 ou 3 minutes ; on ajoute 1 p. de charbon animal purifié et 2 p. de blanc d'œuf, pour 16 p. de miel ; on donne un bouillon ; on passe à travers la chausse, et l'on conserve.

Ces deux mellites sont journellement employés à la dose de ʒj à ʒij, pour édulcorer les tisanes, les apozèmes, et sur-tout les boissons laxatives.

Miel ou *Mellite mercurial.*

Faites dissoudre une quantité donnée de miel dans son poids égal de suc non dépuré de mercuriale annuelle ; faites bouillir ; enlevez les écumes et passez à la chausse, quand la liqueur bouillante marquera 30°.

Nota. C'est à l'albumine du suc exprimé qu'est due la clarification de ce mellite. On le donne comme purgatif à la dose de ʒß à ʒij.

Mellite de Roses ou *Miel rosat.*

Pétales secs de Roses rouges.	1 p.
Eau bouillante.	5
Miel blanc, très pur.	6

Faites infuser les roses pendant 24 heures; passez avec expression; filtrez; ajoutez le miel, et faites cuire jusqu'à 31° bouillant.

Miel ou *Mellite scillitique.*

Squammes de Scilles sèches.	2 p.
Eau chaude.	32
Miel blanc, très pur.	24

Pilez les squammes de Scille dans un mortier de marbre.

Faites-les infuser pendant 24 heures dans la quantité d'eau prescrite et presque bouillante; passez avec expression; ajoutez le miel, et faites cuire.

Nota. Le blanc d'œuf ne doit pas être employé à la clarification des Mellites rosat et scillitique; le composé insoluble qu'il forme avec le tannin (et ces substances en contiennent beaucoup), les rend toujours plus ou moins troubles.

Mellite composé.

Mellite de Mercuriale composé ou *Sirop de Longue-vie.*
Voyez 1er vol., page 418.

11° Des Oximellites.

Déf. Les Oximellites ou Oximels sont des médicaments liquides, visqueux, ayant pour condiment le miel et pour véhicule le vinaigre chargé ou non de principes médicamenteux.

Les différences des Sirops, Mellites et Oximellites sont extrêmement tranchées :

Sirops.	*Mellites.*	*Oximellites.*
Médicaments liquides,	id.	id.
visqueux;	id.	id.
Ayant pour condiment	pour condiment le	id.
le sucre, et pour vé-	miel,	id.
hicule l'eau.	id.	le vinaigre.

Prép. Les Oximellites sont toujours des médicaments simples, que l'on prépare par *solution et filtration au bain-marie.*

Voyez les Sirops pour *les propriétés, doses, modes d'administration* et *conservation*.

Préparation des Oximellites.

Oximellite simple. { Vinaigre de vin blanc. 1 p. { Miel surfin. 4 p. et non 7, comme nous l'avons indiqué 1er vol., p. 487.

Dissolvez, et filtrez.

On prépare de la même manière les *Oximellites scillitique* et *colchique* en prenant les vinaigres scillitique et colchique. Ces derniers se donnent dans tisanes, potions ou juleps, etc., à la dose de ℥ß à ʒj. L'oximel simple s'emploie depuis ʒj jusqu'à ℥iiij dans les tisanes ou autres boissons.

12° Des Sucs exprimés.

DÉF. On appelle *Suc exprimé*, tout produit liquide ou solide retiré des végétaux entiers, ou de quelques-unes de leurs parties, à l'aide de l'*expression*.

Expression. L'expression, mode particulier d'extraction, est une opération par laquelle, à l'aide des mains ou de la presse, on extrait de certains corps les sucs qu'ils renferment.

La *Presse* est un instrument en bois ou en fer, mais ordinairement en bois, composé de deux plans horizontaux, dont l'un est fixe et l'autre mobile. Celui-ci est mis en mouvement à l'aide d'une vis qui tourne dans un écrou percé au milieu d'une partie de l'instrument unie solidement au premier plan par deux montants.

En raison de leurs propriétés physiques et chimiques, les sucs exprimés sont partagés en deux genres : les *Sucs aqueux* et les *Sucs huileux*. On les distingue encore, en raison de leur durée, en *officinaux* et en *magistraux* (*voyez* Sucs d'herbes).

A. Sucs aqueux officinaux.

Les Sucs aqueux sont subdivisés en *Sucs inodores* ou *aromatiques*, en *Sucs acides* et en *Sucs sucrés*. Les premiers, comme leur nom l'indique, sont inodores ou aromatiques, plus ou moins colorés, d'une saveur plus ou moins amère, sans action sur la teinture de tournesol, non susceptibles de fermenter, etc. Les seconds, plus ou moins odorants, ont une saveur acide plus ou moins prononcée; rougissent la teinture de tournesol, etc. Enfin les troisièmes, plus ou moins colorés, sapides ou odorants, sont susceptibles de passer à la fermentation alcoolique, etc.

Prép. L'expression à l'aide de laquelle on obtient les sucs exprimés, est ordinairement précédée de la contusion, du déchirement ou de la rasion des substances, et suivie de la *filtration*.

Filtration. La filtration est un mode particulier de clarification qui consiste à passer des liquides non transparents à travers des corps appelés *filtres*, pour en séparer les parties hétérogènes et qui se fait à l'air libre ou au bain-marie. On filtre à l'air libre tous les liquides très fluides, tels que les eaux, les vins, les teintures, etc.; au *bain-marie*, tous ceux que la concentration, la viscosité empêchent de passer à travers les interstices des filtres : tels sont les sirops, les mellites, les oximellites, les huiles, etc.

Les filtres sont de plusieurs sortes : les uns sont en laine, en toile, en papier; les autres en charbon, en grès, en pierre ou en verre.

Les premiers (*Étamines, Chausses, Blanchets*) servent aux sirops, aux mellites, aux oximellites, etc.; les seconds aux liqueurs alcalines qui détruiraient la laine et les transformeraient en une sorte de savon animal; les troisièmes sont journellement employés en pharmacie et dans l'économie domestique, pour les vins, les teintures, les liqueurs, etc. Enfin, on a recours aux filtres de charbon pour les eaux un peu corrompues, aux fontaines filtrantes pour l'eau des ménages, et au verre pour les acides et les alcalis concentrés.

Filtre en papier. On prend une feuille de papier non collé, entière et non trouée, plus ou moins grande, selon la capacité que le filtre doit avoir; on la coupe de manière à en faire un carré parfait, puis un triangle en la ployant diagonalement; enfin, à l'aide de plis très rapprochés les uns des autres et faits en sens opposé, on arrive à avoir une sorte d'éventail fermé ou un cône aplati et très alongé. On coupe la base de ce cône au niveau des plis les moins élevés; on ouvre le filtre, et on le place dans un entonnoir, dont il a tout-à-fait la forme.

Il y a quelques précautions à prendre dans l'usage des filtres de papier. 1° Il faut que la pointe du filtre soit bien formée et qu'elle pénètre un peu dans la douille de l'entonnoir, afin que, présentant peu de surface, elle puisse résister au poids du liquide ; 2° les filtres doivent être lavés à l'eau froide ou à l'eau chaude pour leur enlever l'odeur et la saveur désagréables, particulières au papier ; 3° enfin, les premières portions de liquide qui passent doivent être rejetées une ou deux fois sur le filtre.

Filtre en verre. On met dans un entonnoir de verre ou de porcelaine trois couches de verre pilé : la première couche, ou la plus inférieure, est formée des morceaux les plus volumineux ; la seconde, de morceaux plus menus, et la troisième, de fragments criblés et dépoudrés.

Les *Filtres en grès, en charbon,* se préparent de la même manière. Avant de s'en servir, on doit les laver d'abord avec de l'acide hydrochlorique étendu d'eau, pour enlever au premier les terres calcaires, alumineuses et ferrugineuses ; au second, les sulfures ; puis avec de l'eau pure pour entraîner l'acide hydro-chlorique.

RÈGL. *Voyez* chaque Suc officinal en particulier.

CONSERV. Les moyens de conservation des sucs exprimés officinaux bien filtrés, sont : l'huile, l'acide sulfureux et le procédé de M. Appert. Les premiers, peu employés, consistent à couvrir la surface des eaux avec de l'huile d'amandes douces, ou à muter les vases avec xij à xv gr. de sulfite de chaux par bouteilles. Le troisième, le plus suivi et le meilleur, celui de M. Appert, dont on se sert pour la conservation des fruits récents, consiste : 1° à renfermer dans des bouteilles de verre noir, et bien solide, le suc que l'on veut conserver : les bouteilles doivent être un peu moins remplies que de coutume ; 2° à boucher exactement ces dernières ; 3° à fixer les bouchons avec une ficelle posée en croix ; 4° à entourer les bouteilles d'une corde de foin, comme le font les emballeurs ; 5° à les placer debout dans une bassine à fond plat, avec s. q. d'eau que l'on fait bouillir pendant un quart d'heure ; 6° à retirer les bouteilles de l'eau, à les goudronner de suite avec le soluté suivant, et à les descendre à la cave après leur entier refroidissement.

Poix résine. 48 p.
Colophane. 36
Cire jaune. 8
Suif. 3 } Faites fondre, et ajoutez ocre rouge ou jaune pul-vérisé, 20 p.

Nota. Que se passe-t-il dans cette opération ? L'oxigène de la petite quantité d'air resté dans chaque bouteille serait-il absorbé par quelques principes du suc? Cette opinion est la plus généralement admise.

Propr. médic. Les sucs exprimés officinaux sont employés comme tempérants, purgatifs ou astringents.

Dos. et mod. d'adm. On les donne dans des potions, juleps ou mixtures, à la dose de ʒij à ʒiv; ℥j ou ℥ij, et plus, dans les tisanes, apozêmes, etc.

Préparation de quelques sucs exprimés officinaux.

Suc de Citrons.

On enlève le zeste et l'écorce blanche des Citrons ; on déchire ceux-ci avec les mains et on en sépare les semences, comme étant très amères et communiquant cette saveur au suc exprimé; on met la partie charnue dans un linge, et par couches, avec de la paille de seigle préalablement lavée; on exprime et on passe le suc à travers une toile ; on abandonne celui-ci jusqu'à ce qu'il soit bien dépuré et qu'il ne fermente plus; on décante, on filtre, et on conserve.

Celui que l'on trouve dans le commerce, qui vient d'Italie et de Sicile, est souvent falsifié. On ne doit pas l'employer en médecine.

Le Suc de Citron entre dans la potion de Rivière ; on en prépare du sirop, etc.

Suc de Coings.

On prend des Coings non entièrement mûrs; on enlève le duvet cotonneux qui les recouvre en les essuyant fortement; on les réduit en pulpe à l'aide de la râpe, sans aller jusqu'aux semences; on soumet à la presse; on abandonne le liquide obtenu, et on le laisse fermenter jusqu'à ce qu'il soit éclairci; on filtre, et on conserve.

Les semences du *Cydonia vulgaris*, L., famille des *rosacées*, J., très mucilagineuses, servent quelquefois à faire des collyres émollients.

Suc de Groseilles.

On exprime entre les mains des Groseilles égrappées et placées sur un tamis; on soumet le marc à la presse; on abandonne le suc jusqu'à ce qu'il ait cessé de fermenter et qu'il soit partagé en deux parties, une supérieure gélatineuse (*acide pectique* de M. Braconnot, *grossuline* de M. Guibourt, principe qui donne à la gelée de Groseille sa consistance), une inférieure, très claire et très fluide; on jette alors le tout sur un blanchet, et l'on conserve.

Suc de Nerprun.

On écrase les baies de Nerprun entre les mains, au dessus d'un vase suffisamment grand; on abandonne le tout à lui-même pendant 24 heures, afin d'opérer la dissolution de la matière colorante de la pellicule des baies; on exprime; on renferme le suc dans des bouteilles, et on ne le filtre que deux jours après.

Nota. Comme les baies de Nerprun sont souvent mêlées avec celles de sureau, d'ièble et de prunelles sauvages, il est bon de se rappeler que les baies de Nerprun renferment quatre petites noix, celles de sureau et d'ièble trois, et la prunelle une seule.

B. *Sucs huileux.*

Déf. On appelle *Suc Huileux, Huile*, tout produit liquide ou solide ayant la propriété de faire tache avec le papier et de le rendre transparent. Les huiles sont *fixes* ou *volatiles.*

Huiles fixes ou *grasses.*	*Huiles volatiles* ou *essentielles.*
Corps liquide ou solide, ordinairement liquide, onctueux, d'une saveur généralement douce, fade, d'une odeur peu prononcée, souvent nulle, d'une couleur jaune, verdâtre ou blanchâtre; plus léger que l'eau; insoluble dans l'eau ainsi que dans l'alcool, pour la plupart; susceptible de se combiner avec les alcalis et de former des savons, avec les oxides métalliques pour former des emplâtres, etc.	Plus fluides que les huiles fixes; D'une saveur chaude, âcre, brûlante, d'une odeur forte et prononcée; D'une couleur très variable; Les unes plus légères, les autres plus pesantes que l'eau; très peu solubles dans l'eau, solubles dans l'alcool; Ne pouvant se combiner ni avec les alcalis, ni avec les oxides métalliques, etc.
Les huiles fixes ou grasses, ainsi nommées de ce qu'elles ne se volatilisent pas à l'air libre, qu'elles for-	Les huiles volatiles sont ainsi nommées à cause de la facilité avec laquelle elles se répandent dans l'air, et à

ment sur les tissus et le papier des taches permanentes ; enfin , à cause de leur toucher onctueux , sont encore distinguées en *siccatives*, c'est-à-dire ; qui absorbent l'oxigène de l'air, à la longue , et se solidifient, celles de lin , de noix, de chenevis, etc. ; et en *non siccatives*, celles d'olives, d'amandes douces, etc.

cause de la non permanence des taches qu'elles forment. En effet, si on chauffe à la chaleur de la flamme d'une bougie une tache faite avec une huile volatile pure , la tache disparaît ; cela n'a pas lieu avec les huiles fixes.

État naturel.

Les huiles fixes se trouvent principalement dans les semences des végétaux ; il faut excepter de cette règle générale , l'huile d'olive que l'on extrait du péricarpe du fruit de l'olivier.

Les huiles volatiles se trouvent dans toutes les parties des végétaux, excepté la semence. On en trouve dans les racines, le bois, les écorces , les feuilles , les fleurs, etc.

Composition.

Les huiles fixes sont composées d'*oléine* et de *stéarine*.

Les huiles volatiles de carbone, d'hydrogène, d'azote et d'oxygène.

Préparation.

On les prépare par expression (de là leur classification parmi les sucs exprimés), précédée de la *mouture* et suivie de la *dépuration*.

On en prépare quelques-unes par expression (de là aussi leur classification parmi les sucs exprimés), mais les plus pures sont préparées par distillation.

Dépuration. La dépuration est un mode particulier de clarification , qui consiste à abandonner les liquides à eux-mêmes jusqu'à ce que les corps hétérogènes qui s'y trouvent suspendus se soient précipités.

Les conditions, pour que la clarification par dépuration ait lieu, sont 1° que les corps hétérogènes soient plus pesants que les liquides qui les renferment ; 2° que ces derniers puissent rester au moins 24 heures sans s'altérer.

La dépuration comprend deux temps , le *repos* et la *décantation*. Le repos n'est autre que l'abandon plus ou moins long du liquide à lui-même ; la décantation , l'action de séparer un liquide surnageant un dépôt. Cette opération se fait , ou en inclinant doucement et progressivement les vases dépuratoires, ou à l'aide de syphons de verre ou de métal , dont on se sert dans les arts pour soutirer les liquides.

Règl. Les règles à observer dans la préparation des huiles fixes et des huiles volatiles seront indiquées à l'obtention de chacune d'elles en particulier.

Propriétés médicinales.

En général, les huiles fixes jouissent de propriétés émollientes et laxatives. | Les huiles volatiles sont des stimulants généraux ou des anti-spasmodiques très prononcés.

Conserv. Les Huiles se conservent à la cave dans des flacons de verre parfaitement bouchés, inodores, toujours remplis et placés à l'abri de la lumière. Les Huiles fixes demandent à être souvent renouvelées. Les Huiles volatiles absorbent souvent l'oxigène de l'air, se colorent, s'épaississent, déposent un acide liquide, et donnent pour résidu, quand on les distille, une matière résineuse. A part leurs couleurs, on les ramène à peu près à leur premier état, en les rectifiant avec de l'eau qui s'empare de l'acide et de la résine. C'est ainsi que l'on purifie toutes les huiles volatiles anciennes ou falsifiées.

On conserve, pendant plusieurs années, les Huiles fixes solides, telles que celles de Cacao, de Muscade, de Laurier, en les coulant, comme le fait M. Henry, dans des fioles ou flacons que l'on bouche exactement et que l'on place à la cave après les avoir goudronnés. Quand on en a besoin, on les liquéfie au Bain-Marie, et on les coule dans un pot.

Dos. et mod. d'adm. Les Huiles volatiles s'emploient à la dose de j à v ou x gouttes, selon leurs propriétés plus ou moins actives, dans des potions, juleps ou mixtures ; on les tient en suspension à l'aide d'un peu de sucre. (*Voyez* Potions, etc.) On en préparait autrefois des boissons, en les agitant avec de l'eau, qui sont inusitées aujourd'hui.

Les Huiles fixes s'administrent depuis ʒij jusqu'à ʒjß dans des potions, juleps ou mixtures, dans lesquels on les tient en suspension à l'aide d'un mucilage de gomme arabique ou de gomme adragante. En lavement, on les donne à la dose de ʒj à ʒij.

Préparation de quelques Huiles fixes.

Huiles d'Amandes douces.

On prend des amandes bien sèches, de l'année, cassantes, blanches et opaques à l'intérieur ; on les crible; on les agite fortement les unes contre les autres, dans un sac de coutil ; on les vanne pour séparer le corps pulvérulent jaunâtre qui les recouvre, et on les porte au moulin. On exprime ensuite fortement la poudre, portions par portions, dans des toiles de coutil, préalablement lessivées, afin d'enlever la matière grasse dont on a imprégné le fil pour faciliter le tissage (cette précaution doit toujours être observée.) Les gâteaux ou marcs peuvent être pulvérisés et exprimés une seconde fois. Après cette seconde expression on les pulvérise de nouveau, et on les vend dans le commerce sous le nom de *Pâte d'amandes bise*. Les parfumeurs en préparent une qui est très blanche, très aromatique, avec un mélange d'amandes douces et d'amandes amères, séparées de leur pellicule, en les plongeant dans l'eau bouillante. *Voyez* Émulsions.

L'Huile ainsi obtenue est troublée par un peu de mucilage ; on la clarifie en la laissant dépurer par un repos de cinq à six jours, et on la filtre.

L'Huile d'Amandes douces, parfaitement pure et nouvellement préparée, est très fluide, transparente, inodore; d'une saveur douce, agréable ; d'une couleur ambrée (due à la matière jaune de l'épisperme) ; ne se congèle qu'à 10°—0, etc. Elle ne peut se conserver plus de deux à trois mois sans s'altérer et se rancir.

En pharmacie, elle sert à la préparation du cérat de Galien, appelé pour cela *Cérat Amygdalin*, des liniments, etc. Elle entre dans les potions, loochs, juleps huileux, etc.

Nota. En agissant sans eau, on peut obtenir des amandes amères une huile à peine différente de celle que nous venons d'étudier.

Huile de Pavot, Huile blanche ou d'Œillet.,

On pile les semences de Pavot noir dans un mortier de marbre, ou dans un moulin; une fois réduites en pâte, on les enferme dans un sac de coutil et on les soumet à la presse; après quelque temps de repos on filtre.

On prépare de la même manière les *Huiles de Chènevis*, de *Lin*, de *Faîne* (fruit des hêtres des forêts), etc.

L'*Huile blanche*, que l'on obtient à froid ou à chaud, sert de condiment dans le nord de l'Europe. Dans le commerce on la mêle souvent à l'Huile d'olive (*Voyez* Huile d'olive pour les caractères différentiels), qu'elle peut remplacer dans quelques préparations pharmaceutiques; elle est encore usitée en peinture, après l'avoir rendue plus siccative en la faisant cuire sur le feu avec une certaine quantité de litharge porphyrisée et renfermée dans un nouet de linge.

L'*Huile de Lin* est liquide, transparente, d'une couleur jaune brunâtre plus ou moins foncée selon son ancienneté, non congelable, répandant une fumée très épaisse en brûlant, se rancissant très facilement, et très siccative; d'une odeur désagréable; d'une saveur très âcre (celle du commerce), due à l'espèce de torréfaction que l'on a fait subir à la graine pour en détruire le mucilage; presque sans odeur et sans saveur (celle des pharmacies, que l'on prépare toujours à froid.)

L'Huile de Lin des pharmacies est laxative et émolliente; celle du commerce fait la base des vernis gras et de l'encre d'imprimerie; elle sert de véhicule aux matières colorantes qui constituent la grosse peinture, etc.

L'*Huile de Chènevis*, tirée du *Canabis sativa*, L, famille des *Urticées*, J, est liquide, verdâtre, siccative, d'un goût et d'une odeur plus ou moins forte, plus ou moins désagréable, selon qu'elle a été préparée à froid ou à chaud. Celle du commerce n'est employée qu'à l'éclairage. On la brûle dans les lampes, etc.

6.

Huile de Ricin, de Palma christi.

On brise la lorique des semences de Ricin bien sèches, en les faisant passer entre deux cylindres cannelés; on les vanne ou on les monde à la main; on les réduit en pâte dans un mortier de marbre; on enferme la pâte dans des sacs de coutil et on exprime fortement. On prépare de la même manière les *Huiles de Laurier et de Muscades.*

Deux autres procédés pour l'obtention de cette huile, l'ébullition de la pâte délayée dans de l'eau et l'intermède de l'alcool, sont abandonnés ou très peu employés.

L'Huile de Ricin, purifiée par le repos et la décantation ou la filtration au B.-M., est très épaisse, très peu colorée, transparente, inodore, d'une saveur douce et entièrement soluble dans l'alcool, ce qui sert à s'assurer de sa pureté. On doit la renouveler aussitôt qu'elle devient un peu âcre et très épaisse.

Celle que l'on trouve dans le commerce doit être rejetée; elle est souvent drastique et corrosive à cause des semences de tilly ou de pignons d'Inde qui se trouvent quelquefois mêlées à celles de Ricin et que l'on ne se donne pas la peine de séparer.

L'Huile de Ricin est un des laxatifs les plus usités. On peut même l'employer dans les phlegmasies intestinales, les hernies étranglées, etc.; mais il ne faut pas qu'elle soit rance, car elle agit comme drastique. Elle jouit encore de propriétés anthelmintiques très prononcées.

On la donne, suspendue dans ℨiij à ℨiv de véhicule acide, à l'aide d'un jaune d'œuf, à la dose ℨß à ℨj, quelquefois ℨij, le matin à jeun.

Huile ou Beurre de Cacao.

On prend une quantité voulue de Cacao des îles, on le monde exactement; on le torréfie (1) légèrement dans le *brûloir*; on brise les aman-

---

(1) *Torréfaction.* La torréfaction, mode particulier d'extraction, est une opération qui, à l'aide de la chaleur, modifie les propriétés de certains corps, développe leur saveur et leur odeur, ou bien encore

des, on les vanne, ou on les sépare à la main de leurs enveloppes et des germes. Ainsi préparé, on réduit le cacao en pâte très ténue et très homogène, en le pilant d'abord dans un mortier de fonte préalablement chauffé avec des charbons ardents, et en le broyant ensuite sur la pierre à chocolat; on l'étend dans une certaine quantité d'eau, et on le fait bouillir pendant un quart d'heure. On laisse refroidir le tout; le beurre vient occuper la surface du liquide, on l'enlève et on le purifie en le filtrant au B.-M. ou à la vapeur de l'eau bouillante.

L'Huile de cacao, à froid, est solide et cassante comme la cire, d'une cassure homogène; elle a une belle couleur jaune pâle, d'une odeur et d'une saveur agréables, dues à une petite quantité d'huile volatile qu'elle contient; elle est entièrement soluble dans l'éther quand elle est pure; elle rancit facilement, surtout si elle n'est pas conservée dans des flacons bouchés à l'émeri.

Bien que le Beurre de cacao soit doué de propriétés émollientes très prononcées, on l'emploie peu en médecine aujourd'hui. La chirurgie s'en sert quelquefois sous forme de *suppositoires*, fragments coniques, plus ou moins gros, que l'on introduit dans l'extrémité inférieure du rectum, en cas de fissures à l'anus, et qui ne sont autre que du beurre de cacao taillé à l'aide du couteau.

L'Huile concrète de cacao est souvent falsifiée dans le commerce, avec du suif, avec la moëlle des os ou avec de la cire Dans les deux premiers cas, son soluté éthéré est trouble, son odeur est désagréable, sa consistance moins dure et sa cassure n'est pas homogène; si elle contient de la cire, sa solution à froid dans l'éther est incomplète.

---

facilite l'obtention de certains autres. C'est par la torréfaction que la rhubarbe devient astringente, que le café et le cacao acquièrent l'odeur et la saveur qui nous plaisent tant; enfin c'est cette opération que l'on pratique dans des cylindres en tôle appelés *brûloirs*, qui tournent sur leur axe au-dessus d'un feu de bois clair, que l'on détruit le mucilage des semences oléagineuses et qu'on en obtient plus facilement l'huile qu'elles renferment.

Huile d'Olive.

On trouve dans le commerce quatre qualités distinctes d'Huile d'olive : ces qualités sont dues aux modes différents d'extraction. La première, dite *Huile vierge*, de couleur verdâtre, d'une saveur d'olive très prononcée et très recherchée par quelques personnes, résulte de la pression des olives récemment cueillies ; la seconde, celle que l'on mange le plus habituellement et que l'on emploie en pharmacie, est obtenue de l'expression des olives qui ont subi une légère fermentation ; elle a une belle couleur jaune, une saveur douce qui rappelle peu celle des olives ; la troisième, produit d'une seconde expression des olives fermentées, sert à la fabrication des savons ; enfin la quatrième s'obtient en exposant les tourteaux d'olives à l'action du feu et en les soumettant à la presse.

L'Huile d'olive est jaune, pâle ou verdâtre selon la qualité, très congelable en une matière grenue, très épaisse, transparente, presque inodore, d'une saveur d'olive plus ou moins prononcée ; très saponifiable, non siccative ; formant avec les oxides métalliques des emplâtres solides ; ne se laissant pas pénétrer par l'air et ne faisant pas *chapelet* quand on l'agite dans une petite bouteille ; absorbant l'oxigène de l'air et rancissant ; se solidifiant entièrement par son mélange avec le nitrate acide de mercure (1 p. de sel sur 12 p. d'huile). (1)

L'Huile blanche est plus pâle, non verdâtre ; moins congelable ;

plus fluide ;

inodore ; d'une saveur douce ;

moins saponifiable ;

très siccative ; formant des emplâtres mous ; se laissant pénétrer facilement par l'air et faisant *chapelet ;*

id.

ne se solidifiant pas par le nitrate de mercure.

D'après M. Rousseau, l'Huile d'olive agit 675 fois moins sur l'aiguille aimantée que toutes les autres.

(1) M. Pontet, pharmacien à Marseille, à qui nous devons ce procédé chimique, pour connaître la pureté de l'Huile d'olive, prépare le nitrate acide de mercure avec 7 p. et demi d'acide nitrique à 38°, et 6 p. de mercure.

L'usage de l'Huile d'olive, comme aliment, est connu de tout le monde; la religion catholique s'en sert pour sacrer les rois et oindre les sens des mourants. En médecine on l'a vantée et employée dans une foule de maladies; elle jouit de propriétés émollientes, purgatives et anthelmintiques. M. Delpech l'a employée avec succès, en friction contre la gale, à la dose de ʒij chaque fois. Le succès est rendu encore plus certain quand on fait précéder les frictions d'une lotion savonneuse, dont l'avantage est de déchirer la pustule psorique et de permettre à l'huile de pénétrer dans l'intérieur. On s'en sert en pharmacie pour préparer des cérats, des liniments, des emplâtres, etc.

L'Huile d'olive se trouve renfermée en grande quantité dans le sarcocarpe du fruit de l'*Olea Europœa*, L., de la famille des *Jasminées* de Jussieu, arbre qui habite les côtes de la mer Méditerranée et que l'on cultive dans le Midi de l'Europe, et sur-tout en Provence.

L'olivier a une hauteur moyenne, un bois dur et veiné, des racines agréablement marbrées, des rameaux lisses et grisâtres; des feuilles opposées, dures, persistantes, simples, ovales ou lancéolées, vertes et lisses en dessus, blanchâtres en dessous: on les a vantées comme succédanées du quinquina; des fleurs blanches, petites, le plus souvent disposées en petites grappes axillaires; le fruit est un drupe ovale, revêtu d'une pulpe verdâtre, charnue, très huileuse, inodore, d'une saveur acerbe, que l'on modifie par la saumure, et qui est très recherchée par quelques personnes; renfermant un noyau très dur, ovale et rugueux.

Préparation des Huiles volatiles.
Huile de Menthe poivrée.

On met dans la cucurbite d'un alambic une quantité donnée de feuilles et de sommités fleuries de *Mentha piperita*, avec s. q. d'eau; on monte l'appareil, on lutte toutes les jointures et on chauffe promptement, avec

la précaution de modérer la chaleur au moment de l'é_
bullition, que l'on reconnaît au frémissement que
l'on entend dans la cucurbite. Quand on a ainsi modéré
l'ébullition, contribué à la solidification progressive
de l'albumine de la plante, on augmente le feu et on
retire par la distillation, en eau très chargée d'huile
essentielle et qui s'en sépare à l'aide du *récipient florentin*, les trois quarts du poids de la menthe ; on remplace le récipient par un autre ; on continue l'opération,
tant que le produit est aromatique. Ce produit sert à bai-
gner une nouvelle quantité de substances quand on
veut procéder à une seconde distillation. Enfin on sépare l'huile surnageante à l'aide d'une pipette, et on
l'enferme dans des flacons bien bouchés.

On prépare de la même manière les huiles volatiles de toutes les
labiées, celle des fruits des aurantiacées, des fleurs d'oranger, de
racine de valériane, de rue, de sabine, et généralement toutes celles
qui sont fluides et plus légères que l'eau. On opère encore de même
pour les huiles volatiles facilement congelables et plus légères que l'eau,
avec l'attention de ne pas tenir le bain du serpentin totalement froid ;
telles sont celles d'anis, de fenouil, de roses pâles, etc.

Quant aux Huiles essentielles plus denses et moins
volatiles que l'eau, telles que celles de gérofle, de cannelle, de sassafras, etc., voici comment on doit les obtenir.

On concasse ou on râpe la substance selon sa nature ; on la met dans
la cucurbite d'un alambic ; on la laisse macérer pendant deux ou trois
jours pour que l'eau la pénètre le plus possible, et on procède à la distillation après avoir ajouté à l'eau 1/10e de son poids de sel marin.
On cohobe plusieurs fois ; on abandonne le récipient à lui-même ;
l'huile se dépose ; on décante et on sépare le reste de l'eau à l'aide d'un
entonnoir. L'addition du sel a pour but de rendre l'eau plus dense, de
retarder son ébullition, et d'accumuler dans son intérieur une plus
grande quantité de calorique.

Les Huiles volatiles de *citron*, de *bergamote*, d'o-
range, etc., que l'on prépare par expression, en râpant

le zeste jaune de ces fruits, et soumettant la pulpe à l'action de la presse dans un sac de crin, ont une odeur plus suave, plus naturelle que celles que l'on prépare par distillation, mais ne se conservent pas long-temps sans s'altérer, en raison d'une matière mucilagineuse qu'elles contiennent en grande quantité dès le moment de l'eur extraction, et dont elles ne se sont pas totalement débarrassées par la dépuration.

Nota. Les Huiles volatiles étant assez ordinairement achetées dans le commerce, il est bon de connaître les falsifications que ces produits peuvent y subir :

Mélangées avec les Huiles, on les reconnaît en ce qu'elles ne sont pas totalement solubles dans l'alcool, à moins qu'on ne se soit servi d'Huile de ricin; ou bien parce que quelques gouttes versées sur un morceau de papier non collé ne se dissipent pas à une douce chaleur sans laisser une tache permanente due à l'huile fixe.

Mélangées avec l'alcool, elles diminuent de volume quand, introduites dans un tube gradué avec une certaine quantité d'eau, on les agite fortement; si elles sont pures, les deux liquides occupent la même place et la même hauteur. M. Beral, pharmacien à Paris, a proposé le potassium comme moyen d'essai. Si l'huile contient de l'alcool, le potassium prend tout de suite une forme sphérique, devient brillant et éclatant comme un globule de mercure, s'oxide et disparaît en une ou deux minutes. Ce moyen ne peut être mis en usage pour toutes les Huiles volatiles; celle de térébenthine, quoique pure, fait exception. Enfin l'aspect laiteux que prend une Huile essentielle, agitée avec de l'eau, ne se manifeste qu'autant que la proportion d'alcool est considérable.

Les Huiles volatiles qui se solidifient facilement, comme celle de rose, d'anis, etc., sont quelquefois sophistiquées avec de la cétine dissoute dans une huile fixe. Ces Huiles sont alors en partie saponifiables.

13° *Des Extraits.*

Déf. On donne le nom d'*Extrait*, à tout produit résultant de l'évaporation d'un soluté, macératé, digesté, infusé, ou suc exprimé quelconque. Les Extraits ont ordinairement une consistance molle, une couleur noire en masse, brune rougeâtre en petite quantité; un aspect lisse et poli; une odeur à peu près semblable et rappelant un peu celle du caramel; ils sont solubles dans l'eau, etc.

Div. Sous le rapport de leur origine, ou des substances avec lesquelles on les prépare, les extraits sont divisés en *Extraits végétaux* (les végétaux peuvent être desséchés ou non desséchés) et en *Extraits animaux*. Sous le rapport du véhicule employé, nous avons des *Extraits aqueux* et des *Extraits alcooliques* ou *résineux*, qu'il ne faut pas confondre avec les *résines*, comme nous le verrons plus bas; sous le rapport de leur consistance, ils sont *mous* ou *solides*. Ces derniers étaient autrefois très improprement appelés *sels essentiels :* celui de quinquina était désigné sous le nom de *sel essentiel* du comte de la Garais qui, le premier, l'avait préparé.

Prép. Comme leur nom l'indique, les Extraits se préparent par *extraction* et par *évaporation*.

Évaporation. L'évaporation, mode particulier d'extraction, est une opération par laquelle, à l'aide de la chaleur ou d'autres procédés convenables, on rend plus dense un corps quelconque en réduisant en vapeurs l'humidité surabondante à sa nature ou à ses propriétés. C'est ainsi que l'on cuit les sirops, que l'on concentre les acides, etc.

L'évaporation se fait de plusieurs manières : on évapore à *l'étuve*, au *bain-marie*, au *bain de vapeurs*, au *bain sec*, ou *à la machine pneumatique* et à *l'air libre*. Les premiers procédés sont les plus employés. Ils consistent à déposer les substances dans des vases larges et peu profonds placés dans une étuve, au-dessus de la vapeur de l'eau (bain vaporeux), ou dans l'eau chaude elle-même (bain-marie), ou sur le sable échauffé peu à peu (bain sec). L'évaporation dans le vide, quoique très avantageuse, est plus lente et moins usitée que les précédentes : on place sous la machine et à côté, des substances très avides d'humidité (la chaux vive, la muriate de chaux, etc.), une capsule large et plate contenant le corps à évaporer; on fait le vide; les vapeurs sont absorbées à mesure qu'elles se forment; et on renouvelle l'opération autant de fois qu'elle est nécessaire.

L'évaporation à l'air libre, usitée dans les marais salins, consiste à projeter d'une certaine hauteur les liquides que l'on veut concentrer, et à les recevoir sur des corps, tels que des fagots, des bourrées, capables de les diviser à l'infini.

Vaporisation. Il y a cette différence entre l'*évaporation* et la *vaporisation*, que dans la première opération on ne veut obtenir que ce qui reste dans le vase dans lequel on opère ; dans la seconde, au contraire, on veut pour produit ce qui se dégage du vase opératoire. Ainsi, dans l'évaporation se trouve comprise la concentration des sirops, des mellites, des acides, etc., et dans la vaporisation sont rangées la *distillation* et la *sublimation*.

RÈGL. Les règles à observer dans la préparation des Extraits sont les suivantes :

1° Quand on a affaire à des substances fraîches, il faut les monder, les piler et les exprimer ; en clarifier le suc par coagulation et filtration, et l'évaporer promptement à l'aide d'une agitation continuelle. Storck, médecin de Vienne en Autriche, conseillait, pour la préparation des Extraits des plantes vireuses, de ne point dépurer le suc par la chaleur, de le passer seulement à travers un blanchet, et de l'évaporer à une chaleur modérée en l'agitant continuellement. Mais ce procédé, proposé pour conserver la matière verte et l'albumine des plantes, ne vaut pas mieux que celui que l'on suit aujourd'hui et que nous venons d'indiquer ;

2° Les substances sont-elles sèches ? On les épuise par des véhicules convenables (l'eau pour les *Extraits aqueux*, l'alcool pour les *résineux*), c'est-à-dire qu'on les traite par autant de véhicule qu'il en faut pour en extraire toutes les parties solubles et actives ;

3° Il faut aider l'action dissolvante des véhicules par la *macération*, la *digestion* ou l'*infusion*. La décoction ne doit pas être employée ; elle donne des extraits impurs, contenant une matière astringente et amylacée, insoluble dans les potions, juleps, mixtures, etc., dans

lesquels on fait quelquefois entrer ces préparations.
Cependant l'Extrait de gayac se prépare par décoction ;

4° L'eau ordinaire contenant toujours des corps étrangers, qui se trouveraient mélangés aux Extraits, on ne doit prendre que de l'eau distillée pour épuiser les substances ;

5° Avant de procéder à l'évaporation, tous les véhicules doivent avoir été parfaitement clarifiés ;

6° Tous les Extraits doivent être cuits en consistance pilulaire ; c'est-à-dire que, refroidis, on peut en rouler une petite quantité entre les doigts, sans qu'elle y adhère beaucoup.

CONSERV. Tous les Extraits doivent être renfermés dans des flacons à large ouverture et bouchés en liége. Ceux qui, très riches en sels déliquescents, attirent l'humidité, doivent être mis sur le feu de temps en temps ; les autres, résineux ou gommeux, qui se durcissent plus ou moins complétement, sont ramollis avec un peu d'eau distillée et remis également à une nouvelle coction.

PROPR. MÉDIC. Les Extraits sont donnés dans les mêmes cas que les substances avec lesquelles on les a préparés.

DOS. et MOD. D'ADM. Les Extraits aqueux peu actifs se donnent depuis ℈j, ℥ß jusqu'à ℨij et ℨiv ; ceux qui proviennent de plantes narcotiques, ne s'administrent, pour commencer, qu'à la dose de $\frac{1}{4}$, $\frac{1}{2}$, 1 gr. et beaucoup plus progressivement. Il en est de même des extraits résineux et des résines proprement dites. On les donne dans des potions, juleps ou mixtures, ou mieux en bols ou pilules.

Préparation de quelques Extraits aqueux.
Extrait de Chicorée.

On prend une quantité donnée de feuilles de Chicorée

fraîche et mondée; on les pile dans un mortier de marbre; on passe le suc à travers un blanchet; on l'introduit dans un matras et on en opère la coagulation au bain-marie; on sépare l'albumine et la matière verte ou *chlorophyle* à l'aide du filtre de papier ou de la chausse, et on soumet à l'évaporation en agitant continuellement.

On prépare de la même manière tous les Extraits de sucs de plantes et de sucs de fruits. Ces derniers sont appelés *Robs*, nom sous lequel on désignait autrefois le suc d'un fruit dépuré et non fermenté, épaissi en consistance de miel, et souvent mêlé à du sucre ou à du miel.

Tridace ou *Extrait de tiges de Laitue.*

Faites macérer pendant six heures, dans environ douze livres d'eau, trente livres de laitue en floraison, débarrassée des feuilles et des sommités, et contuses; passez avec expression; clarifiez le macéralé par coagulation et filtration, et évaporez.

Ce procédé, dû à M. Roman, vaut beaucoup mieux et est généralement préféré à celui de M. François, qui consiste à faire des incisions sur les tiges de la laitue en fleurs, et qui ne donne qu'un produit rare et très cher.

La Tridace, d'une couleur brune rougeâtre, d'un aspect résineux, très déliquescente, d'une odeur et d'une saveur vireuses, ne contient ni morphine, ni narcotique, mais beaucoup de nitrate de potasse, d'autres sels à bases de potasse et de chaux, de l'acide malique, etc. Le docteur Cox, de Philadelphie, est le premier qui l'ait proposée comme succédané de l'opium, dont elle jouit des propriétés hypnotiques, sans en avoir les inconvénients. Unie à la digitale, M. Brozius, de Steinfurt, l'a administrée avec succès contre les hydropisies.

On donne cet Extrait, appelé *Lacturarium* par le docteur Duncan, qui l'a également employé, ainsi que M. François, à la dose de ij à vj grains et beaucoup plus, progressivement, en bols ou pilules, ou dans des potions ou juleps.

Extrait de Gentiane.

Épuisez par des digestions successives dans de l'eau à 15 ou 20° centigrades, une quantité donnée de racine de gentiane séchée et grossièrement pulvérisée ; réunissez les liqueurs ; filtrez, évaporez jusqu'à moitié, retirez le vase du feu ; décantez et achevez l'évaporation.

On prépare de la même manière les Extraits de Patience, Rhubarbe, Valériane, Réglisse, etc.

Extrait de Quinquina.

Épuisez par des infusions successives une quantité voulue de Quinquina grossièrement pulvérisé ; réunissez et filtrez les liqueurs, évaporez jusqu'à moitié, laissez déposer, passez à la chausse et achevez l'opération.

On prépare de la même manière les Extraits de *Salsepareille, Douce-Amère, Cascarille, Séné*, etc.

Nota. Quand on veut préparer l'Extrait sec de Quinquina, on évapore l'infusé jusqu'à consistance de miel épais, on l'étend sur des assiettes à l'aide d'un pinceau, et on le porte à l'étuve. La dessiccation terminée, on détache la masse sous forme d'écailles que l'on enferme dans des flacons hermétiquement bouchés.

Tous les Extraits secs peuvent être préparés de la même manière ou desséchés dans des capsules au bain-marie.

Extrait de Gayac.

Épuisez par décoction quantité voulue de Gayac râpé ; réunissez les décoctés ; filtrez et évaporez en deux ou trois fois afin de séparer la matière résineuse.

Nota. Les Extraits d'Aloès, de Cachou, de Réglisse, que l'on trouve dans le commerce, se purifient par macération, filtration et évaporation.

Extrait d'Opium.

On épuise l'Opium du commerce bien choisi, par des macérations successives; on réunit les liqueurs, on les filtre et on les fait évaporer en trois ou quatre reprises différentes, afin d'en séparer toute la matière résineuse et en détruire l'odeur vireuse.

Nota. Les épithètes *gommeux*, *muqueux*, *aqueux*, ajoutées dans le langage médical à l'Extrait d'Opium, indiquent que cet extrait doit être entièrement privé de matière résineuse et huileuse (c'est à cette dernière que celui du commerce doit son odeur forte et vireuse), et qu'il doit avoir été préparé avec l'eau.

Extrait d'Asperges.

M. Vaudin, de Laon, prépare cet extrait de la manière suivante : il épuise des racines d'Asperges de deux à trois ans, bien sèches et bien mondées, par des macérations successives; il réunit les liqueurs, les filtre et les évapore en consistance pilulaire.

Cet Extrait s'emploie à la dose de ℈ß, ℈j, et même ℈iij, en bols ou pilules, dans les maladies du cœur. S'il était trop mou, on lui donnerait la consistance pilulaire avec s. q. de poudre de racine d'Asperge.

Préparation de quelques Extraits résineux.

Extrait résineux d'Ipécacuanha.

On épuise de l'Ipécacuanha gris concassé par de l'alcool à 22°; on réunit tous les digestés (car on agit au bain-marie); on les filtre; on en retire par la distillation toute la partie alcoolique; on place le reste dans une capsule de porcelaine, et on l'évapore au bain-marie jusqu'à siccité.

On prépare de la même manière les Extraits résineux de :

Rhubarbe.	Aconit.	Jusquiame.
Valériane.	Belladone.	Safran.
Scille.	Ciguë.	Capsules de Pavot, etc.

On prépare encore de même, mais avec de l'alcool à 35°, les Extraits résineux de :

Jalap. | Noix vomique. | Cônes de houblon, etc.

Enfin, c'est encore ainsi que l'on purifie les gommes-résines du commerce.

Émétine brute ou *Extrait alcoolique d'Ipécacuanha.*

L'Émétine brute, colorée ou médicinale, est sous forme d'écailles transparentes, de couleur brune ou rougeâtre, très déliquescente, soluble dans l'eau, légèrement odorante et d'une saveur amère.

L'Émétine pure est blanche, pulvérulente, inaltérable à l'air, peu soluble dans l'eau froide, inodore et d'une saveur amère, désagréable, etc. *Voyez* 1er vol., p. 396.

On l'obtient en traitant la poudre d'Ipécacuanha, d'abord par de l'éther, pour enlever la matière grasse, puis par de l'alcool, pour en retirer un Extrait que l'on dissout dans l'eau. Dans ce soluté, débarrassé de la cire et de la matière grasse contenues à l'aide du repos, on ajoute du sous-carbonate de magnésie (quand on veut de l'émétine brute), de la magnésie calcinée (pour l'émétine pure) pour saturer l'acide gallique. Il se forme un précipité de gallate de magnésie et d'émétine. On lave le précipité à l'eau froide, pour enlever la matière colorante (émétine pure) ou bien on le traite de suite par de l'alcool qui s'empare de l'émétine et de la matière colorante, et on évapore jusqu'à siccité. On redissout le résidu dans un acide étendu, et puis on précipite par une base salifiable.

Le prix très élevé de l'Émétine, partie active de l'Ipécacuanha, fait que cette substance est peu employée. L'action de l'Émétine pure est à celle de l'Émétine brute comme 1 est à 3, et 1 grain de la première = gr. xvij gr. d'Ipécacuanha gris en poudre.

L'Émétine pure se donne de gr. ß à ij dans potions, juleps ou mixtures.

Le sirop d'Émétine contient $^1/_4$ de grain d'Émétine pure par once; les tablettes en renferment $^1/_3$.

Préparation de quelques résines.

Résine de Jalap.

Épuisez du Jalap pulvérisé par de l'alcool à 36° et chaud ; réunissez les liqueurs ; filtrez ; distillez ; étendez le résidu dans de l'eau ; laissez refroidir et exposez à l'étuve la résine molle et coulante qui s'est précipitée.

L'eau a enlevé au résidu de la distillation les sels déliquescents contenus, ainsi que les matières colorantes, etc.

On prépare de la même manière la *Résine de scammonée* et quelques autres.

La résine de Jalap du commerce se présente sous forme de cylindres plus ou moins longs, plus ou moins gros et roulés en spirale ; d'une couleur noirâtre ; d'une cassure brillante ; entièrement soluble dans l'alcool quand elle est pure ; insoluble dans l'éther ; inodore à moins qu'on ne la brûle ou qu'on ne la frotte avec une étoffe de laine, alors elle exhale une odeur de jalap assez prononcée ; sa saveur est âcre et nauséeuse.

On s'assure que cette résine ne contient pas de gayacine, avec laquelle on la mélange quelquefois, en la traitant par l'éther qui ne dissout que la résine de gayac.

Nota. Nous signalons ici l'existence d'une nouvelle sorte de Jalap annoncée par M. Ledanois, pharmacien français, voyageant au Mexique. Ce Jalap, que nous avons oublié de noter dans notre premier volume, est fourni par une plante dont les tiges sont velues, les feuilles pâles, les racines fibreuses, fusiformes, longues de quinze à vingt pouces, etc.

Résine de Térébenthine ou Térébenthine cuite.

Faites bouillir dans une bassine étamée q. v. de belle Térébenthine et d'eau, jusqu'à ce que cette dernière, en se vaporisant, ait entraîné toute l'huile volatile de la Térébenthine, ce que l'on reconnaît à la consistance sèche

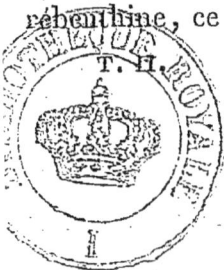

et cassante que prend le mélange lorsqu'on le projette
dans l'eau froide.

Nota. Il est important d'opérer dans un vase étamé, car l'eau étant
devenue acide, réagit sur le cuivre qui colore la Térébenthine.

La Térébenthine cuite se conserve dans des pots de faïence ou de
porcelaine; et lorsqu'on en a besoin, on la ramollit avec de l'eau
chaude.

Nota. Les résines *pharmaceutiques* sont aux extraits résineux ce que
les résines naturelles sont aux gommes-résines.

Préparation de l'Extrait de fiel de bœuf.

On obtient cet Extrait en faisant évaporer convenablement une quantité donnée de fiel de bœuf, retiré de
vésicules très fraîches et suspendues au-dessus d'une étamine en laine, afin d'en opérer en même temps l'extraction et la clarification.

14° Des Pulpes.

DÉF. Les Pulpes sont des médicaments simples, de
consistance molle, formés du tissu cellulaire des végétaux entiers, ou de leurs parties. Elles diffèrent des extraits en ce qu'elles contiennent des substances avec
lesquelles on les a préparées, et les principes solubles,
et les principes divisibles dans l'eau; les extraits au contraire ne renferment que les principes solubles.

PRÉP. On prépare les Pulpes à l'aide de la *pulpation,*
précédée de la *rasion,* de l'*épistation,* de la *coction* ou
de la *macération.*

Pulpation. La pulpation, mode particulier de division et d'extraction tout à la fois, est une opération par laquelle, à l'aide d'un tamis
de crin à mailles plus ou moins serrées, et du *Pulpoir* (spatule en
bois, dont la partie la plus large se trouve placée sur un des côtés, au
lieu d'être à une des extrémités), on sépare de la fibre végétale la
partie charnue qui s'y trouve enveloppée.

Rasion. La rasion, mode particulier de division, est une opération

par laquelle , à l'aide de la lime ou de la râpe, on divise les corps solides en parties plus ou moins ténues.

Epistation. L'épistation , mode particulier de division , est une opération par laquelle on détruit la cohésion des corps en les écrasant dans
un mortier. L'épistation est une sorte de trituration qui , au lieu de se
faire circulairement , s'exécute par des mouvements d'allée et de
venue.

Coction. La coction ou cuisson , mode particulier d'extraction , est
une opération par laquelle, à l'aide du calorique seul, ou du calorique
et d'un véhicule convenable, on parvient à cuire , à ramollir certains
corps.

Dans la préparation des Pulpes , on a recours à la *rasion* pour les racines , les fruits, etc.; à la *macération*
pour le tamarin , la casse , etc. ; à la *coction* sans eau
pour les corps succulents , tels que la scille fraîche , les
oignons blancs, etc. ; enfin à la coction avec de l'eau
pour les pruneaux et les substances analogues.

CONSERV. Les Pulpes se conservent dans des pots de
faïence ou de porcelaine munis de leurs couvercles et
placés dans des endroits ni trop secs ni trop humides.
Ces médicaments demandent à être visités et renouvelés
souvent.

DOS. et MOD. D'ADM. On les donne comme laxatives ,
astringentes, etc., à la dose de ʒij jusqu'à ʒß et plus ,
sur la pointe du couteau , en bols ou pilules , ou enveloppées dans des hosties. Quelques-unes s'administrent
à l'extérieur sous forme de cataplasmes émollients , calmants, etc. Telles sont les Pulpes de scille , de ciguë ,
etc. , etc.

Préparation de quelques Pulpes.

Pulpes de Carottes.

On choisit une quantité donnée de carottes rouges et non ligneuses; on les lave ; on les essuie; on les râpe, et on les passe au
tamis.

On prépare de la même manière les pulpes :
De Pommes. | De Coings.
— Pommes de terre. | — Patience, etc.

Pulpes de Roses rouges.

Épistez ou triturez dans un mortier de marbre des pétales de roses rouges encore en boutons et séparés de leurs onglets ; passez au tamis, et conservez.

On prépare de la même manière toutes les pulpes de fleurs, feuilles et tiges fraîches et succulentes.

Pulpes de Tamarin, de Casse.

Prenez quantité voulue de Pulpes de Tamarin ou de Casse ; arrosez-les d'une petite quantité d'eau ; passez au tamis, et faites évaporer l'excédant d'humidité au bain-marie.

Pulpes de Pruneaux.

On fait cuire les Pruneaux à la vapeur ; on sépare les noyaux ; on les passe à travers le tamis.

Pulpes de Scille.

Prenez la seconde couche des écailles du *Scilla maritima* ; faites-les cuire dans la plus petite quantité d'eau possible ; épistez-les dans un mortier de marbre, et passez à travers le tamis.

On prépare de la même manière les pulpes d'oignon blanc, d'oignon de lis, de racine de guimauve, etc.

15° Des Electuaires.

Déf. Les Électuaires sont des médicaments de consistance molle, formés de poudres, d'extraits, de pulpes, de sucre, de miel, de sirops, etc.

Les électuaires sont *simples* ou *composés*. Les premiers, que l'on appelle *conserves*, ne sont qu'un mélange de sucre et d'une poudre végétale ou d'une pulpe ; les seconds, désignés autrefois sous les noms de *confections*, *opiats*, contiennent les mêmes substances,

mais en bien plus grand nombre, comme nous le verrons pour la *Thériaque*, dans la composition de laquelle
il en entre 69.

Les mots *électuaire* et *confection* viennent, le premier,
de *electus*, choisi, le second, de *confectus*, perfectionné,
à cause de l'importance que l'on attachait à la préparation et aux propriétés de ces médicaments. Du mot *opiat*,
que les anciennes pharmacopées avaient donné à des
mélanges dans lesquels il n'entrait pas d'opium, on a
fait l'adjectif *opiacé*, que l'on ajoute à tous les composés
qui contiennent cette dernière substance.

PRÉP. Les Electuaires se préparent par *mixtion*.

REGL. Les règles à observer sont les suivantes :

1° Toutes les poudres doivent être de la même ténuité, les pulpes parfaitement homogènes et peu chargées d'humidité;

2° Le sucre et le miel doivent être parfaitement purs:
le premier est ordinairement réduit en poudre fine;

3° Tous les produits immédiats doivent être préalablement purifiés.

4° On doit faire du tout un mélange parfaitement
exact.

5° Enfin, quand le mélange a cessé de se tuméfier, de
se boursoufler et de dégager de l'acide carbonique
quand on l'agite, il faut le repasser dans un mortier,
afin de briser le sucre qui a cristallisé et les grumeaux
qui se forment, et avoir un tout parfaitement homogène.

PHÉNOM. *Voyez* Diascordium et Thériaque.

CONSERV. On conserve les électuaires avec les mêmes
précautions que pour les pulpes.

PROPR. MÉDIC. Elles sont difficiles à bien préciser,
sur-tout pour les électuaires composés; quant à celles des
électuaires simples, elles dépendent de leurs composants.

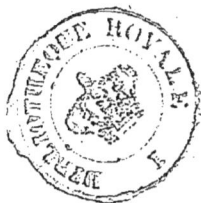

Dos. et mod. d'adm. ℈ß à ʒij , et plus , en bols ou pilules ; dans des potions ou juleps, enveloppées dans des hosties , ou sur la pointe du couteau.

Préparation de quelques Électuaires simples.

Électuaire ou *Conserve de Roses.*

Poudre de Roses rouges.	1 p.
Eau distillée de Roses pâles.	2
Sucre en poudre fine.	8

Divisez la poudre dans l'eau dans un mortier de marbre , et, après 24 heures de contact, ajoutez le sucre ; et conservez.

On peut encore préparer cette Conserve avec :

Pulpe de pétales de Roses rouges.	1 p.
Sucre en poudre.	3.

Mélangez le tout exactement et chauffez quelques minutes au bain-marie, agitez jusqu'à parfait refroidissement.

On prépare de la même manière (1re) l'*Électuaire* ou *Conserve d'Aunée.* (Poudre d'Aunée, 1 p.'; Eau distillée, 2 p.; Sucre en poudre fine, 9 p.)

L'*Électuaire* ou *Conserve de Casse , Casse cuite*, se prépare en faisant cuire ensemble, 1 p. de pulpe de casse, et 1 p. de sirop de violettes jusqu'à réduction de 1 p. $^1/_2$.

Préparation de quelques Électuaires composés.

Les anciens, les Arabes sur-tout, avaient une haute opinion des électuaires composés. Mais aujourd'hui que les sciences médicales ont fait des pas immenses, qu'une thérapeutique simple et philosophique a remplacé une poly-pharmacie aussi inutile que ridicule, ces sortes de médicaments sont presque généralement abandonnés. Nous ne donnerons donc que peu d'exemples de ces préparations.

Électuaire opiacé astringent ou *Diascordium.*

Bol d'Arménie préparé.	16 p.	Roses rouges pulv.	4 p.
Racine de Bistorte pulv.	4	Cannelle fine, id.	4

Racine de Tormentille.	4 p	Cassia lignea , id.	4 p.
— de Gentiane.	4	Poivre-long, id.	2
— de Gingembre.	2	Semence de Berbéris, id.	4
Feuilles de Scordium pulv.	12	Gomme arabique id.	4
— de Dictame de Crète , id	4	Galbanum, id.	4
Baume de Tolu , id.	4	Extrait d'Opium.	2
Miel rosat.	256	Vin d'Espagne.	64

Faites dissoudre l'opium dans le vin ; ajoutez le miel rosat cuit en consistance d'électuaire, et ensuite toutes les poudres dont vous aurez préalablement fait un mélange exact.

PHÉNOM. Peu à peu cet électuaire, qui peut se conserver long-temps sans s'altérer, prend une couleur plus intense, due, en grande partie, à la réaction lente du tannin des substances astringentes sur le fer contenu dans le bol d'Arménie.

Nota. Le Diascordium, dont la première composition est due à Frascator, convient dans les dévoiements et les dysenteries, à la dose de $\ni$i, $\mathfrak{z}\beta$ à $\mathfrak{z}$j. Un gros contient $^3/_8$ de gr. d'extrait d'opium.

Electuaire opiacé polypharmaque ou *Thériaque.*

Poudres

D'Agaric blanc.	12 p.	De Cannelle fine.	12 p.
De Scille.	12	De Cassia lignea.	8
D'Iris de Florence.	12	De Spicanard.	8
D'Acore vrai.	6	De Scordium.	12
De Costus Arabique.	6	De Roses rouges.	12
De Gingembre.	6	De Safran.	8
De Quintefeuille.	6	De Stœchas arabique.	6
De Rapontic.	6	De Schœnante.	6
De Valériane.	6	De Dictame de Crète.	6
De Nard celtique.	4	De Malabatrum.	6
De Méum.	4	De Marrube blanc.	6
De Gentiane.	4	De Calament.	6
D'Aristoloche.	2	De Chamœdrys.	4
D'Asarum.	2	De Chamœpitis.	4
De Bois d'Aloës.	2	De Millepertuis.	4
De Semences d'Ers.	36	De Pouillot.	4

De Poivre-long.	24	De Marum.	2
De Navet sauvage.	12	De Petite Centaurée.	2
D'Amome en grappes.	8	D'Opium choisi.	24
De Poivre-noir.	6	De Mie de pain.	12
— — blanc.	6	De Vipères sèches.	12
De Persil de Macédoine.	6	De Suc de Réglisse.	12
De Carpo-balsamum.	4	— d'Acacia.	4
D'Ammi.	4	— d'Hypociste.	4
D'Anis.	4	De Gomme arabique.	4
De Fenouil.	4	De Styrax Calamite.	4
De Séséli de Marseille.	4	De Sagapénum.	8
De Thlaspi.	4	De Myrrhe.	8
De Daucus de Crète.	2	D'Oliban.	6
D'Opoponax.	2	De Galbanum.	2
De Castoréum.	2	De Terre sigillée.	4
De Bitume de Judée.	2	De Sulfate de fer.	4
Baume de la Mecque.	12	Miel blanc.	1386
Térébenthine de Chio.	6	Vin d'Espagne.	68

Thériaque réformée.
(De MM. Henry et Guibourt.)

Cet Électuaire, beaucoup plus simple et bien préférable au précédent, se compose avec :

1° Cannelle fine.	24 p.	Iris de Florence.	12 p.
Valériane.	18	Scille.	12
Rapontic.	18	Agaric blanc.	12
Acore vrai.	16	Gingembre.	8

Toutes ces substances mondées, incisées et séchées, retirez-en 109 p. de poudre fine.

2° Roses rouges.	12 p.	Scordium.	12 p.
Stœchas.	12	Chamœdrys.	12
Dictame de Crète.	12	Hypéricum.	6
Calament.	12	Safran.	8

Opérez comme ci-dessus pour obtenir 81 p. de poudre fine.

3° Poivre-long.	36 p.	Cardamome.	18 p.
Semences d'Ers.	36	Semences de Persil.	12
Navet sauvage.	18	Anis.	8

Mêlez, pulvérisez et retirez 115 p. de poudre fine.

4° Opium choisi.	24 p.	Galbanum.	4 p.
Suc de Réglisse.	24	Castoréum.	4
Mie de pain.	24	Styrax.	4
Myrrhe.	8	Terre sigillée.	4
Oliban.	6	Sulfate de fer calciné.	4
Sagapénum.	4		

Préparez avec toutes ces substances 103 p.
de poudre fine ; réunissez les quatre mélanges pulvérulents, et sur 408 p.
ajoutez.

Térébenthine de Chio.	18 p.	Vin d'Espagne.	68
Miel blanc.	388		

Faites fondre le miel à une douce chaleur, passez-le
à travers une étamine et maintenez-le liquide ; mettez
la térébenthine dans une bassine ; faites-la fondre également à une chaleur modérée ; ajoutez-y peu à peu les
poudres n°^{s} 1, 2, 3 et 4, le miel et le vin ; agitez le
mélange pendant un peu de temps et mettez-le dans un
pot d'où vous le retirerez au bout de quelques mois
pour le triturer dans un mortier, afin d'éteindre les grumeaux et de rendre le tout plus homogène.

PHÉNOM. Jusqu'alors la chimie a peu éclairé sur les
phénomènes qui se passent dans la préparation et les
altérations des électuaires, et il est probable qu'il en
sera encore ainsi pendant long-temps. Cependant, disons
que dans cette préparation, la couleur ne peut être at-
tribuée qu'au fer de la terre sigillée et au sulfate cal-
ciné du même métal qui précipitent en noir le tannin
des substances végétales.

Le mot *thériaque* vient de Θηριον, bête sauvage ou
venimeuse, probablement à cause des vipères qui entrent dans la composition de cet électuaire. Mithridate,
roi de Pont, paraît avoir fait composer cet électuaire
pour son usage, comme antidote des poisons qu'il ré-
doutait sans cesse. Pompée en trouva la recette après sa

mort, et en fit chanter la composition par son médecin
Damocrate. Plus d'un siècle après, Néron, craignant avec
raison le même genre de mort qu'il prodiguait aux autres avec tant de cruauté, fit perfectionner la thériaque
par Andromaque, son médecin. Enfin ce n'est que plus
tard que cette macédoine pharmaceutique fut décrite
sous le nom de *Thériaque*, dans un ouvrage de Galien.

La Thériaque jouit de propriétés calmantes, souvent mises en usage
dans les toux violentes; on la donne encore comme sudorifique, an-
thelmintique, cordiale et stomachique; enfin, on la prescrit aussi dans
les maladies contagieuses, les fièvres malignes et ataxiques. On l'administre depuis ℈j jusqu'à ℨß et ʒj, une ou deux fois dans la journée.
Un gros contient à peu près gr. ß d'extrait d'opium, ou 1 gr. d'opium
brut du commerce.

Électuaire Dentifrice.

Corail rouge porphyrisé.	64	p.
Cannelle fine pulvérisée.	16	
Cochenille	8	
Alun.	1	
Miel superfin.	160	
Eau.	8	

Triturez ensemble la cochenille, l'eau et l'alun; abandonnez le mélange à lui-même dans un endroit frais pour donner le temps à la
couleur pourpre de la cochenille de se bien développer; mêlez ensuite le miel et le corail; aromatisez avec s. q. d'une huile volatile
quelconque, et conservez.

On se sert de cet électuaire pour entretenir la propreté et la blancheur
des dents, en en mettant une petite quantité sur une brosse très douce.

16° *Des Tablettes.* (1)

DÉF. Les Tablettes sont des médicaments solides, de
forme ordinairement ronde et aplatie, ayant pour base
des poudres et du sucre, et pour moyen d'union du mu-

---

(1) Les *Pastilles*, tout-à-fait du ressort du confiseur, ne sont autre
chose que du sucre cuit à la grande plume, aromatisé, coloré, et coulé
goutte par goutte sur des tables de marbre, où il se solidifie, se cristallise de suite sous forme hémisphérique un peu aplatie.

cilage de gomme arabique ou mieux de gomme adragante. Ces médicaments sont *simples* ou *composés*.

Mucilages. Corps visqueux, demi-transparents, coulants avec difficulté, ayant pour base les principes gommeux ou mucilagineux des substances végétales, et pour véhicule, l'eau ordinaire ou une eau aromatique quelconque.

Les Mucilages se préparent par *solution* ou par *coction*.

Par solution.

Gomme adragante.   1 p. ⎫
Eau de fleurs d'oranger,   ⎬ Faites dissoudre à froid.
  ou toute autre.   10 ⎭

Par coction.

Racine de Guimauve   ⎫ Faites bouillir pendant un demi-
  coupée et contuse.   1 p.⎪heure; passez avec expression, et éva-
Eau.   12 ⎭porez jusqu'à consistance de miel épais.

Prép. Les Tablettes se préparent par mixtion et à l'aide d'instruments appelés *Rouleaux*, *Emporte-pièces*, etc.

Régl. 1° Les poudres doivent être très ténues; plus elles seront fines, plus le mélange sera lisse et homogène;

2° Les mucilages doivent être parfaitement homogènes et ajoutés peu à peu en battant la masse, jusqu'à ce qu'elle soit assez liée pour pouvoir être étendue sur un plan horizontal à l'aide du rouleau ordinaire (semblable à celui des pâtissiers) ou cannelé, et divisée au moyen des emporte-pièces, en petites parties appelées tablettes. Deux règles, placées sur les côtés de la pâte, dirigent le rouleau et concourent à donner la même épaisseur à toute la masse; de l'amidon pulvérisé est répandu, à l'aide d'un tamis, sur le plan sur lequel on opère, afin d'empêcher toute adhérence qui nuirait à l'effet de l'emporte-pièce;

3° La dessiccation des Tablettes doit se faire lentement,

autrement elles se gercent, se fendillent et n'offrent plus l'aspect agréable qu'elles doivent avoir.

Conserv. Les Tablettes se conservent dans des flacons bien bouchés et abrités de l'humidité.

Propr. médic. Elles varient comme celles des composants.

Dos. et mod. d'adm. Deux ou trois, ou davantage, selon que les substances sont douées de propriétés médicinales peu actives.

Préparation de quelques Tablettes.

Tablettes de Cachou.	Cachou pulvérisé,	1 p.
	Sucre id.,	4
	Mucilage de gomme adragante,	Q. S.

Faites un mélange exact des deux poudres; ajoutez peu à peu du mucilage préparé avec l'eau distillée de fleurs d'oranger, de cannelle, de menthe poivrée ou toute autre, et partagez la masse, bien unie et bien homogène, en petites parties ou tablettes de 15 à 20 gr.

Nota. Au lieu de faire des Tablettes, on peut diviser la masse ci-dessus en petits grains de la grosseur de l'orge, en la roulant dans le creux de la main. Celles que l'on appelle *Grains de cachou*, ou *Cachundé* (1), sont ou non aromatisées avec cannelle, iris. ambre, musc, vanille, rose, etc.

On prépare comme les Tablettes de Cachou, et dans des proportions ci-dessous indiquées les Tablettes de :

Darcet (voyez 1er vol., page 495).

Kunckel (voyez 1er vol., page 525 et mettez 29 p. de sucre, au lieu de 9 qui y sont indiquées par erreur.

Magnésie 1 p. Sucre 7. Mucilage q. s.

---

(1) Les véritables Cachundés, ou Tablettes indiennes, ne contiennent pas de cachou ; ils sont formés de musc, ambre gris, cannelle, rhubarbe, aloès, mastic, etc. Ce n'est que par extension que l'on a donné ce nom aux Grains de cachou.

Guimauve pulv., 1 p. Sucre 7. Mucilage q. s.
Gomme, id. 1 p. id. 7. id.
Ipécacuanha (voyez 1er vol., page 397).
Kermès 1 p. Sucre 71 p. Mucilage q. s.
Chaque Tablette contient ⅙ de grain de Kermès.
Mercure doux, 1 p. Sucre 11 p. Mucilage q. s.
Acide oxalique, 1 p. Sucre 64 p. Mucilage q. s.
Soufre, 1 p. Sucre 8 p. Mucilage q. s.
Vanille, 1 p. Sucre 7 p. Mucilage q. s.

17° *Des Pâtes.*

Déf. On appelle *Pâtes* (1), des masses médicamenteuses demi-solides, de saveur agréable, ayant pour base le sucre et la gomme, et pour véhicule des macératés, solutés ou décoctés de substances végétales.

Prép. Les Pâtes se préparent par *ébullition* à feu nu ou au bain-marie et par *mixtion.*

Régl. 1° Prendre de la gomme arabique bien blanche et bien mondée, c'est à dire, s'assurer qu'elle ne contient pas de corps étrangers et sur-tout du bdellium;

2° La bien laver à l'eau froide;

3° En opérer la solution à froid ou au bain-marie, quand on prépare des pâtes colorées;

4° Achever au bain-marie la concentration ou cuisson des pâtes;

5° Une fois que la pâte est terminée, la couler dans des moules de fer-blanc préalablement frottés au mercure, et en achever la dessiccation à l'étuve.

Conserv. Les Pâtes se conservent dans des boîtes de

---

(1) Il ne faut pas confondre les Pâtes proprement dites avec les mélanges escharotiques appelés *Pâtes de Rousselot, de Dubois,* etc., qui contiennent de l'arsenic.

fer-blanc, que l'on place dans des endroits ni trop chauds ni trop humides. Celle de guimauve se conserve dans des boîtes de bois saupoudrées d'amidon. Mais ces médicaments n'étant agréables qu'en raison de leur fraîcheur et de leur mollesse, il faut en préparer peu à la fois et les renouveler à peu près tous les mois.

Propr. médic. En général, les Pâtes sont émollientes et analeptiques; on les donne depuis ʒij jusqu'à ʒiv et plus, dans la journée. On les laisse fondre dans la bouche.

———————

Préparation de quelques Pâtes.

Pâtes de Dattes.	Gomme du Sénégal, blanche, lavée et mondée,	24 p.
	Sucre blanc,	16
	Dattes nouvelles,	8
	Eau de Fleurs d'Oranger,	1
	Eau filtrée,	Q. S.

Faites fondre la gomme dans à peu près 32 p. d'eau; passez le soluté à travers le blanchet; mondez les dattes de leurs noyaux; coupez-les par morceaux, et faites-les bouillir pendant une demi-heure dans 32 p. d'eau; passez le décocté avec expression; faites-y fondre le sucre; clarifiez avec un blanc d'œuf (les parties étant des onces), et faites un sirop que vous réunirez au soluté gommeux. Evaporez ensuite le tout au bain-marie jusqu'à consistance de miel épais; enlevez une pellicule blanche qui se forme quelquefois à la surface; ajoutez l'eau de fleurs d'oranger; mettez la pâte dans des moules graissés préalablement avec un peu d'huile d'amandes douces, ou enduits d'une couche très mince de mercure, et faites sécher dans une étuve chauffée à 40 ou 50°.

———————

Pâte de Jujube.	Gomme du Sénégal, mondée et lavée,	18 p.
	Sirop de Sucre,	18
	Eau de Fleurs d'Oranger,	1
	Eau pure,	20
	Jujubes (que l'on supprime ordinairement),	2

On fait fondre la gomme dans l'eau; on passe à travers un blanchet; on ajoute le sirop; et on termine l'opération comme ci-dessus.

	Lichen lavé à l'eau froide pour enlever	
Pâte de Lichen.	les impuretés ; à l'eau très chaude	
	pour le principe amer,	4 p.
	Gomme arabique et sucre , ana ,	16

On fait bouillir le lichen lentement et longuement dans suffisante quantité d'eau ; on passe le décocté à travers un linge ; on y fait fondre la gomme; on passe à travers un blanchet; on évapore à un feu doux, en agitant continuellement jusqu'à consistance convenable ; on aromatise, on coule sur un marbre huilé , et on étend la pâte à l'aide d'un rouleau.

___

	Suc de Réglisse purifié ,	2 p.
Pâte de Réglisse noire.	Gomme arabique , belle et pure ,	3
	Sucre blanc ,	2
	Eau ,	8

Faites fondre dans l'eau et à chaud le suc , la gomme et le sucre ; passez à travers un blanchet , et terminez comme ci-dessus.

Nota. Si on aromatise la masse ci-dessus avec quelques gouttes d'huile volatile d'anis , on a le suc de réglisse anisé que l'on étend à l'aide du rouleau en plaques très minces, que l'on coupe en lanières très minces , et celles-ci en petits losanges ou carrés.

___

	Racines de Guimauve blanche (que	
	l'on supprime ordinairement),	2 p.
Pâte de Guimauve, ou	Gomme arabique très blanche ,	16
de Gomme arabique.	Sucre très blanc ,	16
	Eau filtrée ,	32
	Blancs d'œufs ,	3
	Eau de Fleurs d'Oranger ,	2

Si la racine de Guimauve doit faire partie de la pâte, faites-la macérer dans l'eau pendant douze heures; dans le cas contraire , faites fondre le sucre et la Gomme au bain-marie dans la quantité de véhicule prescrite : passez avec expression à travers un blanchet; remettez le tout sur le feu; agitez la masse continuellement jusqu'à ce qu'elle ait acquis la consistance de miel épais; retirez ce vase du feu, et ajoutez peu à peu les blancs d'œufs réduits en neige par leur agitation continuelle et suffisamment prolongée avec l'eau de fleurs d'Oranger; remettez le vase sur le feu ; continuez à agiter la masse jusqu'à ce que , appliquée chaude sur le dos de la main , elle n'y adhère pas. Alors on la coule dans des boîtes , et on la conserve.

On prépare de la même manière la *Pâte de Réglisse blanche*, en substituant la racine de réglisse à celle de guimauve.

Pâte de Cacao ou Chocolat.

On prépare le Chocolat dit de *Santé*, en prenant :

Pâte de Cacao des îles,	96 p.
— id. caraque,	48
Sucre,	160
Gomme adragante pulvérisée,	1
Cannelle fine,	1

On commence par broyer les pâtes sur la pierre à chocolat; on y ajoute peu à peu du sucre pulvérisé et un peu échauffé; puis la gomme et la cannelle, la vanille (*Chocolat à la vanille*), et on continue de broyer le tout ensemble; on divise la masse par quarts ou par demi-livres; on la malaxe, on la pose, encore chaude, sur des moules en fer-blanc, dits *Moules à chocolat*, et on secoue ces derniers, tous réunis sur un carré de bois, jusqu'à ce que la pâte soit affaissée. Lorsque le Chocolat est froid et solide, on le détache des moules en tordant légèrement ceux-ci sur eux-mêmes, et on le conserve enveloppé d'une feuille d'étain laminé et de papier, dans un lieu sec (1).

Chocolat à la Vanille.

A la pâte ci-dessus, moins 9 p. de sucre, ajoutez 9 p. de *Poudre de Vanille* (préparée avec Vanille 1 p.; Sucre 8).

Chocolat au Lichen.

Remplacez un tiers du sucre de la pâte ci-dessus par une égale quantité de *Poudre de lichen sucrée*.

Chocolat au Salep.

Sur 32 p. de Chocolat de santé, ajoutez 1 p. de *Poudre fine de Salep*.

---

(1) On parvient très facilement à réduire le Chocolat en pastilles, en faisant avec la pâte encore chaude des petites boules que l'on place sur une plaque de fer-blanc légèrement chauffée et que l'on secoue sur une table; la pâte s'affaisse sous forme arrondie, plate d'un côté, et convexe de l'autre.

MÉDICAMENTS OFFICINAUX EXTERNES.

18° *Des Dentifrices.*

DÉF. Les Dentifrices sont des médicaments liquides, mous ou pulvérulents, destinés à entretenir la propreté et la salubrité des dents. Les premiers, qui ne sont que des teintures ou des alcoolats plus ou moins chargés de substances résineuses et aromatiques, portent différents noms : ce sont des *Eaux*, des *Élixirs*, des *Baumes*, des *Esprits*, etc., auxquels on ajoute des épithètes plus ou moins pompeuses ; les seconds, composés de poudres impalpables et d'aromates, sont connus sous les noms d'*Opiats dentifrices* ; enfin les troisièmes constituent les *Poudres dentifrices*.

PRÉP. et CONSERV. Tous ces médicaments se préparent les uns par *macération* ou *distillation*, les autres (les Opiats et les Poudres) par *mixtion*. On les conserve comme leurs congénères.

DOS. et MOD. D'ADM. On se sert des Dentifrices liquides à la dose de quelques gouttes dans un verre d'eau, avec laquelle on se lave la bouche tous les matins. On peut encore se frotter légèrement les gencives avec une brosse très fine, trempée dans le même liquide, ou chargée de poudre et d'opiat.

Préparation de quelques Dentifrices.

Nota. Pour Dentifrices liquides on peut employer l'alcoolat de citron composé (Eau de Cologne), l'alcoolat de mélisse composé (Eau de mélisse des Carmes), un mélange à parties égales de teinture de quinquina, de cannelle et de gayac, aromatisé avec quelques gouttes d'huile volatile de menthe, de citron ou toute autre; l'alcoolat de cochléaria (Esprit de cochléaria), etc.

Electuaire dentifrice. Voyez page 106.

Poudre dentifrice.		
Corail rouge porphyrisé.	64 p.
Cannelle fine pulvérisée.	16
Kina rouge pulvérisé.	16
Cochenille pulvérisée.	8
Alun pulvérisé.	1

Faites un mélange exact.

Autre.		
Kina rouge pulvérisé.	ana, p. é.
Charbon végétal porphyrisé.	
Essence de Menthe poivrée.	Q. S.
M. S. A.	

19° Des Huiles médicinales.

DÉF. On appelle *Huile médicinale*, l'huile d'olive ou l'huile blanche, mais ordinairement l'huile d'olive chargée de principes médicamenteux. Ces médicaments sont *simples* ou *composés*.

PRÉP. On les prépare par *macération*, par *digestion*, par *décoction* et par *solution*. On a recours à la macération pour toutes les substances à odeur fugace, comme le *lis*, le *jasmin*, la *tubéreuse*, etc.; à la digestion pour celles qui sont sèches, inodores ou aromatiques, telles sont les *fleurs de camomille*, d'*hypéricum*, les *cantharides*, l'*écorce de garou*, etc.; à la décoction pour le *jusquiame*, la *ciguë*, le *tabac*, et toutes les plantes fraîches et inodores; enfin à la solution pour le *camphre*, etc.

RÈGL. 1.ʳ Prendre de l'huile d'olive parfaitement pure, très rarement de l'huile blanche, encore faut-il qu'elle soit récente et exempte de toute espèce d'altération;

2° Quand on agit par décoction, remuer constamment le mélange pour l'empêcher de s'attacher au fond des vases, et veiller le moment où les substances ne contiennent presque plus d'humidité, afin de retirer le vase du feu et ne pas brûler l'huile.

On connaît qu'il n'y a plus d'humidité dans le mélange, aux phénomènes suivants : 1° les plantes, de molles et flexibles qu'elles étaient, sont devenues sèches et friables; 2° le mélange qui s'était boursoufflé pendant l'opération, s'affaisse et devient transparent : le boursoufflement est dû à l'évaporation de l'eau, dont les vapeurs sont retenues par la viscosité de l'huile; 3° enfin, quelques gouttes de l'huile médicinale projetées sur des charbons ardents, se répandent en fumée très épaisse, sans faire entendre aucun pétillement, phénomène dû, quand il a lieu, à la décomposition subite de l'eau; 4° on doit exprimer le marc des huiles médicinales et clarifier celles-ci par dépuration ou filtration au bain-marie.

PHÉNOM. L'Huile agit en dissolvant les principes aromatiques et résineux, la chlorophylle, plusieurs matières colorantes, la cantharidine, etc.

CONSERV. *Voyez* Huiles fixes. Ces médicaments doivent être renouvelés tous les ans.

PROPR. MÉDIC. Elles varient selon les composants.

DOS. et MOD. D'ADM. Les doses et modes d'administration des Huiles médicinales, ainsi que ceux des cérats, graisses médicamenteuses, onguents, emplâtres, etc., que nous allons étudier, varient selon les indications.

8.

Préparation de quelques Huiles médicinales.

Huile de Camomille.	{ Fleurs de Camomille, mondées et séchées.	1 p.
	{ Huiles d'olive,	8

Faites digérer le tout pendant huit à dix jours dans une étuve ou sur des cendres chaudes ; passez avec expression, et filtrez.

On prépare de la même manière les Huiles de

Rue.	*Garou.*	*Hypéricum.*
Mélilot.	*Sureau.*	*Cantharides.*

Et celles de

Lis.	*Jasmin.*	*Pétales de roses pâles,* etc.,

dans les proportions de 1 p. de fleurs pour 4 p. d'huile.

Huile de Jusquiame.

Faites bouillir à une douce chaleur et en agitant continuellement p. e. d'huile d'olive et de feuilles de Jusquiame fraîches, mondées et préalablement contuses dans un mortier de marbre.

On prépare de la même manière les Huiles médicinales de

Ciguë.	*Belladone.*	*Morelle.*
Tabac.	*Stramonium.*	*Mandragore,* etc.

Huile Camphrée.

Faites dissoudre une p. de Camphre purifié dans sept parties d'huile d'olive ou d'amandes douces, et filtrez.

Huile narcotique ou Baume tranquille.

Prenez 4 p. de feuilles fraîches et mondées, de

Belladone.	*Morelle.*	*Nicotiane.*
Jusquiame.	*Mandragore.*	*Stramonium.*
Pavots blancs.		

Mettez toutes ces plantes dans un mortier de marbre, faites-les bouillir dans quatre-vingt-seize pintes d'huile d'olive, en agitant continuellement jusqu'à ce que l'humidité soit presque entièrement évaporée; passez avec expression, et recevez l'huile très chaude dans un vase muni de son couvercle et contenant deux p. de sommités sèches, mondées et incisées, de

Absinthe.	Sauge.	Menthe poivrée.
Romarin.	Thym.	Lavande.

Après quinze jours de macération, passez, exprimez et filtrez.

20° *Des Cérats.*

DÉF. Les Cérats sont des médicaments externes, de consistance molle, capables de se liquéfier à la chaleur de la peau, de couleur blanche ou jaune, ayant pour base la cire (de là leur nom), et pour véhicule l'huile d'olive, ou le plus ordinairement l'huile d'amandes douces.

Les Cérats sont *simples* ou *composés,* avec ou *sans eau.*

PRÉP. On les prépare par *liquéfaction* et par *mixtion.*

La *liquéfaction* est au corps gras ce que la *fusion* est aux corps salins ou métalliques, une *disgrégation*, une séparation entre les particules des corps, une opération enfin dans laquelle un corps passe de l'état solide à l'état liquide à l'aide du calorique. Si on continue l'action de ce dernier, on produit la *gazéification* ou destruction complète de la cohésion.

On distingue en chimie deux espèces de fusion : la *fusion aqueuse,* celle dans laquelle l'eau continue à accélérer la disgrégation ; et la *fusion ignée*, dans laquelle le phénomène physique est opéré par le calorique seul.

RÈGL. Les règles à observer dans la préparation des Cérats sont les suivantes :

1° Prendre de la cire et de l'huile parfaitement pures.

2° Opérer la liquéfaction de la cire dans l'huile à une très douce chaleur ;

3° Couler le mélange dans un mortier ou dans une terrine vernissée, préalablement échauffée par de l'eau bouillante, afin d'éviter la solidification trop prompte et les grumeaux qui en résulteraient ;

4° Incorporer l'eau peu à peu, en agitant la masse continuellement avec le bistortier (sorte de pilon à une seule grosse extrémité), jusqu'à ce que le tout soit bien lié, c'est-à-dire jusqu'à ce que, élevant brusquement le bistortier du fond du vase dans lequel on opère, toute sa surface soit recouverte de cérat ;

5° Quand on prépare des cérats composés, dissoudre préalablement les corps qui en font partie dans un véhicule convenable(l'eau pour le *Sel de Saturne*, l'*Extrait d'Opium*, *de Quinquina*, etc., l'huile pour la *Cétine*, etc.), et incorporer le tout en agitant suffisamment.

Conserv. Les Cérats doivent être renouvelés au moins tous les mois, et conservés dans des pots fermés et placés dans des endroits frais.

Propr. médic. Suivant que les Cérats sont simples ou composés, ils jouissent de propriétés émollientes, siccatives, calmantes, antipsoriques, etc.

Préparation de quelques Cérats.

Cérat de Galien ou Amygdalin.

Cire blanche ou Cire jaune (1) (en ville, on prend de la cire blanche ; dans les hôpitaux, de la cire jaune), 1 p.

Huile d'olive ou d'amandes douces (le plus ordinairement cette dernière, de là la dénomination de *Cérat amygdalin*), 4 p.

----

(1) Le *Cérat jaune* jouit de propriétés siccatives plus prononcées que le cérat blanc. Cela tient probablement, et Parmentier le pensait ainsi, à la propolis contenue dans la cire jaune.

Eau distillée simple ou Eau de roses (cette dernière est employée en ville, l'autre dans les hôpitaux), 3.

Faites liquéfier la cire dans l'huile ; coulez dans un mortier ou dans un vase vernissé ; agitez le mélange jusqu'à ce qu'il soit-froid, en rabattant de temps en temps ce qui adhère au bistortier et à la circonférence du vase ; incorporez l'eau peu à peu, et conservez.

Nota. La vive agitation que l'on imprime à la masse a pour but d'étendre les grumeaux, d'incorporer l'eau, d'introduire un peu d'air, et de rendre le Cérat plus blanc et plus léger.

Dans l'été, on augmente de $1/8$ la dose de la cire, afin de conserver au Cérat la consistance qu'il doit avoir.

On prépare de la même manière le *Cérat sans eau*, avec :

Cire blanche ou jaune.	1 p.
Eau distillée ou Eau de rose.	3

Cérat de Saturne. } Cérat de Galien. — 16 p.
} Sous-acétate de plomb liquide. — 1 à 2
M. S. A.

Cérat cérusé. } Cérat de Galien. — 5 p.
} Carbonate de plomb porphyrisé. — 1
M. S. A.

Nota. Ces deux préparations sont beaucoup plus siccatives que le Cérat simple. La dernière est encore désignée sous les noms d'*Onguent blanc de Rhasis*, ou *Blanc rhasis* tout simplement.

Cérat soufré. } Cérat de Galien. — 8 p
} Soufre sublimé. — 1 à 2
M. S. A.

Cérat opiacé. { Cérat de Galien. — 288 p.
{ Extrait d'opium. — 2 à 8.
M. S. A.

Cérat au Quinquina. M. S. A.	{ Cérat de Galien. { Extrait de Quinquina.	288 p. 8 à 10.

Cérat saturné et camphré du frère Côme.

Cire jaune.	8 p.	} Faites liquéfier la cire dans l'huile ; agi-
Huile rosat.	16	} tez ce mélange, et ajoutez l'extrait de Sa-
Extrait de Saturne.	2	} turne et le camphre.
Camphre.	1	}

21° *Des Graisses médicamenteuses.*

Déf. On appelle ainsi la Graisse animale contenant en solution ou en suspension un principe médicamenteux quelconque.

Ces médicaments, qui sont *simples* ou *composés*, étaient désignés autrefois sous le nom de *Pommades*, à cause des *pommes* que l'on y faisait entrer.

Prép. Les Graisses médicamenteuses se préparent par *mixtion*, par *liquéfaction*, par *digestion* et par *décoction*. On procède par mixtion quand, entre les composants, il y a simple contact, simple mélange ; par liquéfaction quand, entre les composants, il doit y avoir combinaison : cependant quelques Graisses se préparent aussi par liquéfaction, sans que pour cela il y ait combinaison ; telles sont les *Graisses épispastiques, aromatiques,* ou *Baume-nerval,* etc.; par digestion, quand les substances cèdent difficilement leurs principes médicamenteux ; enfin par décoction, quand on a affaire à des substances fraîches.

Règl. 1° Prendre de l'axonge parfaitement pure ;

2° Agir à un feu modéré, et agiter le mélange continuellement, sur-tout quand on opère par décoction, afin de ne pas brûler les substances et de favoriser l'évaporation de l'eau ;

3° Diviser le plus possible les substances minérales ;

4° Passer chaud et avec expression.

PHÉNOM. *Voy*. la préparation des Graisses médicamenteuses en particulier.

CONSERV. , etc. *Voyez* Cérat.

Préparation de l'Axonge , de la Moelle de bœuf et de quelques Graisses médicamenteuses.

Axonge.

On achète de la *panne*, graisse qui avoisine les reins du porc (*Sus scrofa*, L. , Pachydermes) ; on enlève les membranes aponévrotiques qui la recouvre ; on la coupe par morceaux ; on la lave dans de l'eau (jusqu'à ce que celle-ci soit incolore) pour enlever les corps étrangers et les parties sanguinolentes ; on la met sur le feu , dans une bassine bien étamée, avec deux ou trois onces d'eau par livre , et on remue le tout de temps en temps jusqu'à ce que l'eau soit entièrement dissipée , ou que le mélange , de blanc et laiteux qu'il était d'abord, soit devenu clair et transparent. On passe à travers un linge , et on reçoit la graisse dans des pots où on l'agite avec une spatule jusqu'à ce qu'elle soit devenue blanche et opaque , après quoi on l'abandonne à elle-même. Cette agitation , conseillée par MM. Henry et Guibourt, a pour but d'empêcher la séparation de l'élaïne et de la stéarine d'avoir lieu, ainsi que les crevasses par lesquelles l'air pénètre dans la graisse.

La Graisse de porc est blanche, solide, grenue, légèrement odorante, d'une saveur agréable , se solidifiant à 27° environ, saponifiable ; jaunissant et rancissant par la vétusté ; dissolvant les huiles volatiles , le phosphore et le soufre ; composée d'hydrogène , d'oxigène et de carbone, et de deux principes immédiats , l'*élaïne* et la *stéarine*, etc. Celle que l'on retire du *lard* (peau et tissu adipeux sous-jacent), est toujours moins blanche. Inusitée en pharmacie.

Les mots *Axonge*, *Saindoux*, sous lesquels on désigne encore la graisse de porc, viennent, le premier, de *axis*, axe, et *ungere*, oindre; le second, de *sagina*, graisse ou *sain*, et du vieux mot français *oue* pour *oie*, sain d'oue, ou sain d'oie. Le mot *graisse* vient de *crassities*, dont on a fait *crassies* et ensuite *graisse*.

Nota. La préparation de la *Moelle de bœuf*, *medulla bovis*, est une simple purification qui consiste à liquéfier cette substance, et à la passer à travers un linge fin, au-dessus d'un pot où on la conserve.

La moelle doit être choisie blanche ou d'une teinte légèrement bleuâtre, plus ou moins solide, d'une saveur agréable, etc.

Le beurre, *butyrum*, et le suif, *sebum*, graisse de mouton, que l'on emploie encore en pharmacie, s'achètent tout préparés dans le commerce. Il suffit de choisir le premier récent et non salé, le second, parfaitement pur et très solide.

1° *Graisses par mixtion.*

Graisse mercurielle double. { Mercure. / Axonge. } Ana. p. é.

Triturez le mercure dans un mortier de marbre avec le quart de la totalité de l'axonge, jusqu'à ce qu'il soit entièrement éteint; c'est-à-dire qu'il soit tellement divisé, qu'en frottant un peu du mélange sur deux morceaux de papier gris qui absorbe la graisse, on ne puisse apercevoir le plus petit globule, même à l'aide d'une bonne loupe. Alors on incorpore le reste de la graisse, et la préparation est achevée.

Nota. Des différents intermèdes proposés pour hâter l'extinction ou la division extrême du mercure dans la graisse, comme l'huile d'œillet, celle d'amandes douces, et la vieille graisse mercurielle, MM. Henry et Guibourt se sont assuré que l'emploi de 1/16 de graisse ancienne, était le plus expéditif. L'extinction a lieu en moins de 20 minutes. Selon ces deux habiles pharmaciens, on doit attribuer la promptitude de l'opération à ce que les deux composants se trouvent dans un état différent d'électricité.

Graisse mercurielle simple. { Graisse mercurielle double.   1 / Graisse.   3 }

Nota. Les Graisses mercurielles sont encore désignées, les premières sous les noms de *Onguent Mercuriel double*, *Onguent Napolitain*, *Pommade mercurielle*, etc.; les secondes, *Onguent gris*, *Onguent mercuriel simple*, etc.

Graisse soufrée. Axonge.   3 p.
                    Soufre sublimé.   1

On prend du soufre lavé ou non lavé, selon l'indication à remplir; quelquefois même on ajoute quelques gouttes d'acide sulfurique, et on fait du tout un mélange exact.

2° *Graisses par Liquéfaction.*

Graisse au Concombre.

Malaxez ensemble 3 p. de suc de concombre, dans un mélange fait à chaud, de 4 p. de graisse de porc, et 1 p. de suif de veau purifié; abandonnez le tout à lui-même pendant 24 heures; décautez le liquide ou suc surnageant; prenez une nouvelle quantité de ce dernier; malaxez-le de nouveau avec la graisse; répétez la même opération sept à huit fois, ou jusqu'à ce que l'axonge soit suffisamment chargée de l'odeur des concombres; faites liquéfier au b.-m.; ajoutez peu à peu ʒiij par ℔j d'amidon; laissez reposer, passez à travers un linge, et coulez dans des pots.

Graisse Phosphorée.

Phosphore.   — 1 p. Faites chauffer le tout dans une capsule de porcelaine, en agitant jusqu'à ce que l'eau soit dissipée; laissez un peu refroidir; séparez à l'aide du filtre le phosphore non dissous; aromatisez, et conservez.
Axonge.   30 à 60
Eau.   1

Graisse Aromatique ou *Baume Nerval.*

Moelle de bœuf.	64 p.	Huile volat. de Menthe.	1 p.
Axonge.	32	— — de Romarin.	1
Huile de Muscades.	64	— — de Sauge.	1
— volatile de Gérofles.	1	— — de Thym.	1
— de Lavande.	1	Baume de Tolu.	8
Camphre.	2		
Alcool rectifié.	16		

Faites d'abord dissoudre, à une douce chaleur, les huiles volatiles, le baume et le camphre, dans l'alcool ; dissolvez ensuite les autres substances, et passez-les à travers un linge serré au-dessus d'un mortier de porcelaine chauffé ; ajoutez le soluté alcoolique ; remuez la masse jusqu'à ce qu'elle soit à moitié refroidie, et coulez dans des pots.

En frictions contre les rhumatismes et les foulures.

Graisse Épispastique verte. (Forte.)

Cantharides pulv.	1 p.	Faites liquéfier la cire et la graisse ensemble ; incorporez la poudre de cantharides, agitez ce mélange jusqu'à ce qu'il commence à se solidifier, et coulez dans des pots.
Cire jaune.	4	
Graisse narcotique.	28	

Graisse Épispastique jaune. (Moyenne.)

Voyez Graisses par décoction.

3° Graisses par Digestion.

Graisse Épispastique blanche. (Douce.)

Cantharides pulv.	2 p.	Faites digérer pendant 6 heures ; filtrez au b.-m., et ajoutez :
Graisse.	42	
Cire blanche.	6 p.	Mêlez à chaud, et coulez dans des pots.
Baume Nerval.	1	

Graisse citrine, autrefois Onguent citrin.

Mercure.	1 p.	Faites liquéfier la graisse à une douce chaleur, dans une capsule de porcelaine ; laissez un peu refroidir ; ajoutez le mercure dissous dans l'acide ; agitez la masse sans discontinuer, et coulez-la, presque froide, dans un carré de papier où elle prend la forme de tablettes jaunes, solides et cassantes.
Acide nitrique à 35°.	2	
Axonge.	8	
Huile d'Olive.	8	

PHÉNOM. La couleur jaune de cette Graisse, appelée autrefois Onguent citrin, est due d'abord à la propriété qu'a l'acide nitrique de colorer ainsi la plupart des substances organiques et à la transformation du sel mercuriel, en sous-deuto et sous-proto-nitrates, qui sont jaunes lorsqu'ils sont privés d'eau. Mais le sel passant à la longue à l'état de proto-nitrate, et enfin en partie à l'état métallique, la graisse devient blanche, puis grise.

On prépare de la même manière la graisse oxigénée d'Alyon, en prenant, axonge, 16 p., acide nitrique à 35° 2 p.

PHÉNOM. L'oxigène de la portion d'acide nitrique décomposée (il en reste une partie indécomposée et unie à la graisse) forme, avec l'hydrogène et le carbone de la graisse, 1° de l'eau, 2° de l'acide carbonique qui se dégage avec du deutoxide d'azote provenant de l'acide désoxigéné. La graisse déshydrogénée et décarbonée est oxigénée par son propre oxigène, qui se trouve alors en excès.

4° *Graisses par décoction.*

Graisse *Epispastique jaune* (Moyenne).

Cantharides gros. pulv. 8 p.	Faites bouillir ensemble, à une douce chaleur, l'eau, la graisse et les cantharides; agitez la masse jusqu'à ce que l'eau soit presque entièrement évaporée; passez avec expression; remettez la graisse sur le feu avec le curcuma, et agitez de nouveau; ajoutez la cire, et quand celle-ci est fondue, passez à travers un linge sans expression; laissez refroidir un peu la masse totale; ajoutez l'huile volatile; agitez, et coulez dans des pots.
Eau. 16	
Graisse. 128	
Cire jaune. 16	
Curcuma en poudre. 2	
Huile volatile de citrons. 1	

Graisse au Garou.	Graisse.	72 p.
	Cire blanche.	8
	Extrait résineux de Garou.	1

M. S. A.

Nota. M. Guibourt, à qui nous devons cette préparation, très propre à entretenir les exutoires et sans action sur les voies urinaires, prépare l'extrait résineux de Garou en épuisant une quantité donnée de ce dernier par de l'alcool, filtrant et évaporant jusqu'à siccité.

A l'alcool M. Dublanc, pharmacien à Paris, préfère l'éther pour retirer les principes vésicants du Garou.

Graisse à la Rose.

Graisse pure et récente.	32 p.
Pétales de Roses rouges récents et mondés.	
— de Roses pâles, id.	ana 16

Pilez les Roses, faites-les bouillir à une douce chaleur dans la graisse, en remuant continuellement jusqu'à ce qu'il n'y ait plus d'humidité; passez et exprimez; remettez une nouvelle quantité de pétales dans la graisse; opérez comme ci-dessus; chauffez et exprimez de nouveau; ajoutez 8 p. de racine d'orcanette; laissez le tout sur le feu pendant quelques minutes; passez pour une dernière fois, et coulez dans des pots.

Graisse pour les lèvres.

Dans 8 p. de graisse à la rose, faites fondre 2 p. de cire blanche; ajoutez, quand le mélange commencera à se figer, de l'huile essentielle de rose (ij à iij g.ttes par once de graisse), et coulez dans de petites boîtes de bois.

Graisse narcotique , autrefois Onguent Populéum.

Bourgeons de peuplier, récents.	4 p.
Graisse purifiée.	8

Faites bouillir doucement, et en agitant continuellement, jusqu'à ce que l'eau soit presque entièrement évaporée; coulez dans un pot, et conservez jusqu'à ce que vous puissiez vous procurer la belladone, la jusquiame, la morelle et le pavot noir; mondez ces plantes; pilez-en, de chaque 1 p. dans un mortier de marbre, comme pour en retirer le suc; mettez la graisse ci-dessus sur le feu; ajoutez-y les solanées; faites évaporer toute l'eau; passez avec expression, et conservez.

22° *Des Onguents.*

DÉF. On donne le nom d'*Onguents*, de *ungere*, oindre, à des médicaments externes qui ont pour base les résines, et pour véhicule les corps gras, tels que l'axonge et l'huile d'olive. Les Onguents sont *simples* ou *composés*, *mous* ou *solides*. Quelques-uns, ceux dans lesquels il entre des substances balsamiques, portaient autrefois le

nom de *Baumes* (Baume nerval , Baume d'Arcœus , etc.);
mais aujourd'hui ces dénominations doivent être abandonnées. Il doit en être de même du nom d'*emplâtre*
donné aux Onguents solides.

PRÉP. Les Onguents se préparent par *mixtion* ou par
liquéfaction.

RÉGL. 1° N'employer que des résines purifiées, et des
véhicules nouvellement préparés ;

2° Agir à une chaleur modérée, et agiter la masse
comme pour les graisses médicamenteuses ;

3° Passer le mélange encore très chaud, et l'agiter
jusqu'à ce qu'il commence à se figer, à cause de la différence de pesanteur spécifique des composants ;

4° N'ajouter les aromates que lorsque le mélange
commence à se figer, et les substances minérales qu'a-
près qu'elles ont été extrêmement divisées ou dissoutes ;

5° Enfin malaxer les Onguents solides, et en former
des *magdaléons* ou cylindres de 4 pouces de long, etc.
Voyez Emplâtre.

CONSERV. etc. *Voyez* Cérats.

Préparation de quelques Onguents.

Digestif simple.	{ Jaunes d'œufs frais.	1 p.
	{ Térébenthine fine.	4
	{ Huile d'hypéricum.	1

Mêlez le tout ensemble dans un mortier de porcelaine, dans l'ordre
ci-dessus indiqué.

Onguent Basilicum ou *suppuratif*, autrefois *Tétrapharmacon* , à cause
des quatre médicaments qui le composent.

Poix noire.	}	Faites liquéfier ces substances dans l'ordre
— résine.	Ana 1 p.i	indiqué ; passez à travers un linge ; coulez
Cire jaune.	}	dans un pot, et agitez le mélange jusqu'à ce
Huile d'olive	}	qu'il soit presque refroidi.

Onguent Brun.

Mêlez 1. p. de deutoxide de mercure porphyrisé avec 24 p. d'onguent basilicum. En topique sur les ulcères vénériens.

Onguent Styrax.

Colophane.	4	Faites liquéfier ces substances dans une bassine et dans l'ordre indiqué ; passez, etc.
Résine élémi.		
Cire jaune.	Ana 2	
Styrax liquide.		
Huile de noix.	3	

Onguent d'Arcœus.

Suif de mouton.	4 p.	Faites liquéfier le tout ensemble; passez, coulez et agitez.
Térébenthine	Ana 3	
Résine élémi.		
Axonge.	2	

Onguent solide-épispastique, autrefois Emplâtre épispastique par incorporation ou anglais.

	Doses en été.	Doses en hiver.
Résine jaune.	8 p.	8 p.
Cire jaune.	8	10
Graisse de porc.	8	6
Cantharides nouvelles, en poudre très fine.	8	8

Faites liquéfier les substances dans l'ordre indiqué, et à une douce chaleur; ajoutez la poudre de cantharides; remuez la masse pendant un certain temps afin de dissoudre la cantharidine; retirez le vase du feu, et continuez d'agiter jusqu'à ce que le mélange soit à moitié refroidi; enfin coulez dans des pots, ou malaxez.

Nota. Cet Onguent étendu sur un morceau de peau ou de toile taillé convenablement, n'a pas besoin d'être saupoudré de cantharides pulvérisées pour produire la vésication.

Onguent solide de Ciguë.

Poix blanche.		Faites liquéfier les substances résineuses dans une bassine ; ajoutez la cire et l'huile, puis la poudre; retirez le vase du feu; agitez jusqu'à ce que la masse soit solidifiée, et malaxez.
Résine.	ana 24 p.	
Cire jaune.		
Gomme ammoniaque.	18	
Huile de Ciguë.	6	
Poudre de Ciguë.	24	

Nota. M. Hubert, pharmacien à Caen , obtient un onguent plus coloré et plus odorant, en faisant digérer la poudre de ciguë , pendant 48 heures , avec s. q. d'alcool à 25° B., pour en faire une pâte.

Onguent vert ou *Cire verte*.

Cire jaune.	8 p.	Faites liquéfier ensemble les trois premières
Poix blanche.	4	substances , retirez le vase du feu ; incorporez
Térébenthine.	2	le vert-de-gris porphyrisé, et formez des mag-
Vert-de-gris.	2	daléons.

Cet onguent est très usité en topique , de l'épaisseur d'une feuille de papier , sur les corps et durillons ramollis dans l'eau chaude, et coupés de manière à ce que le sang apparaisse un peu.

Des Emplâtres.

Déf. Les Emplâtres sont des médicaments externes *simples* ou *composés*, de consistance solide, ayant pour base des oxides métalliques et pour véhicule les corps gras, tels que l'huile et l'axonge.

Différence des

Cérats.	Graisses médic.	Onguents.	Emplâtres.
Médicaments mous, capables de se liquéfier à la chaleur de la peau, etc.; ayant pour base la cire et pour véhicule les huiles d'olive ou d'amandes douces.	id. id. Ayant l'axonge pour véhicule.	Médicaments mous ou solides, etc., ayant pour base les résines et pour véhicule les corps gras, tels que l'huile ou l'axonge. Les onguents mous se liquéfient à la chaleur de la peau, comme les cérats et les graisses; les solides prennent la forme des parties sur lesquelles on les applique.	Médicaments solides, etc., ayant pour base les oxides métalliques, et pour véhicule les corps gras; Prenant la forme des parties sur lesquelles on les applique.

Prép. On prépare les Emplâtres par *coction , incorporation* et *malaxation.*

Règl. Les règles à observer dans la préparation des emplâtres sont nombreuses et importantes. Il faut :

1° Prendre des véhicules purs et récents.

2° Préférer l'huile d'olive à l'huile blanche. D'après M. Henry, cette dernière se combine assez bien, mais le produit est moins blanc, se dessèche plus promptement à sa surface, et devient cassant.

3° Parmi les oxides métalliques, prendre ceux de plomb, et parmi ces derniers le protoxide fondu ou *litharge*. La litharge dite *anglaise*, qui ne contient que des atômes de cuivre et de fer, qui donne un emplâtre très consistant et parfaitement blanc, doit être préférée à celle dite de *Hambourg*, qui contient de la silice, du cuivre et du fer en plus grande quantité, et qui donne un produit grisâtre.

4° La litharge doit être porphyrisée, afin que la combinaison ait lieu plus promptement. On activera encore cette dernière en agitant continuellement la masse avec une spatule de bois.

5° Agir à des températures différentes, selon que l'on veut ou que l'on ne veut pas carboniser les corps gras. Dans le premier cas, on agit à feu nu; c'est ainsi que l'on prépare l'*Emplâtre brun* ou *brûlé* (Onguent de la mer); dans le second, le plus ordinaire, on opère au B.-M.

6° Prendre une bassine très évasée et trois fois plus grande au moins qu'elle ne doit l'être pour contenir la totalité des substances, car le mélange augmente considérablement de volume en bouillant, sur-tout quand on agit au B.-M. Le boursoufflement est dû au dégagement de l'acide carbonique de la litharge et à la vapeur d'eau qui s'échappe avec difficulté et soulève la matière emplastique.

7° Mettre de suite assez d'eau pour ne pas être obligé d'en ajouter pendant l'opération, car cette addition est toujours assez dangereuse, et le moment de la faire peut être manqué. Alors il peut arriver que l'eau qu'on ajoute, réduite subitement en vapeurs, en raison de la haute température de la masse, ne projette une certaine quantité de matière sur l'opérateur ; ou bien que l'emplâtre soit brûlé.

8° N'incorporer les substances gommo-résineuses qu'après les avoir purifiées préalablement par l'alcool et réduites par l'évaporation en consistance de miel épais. Le mercure sera *éteint* et ajouté sur la fin de l'opération avec les aromates.

9° Malaxer l'emplâtre quand il est cuit, c'est-à-dire quand le mélange, de rougeâtre qu'il était d'abord, est devenu successivement rosé et parfaitement blanc ; quand on n'aperçoit plus aucune parcelle de litharge ; quand enfin, refroidie dans l'eau, la masse n'adhère pas aux doigts, et qu'il s'en dégage des bulles qui s'élèvent dans l'air.

10° Enfin, il faut malaxer très promptement les emplâtres qui contiennent des substances solubles dans l'eau.

Malaxer un emplâtre, c'est le tirer entre les mains assez de temps pour le rendre plus liant et plus uniforme, et le transformer en cylindres de 4 pouces de longueur, du poids de 1 à 2 onces, appelé *magdaléons*.

PHÉNOM. Les phénomènes qui se passent dans la préparation des emplâtres, sont ceux de la combinaison et de la saponification ; les composants perdent entièrement leurs caractères physiques et chimiques. A la première réaction, dont l'effet a été d'abord le dégagement de l'acide carbonique, en succède une seconde, celle des principes élémentaires des corps gras, l'oléine et la stéarine qui se transforment en acide oléique, stéarique et margarique (ce dernier n'est peut-être qu'un mélange des deux premiers? Henry et Guibourt). Ces acides se combinent avec l'oxide métallique, de là des *oléates*, des *stéarates* ou *margarates de plomb* et le *principe doux* (mélange d'hydrogène, de carbone, d'oxigène de la graisse et d'une certaine quantité des éléments de l'eau) de Schéele, *Glycérine* de M. Chevreul, reste dans l'eau qui a servi à la cuisson de l'emplâtre. On démontre la présence de ce principe doux, en faisant passer dans l'eau un courant de gaz hydrogène sulfuré, filtrant la liqueur et l'évaporant jusqu'à consistance sirupeuse.

Quand on agit à feu nu, les phénomènes sont les mêmes, avec cette différence qu'ils se manifestent plus promptement. De plus il se dégage, pendant l'opération, des vapeurs et des gaz inflammables qui pourraient mettre le feu au mélange si on approchait de la bassine un corps en ignition; il est donc prudent de faire l'*Emplâtre brûlé* pendant le jour. Les vapeurs et les gaz qui se dégagent sont : de la vapeur d'eau, des acides carbonique, acétique et probablement oléique et margarique, de l'huile empyreumatique; du gaz hydrogène carboné et de l'oxide de carbone.

CONSERV. Les Emplâtres, réduits en magdaléons, se conservent dans des endroits ni trop chauds ni trop humides. On les enveloppe dans des feuilles de papier blanc que l'on plie en croix à une extrémité et que l'on pique à l'autre bout, de manière à laisser à nu un espace circulaire; cet espace permet de reconnaître de suite l'emplâtre et les altérations qu'il a pu éprouver. On a encore proposé, pour empêcher leur trop grande dessiccation, sur-tout à la surface, de les recouvrir d'une couche de cire jaune liquéfiée.

PROPR. MÉDIC. Les Emplâtres sont employés comme

fondants, toniques, astringents, etc. Leurs doses dépendent des indications.

Préparation de quelques Emplâtres.

Emplâtres simples.

Litharge porphyrisée.
Huile d'Olive.
Axouge.
} ana 1.
Eau. 2.

Faites bouillir légèrement toutes ces substances dans une bassine non étamée ; agitez ce mélange sans discontinuer, jusqu'à ce que la combinaison ait eu lieu et que l'emplâtre soit cuit ; retirez le vase du feu ; malaxez, et formez avec les masses de quatre onces des cylindres de seize pouces de longueur, que vous partagerez en quatre parties ou magdaléons, en promenant circulairement le tranchant du couteau sur l'endroit que l'on veut couper. La malaxation se fait à l'aide de l'eau froide, afin d'empêcher toute adhérence entre l'emplâtre, le marbre sur lequel on opère et les mains du manipulateur ; on fait ensuite sécher les magdaléons et on les enveloppe de papier.

Emplâtre Diachylum gommé (de διά, avec, et χυλος, suc).

Dans 48 p. d'emplâtre simple, incorporez :

3 p.	Cire jaune.	1 p.	Gomme ammoniaque.
6	Poix blanche.	1	Galbanum.
3	Térébenthine.	1	Sagapénum.
1	Bdellium.		

Emplâtre Diapalme.

Dans 144 p. d'emplâtre simple, liquéfié, incorporez 9 p. de cire blanche, et 4 p. de sulfate de zinc dissous dans un peu d'eau.

Emplâtre de Vigo cum Mercurio.

Gomme ammoniaque.	5 p.	
Bdellium.	5	Mêlez et pulvérisez.
Myrrhe.	5	
Safran.	3.	

D'une autre part.

Mercure.	96 p.	
Styrax liquide.	48	Eteignez le mercure dans
Térébenthine fine.	16	ces trois substances.
Huile volatile de Lavande.	2.	

Enfin :

		Faites liquéfier ces trois substances, incorporez-y
Emplâtre simple.	320 p.	d'abord le mélange pulvérulent, puis le mélange
Cire jaune.	16	mercuriel ; malaxez
Poix-résine.	16	promptement, et conservez.

Emplâtre brun ou brûlé (Onguent de la mère Thècle).

		Faites chauffer les corps gras dans une bassine grande et évasée jusqu'à
Huile d'Olive.	32 p.	ce qu'ils commencent à fumer ; alors incorporez la litharge peu à peu et en
Graisse de Porc.	16	agitant continuellement la masse jusqu'à ce que tout l'oxide ait disparu ; re-
Beurre.	16	tirez le vase du feu, ajoutez, pour aug-
Suif de Mouton.	16	menter la couleur brune, 4 p. de poix
Cire jaune.	16	noire; laissez reposer, passez à travers
Litharge porphyrisée.	16	un linge, et coulez dans un moule de fer-blanc ou de papier.

24° Des Sparadraps.

Déf. On appelle *Sparadraps* ou Toiles à Gautier, du nom de leur inventeur, des morceaux de toile ou de taffetas de plusieurs aunes de longueur, de 4 à 6 pouces de largeur, recouverts des deux côtés ou le plus ordinairement d'un seul côté, de substance emplastique.

Prép. Les Sparadraps se préparent par *liquéfaction* et à l'aide d'un instrument appelé *Sparadrapier*, ou bien en soutenant le tissu sur deux griffes proposées par M. Grammaire, pharmacien à Paris, et fixées sur une table, à distance convenable, au moyen d'écrous.

Le Sparadrapier se compose, 1° d'une planche en chêne, dans laquelle se trouve incrustée à plat une règle de fer, lisse, polie, de deux ou trois lignes d'épaisseur, sur un pied de longueur et un pouce à un pouce et demi de largeur; 2ª d'une autre règle semblable, mais mobile et taillée en biseau sur un de ses côtés, que l'on place sur champ entre deux montants en fer munis d'une vis de pression et placés aux extrémités de la planche de bois.

Les qualités d'un bon Sparadrap sont les suivantes : la composition emplastique doit être uniformément répartie sur toute la surface du tissu; elle ne doit être ni trop molle ni trop sèche, et ne point s'en aller en écailles; elle doit adhérer facilement et permettre au sparadrap d'être enlevé sans douleur et sans laisser après lui des traces d'emplâtres sur la peau.

Conserv. Les Sparadraps doivent être souvent renouvelés. On les conserve roulés et enveloppés de papier, dans des boîtes ou bocaux placés dans des endroits ni trop secs ni trop humides.

Propr. médic. On s'en sert pour contenir les pois dans les cautères, pour maintenir rapprochés les bords des plaies, pour recouvrir quelques plaies légères, etc.

Préparation de quelques Sparadraps.

Sparadrap diapalme.

Emplâtre diapalme. 12 p.
Huile d'Olive. 1
Cire blanche. 1
Térébenthine fine. 2

Faites liquéfier l'emplâtre avec l'huile, et la cire à une douce chaleur, en agitant continuellement; ajoutez la térébenthine, et coulez le mélange, ni trop froid ni trop chaud, sur des bandes de toile neuve, à fil plat, préparés et disposés d'avance sur le sparadrapier ou sur l'appareil de M. Grammaire. Dans ce dernier procédé étendez la masse emplastique à l'aide d'un couteau à lame plate et flexible, semblable à celui dont se servent les broyeurs de couleurs.

Sparadrap Diachylum gommé.

Emplâtre Diachylum gommé. 12 p.
Térébenthine fine. 2

Opérez comme ci-dessus.

Papier à Cautère ou Cire.

Cire blanche.	10 p.	Faites liquéfier les substances ; passez à
Cétine.	5	travers un linge, et coulez sur des feuil-
Résine élémi.	5	les de papier lissé, placées entre les deux
Térébenthine fine.	6	règles du sparadrapier.

De même que pour les Sparadraps, le mélange doit être ni trop chaud, ni trop froid. Il est bon aussi d'avoir eu la précaution d'échauf-fer la règle mobile dans l'eau bouillante, afin que le mélange ne soit pas trop promptement solidifié.

Ce papier est extrêmement commode pour maintenir les pois d'iris dans les cautères. Il est préférable aux feuilles de lierre, que l'on ne peut pas toujours se procurer, qui se dessèchent, se rident sur la peau des malades, et causent de la douleur.

Taffetas vésicant.

(*Pharmacopée raisonnée.*)

Faites fondre 1 p. d'extrait éthéré de cantharides (1), avec 2 p. de cire blanche, et étendez ce soluté sur de la toile cirée de la même manière que pour le sparadrap simple.

Taffetas vésicant perpétuel, de Janin.

Poudre de Cantharides.	2 p.	Incorporez le tout ensemble et
— d'Euphorbe.	1	étendez sur des morceaux de toile
— de Mastic.	6	cirée.
Térébenthine fine.	6	

Taffetas d'Angleterre.

On le prépare en étendant sur des morceaux de taffe-tas noir ou rose, suivant la couleur que l'on veut avoir.

---

(1) Cet extrait, de couleur verte, de consistance butyreuse, d'une propriété vésicante très prononcée, s'obtient en épuisant des cantha-rides nouvelles et pulvérisées par de l'éther sulfurique, retirant ce dernier par la distillation, et faisant évaporer le reste au B.-M., dans une capsule de porcelaine, jusqu'à ce que le résidu cesse de bouillir.

étendus sur des châssis, plusieurs couches du soluté suivant :

Colle de Poisson.   2. p.
Eau.   16
Alcool à 22°.   1

Quand la première couche, faite avec un pinceau, est sèche, on en met une seconde que l'on fait sécher également, puis une troisième, etc., jusqu'à ce que le tissu soit suffisamment chargé; on recouvre ensuite le tout d'une couche mince de teinture concentrée de baume du Pérou noir; on termine par une couche de colle de poisson, et l'on coupe en carrés.

Tout le monde connaît les usages de cette préparation qui, nous n'avons pas besoin de le dire, se fait autant et aussi bien à Paris qu'en Angleterre.

25° Des Savons.

Déf. On appelle *Savons*, des produits résultant de l'action des bases alcalines avec les corps gras ou les résines. De même que les emplâtres, ces différents composés doivent être considérés comme des oléates, des stéarates et des margarates de potasse, de soude, d'ammoniaque, etc.

Les Savons sont *mous* ou *solides*, *solubles* ou *insolubles* dans l'eau. Tous ceux à base de soude sont solides; tous ceux à base de potasse sont liquides. Tous ceux à base de potasse, de soude et d'ammoniaque, sont solubles; tous ceux à base de chaux, de baryte, de strontiane, etc., sont insolubles.

Prép. Les Savons se préparent par *mixtion* et par *combinaison*.

Phénom. Depuis les recherches de M. Chevreul sur les huiles et les graisses, on sait que les éléments de ces substances, traitées par les alcalis, les oxides métalliques, l'eau et la chaleur, se transforment, 1° en *principe doux*; 2° en acides oléique, stéarique et margarique. (*Voyez* Emplâtres.)

Préparation du Savon médicinal.

Le *Savon médicinal* ou *amygdalin* (à cause de l'huile d'amandes douces dont on se sert), se prépare en été ou à la température de 18 à 20°, de la manière suivante : dans une capsule de faïence ou de porcelaine, mettez 21 p. d'huile d'amandes douces ; ajoutez peu à peu (dans l'espace de 24 heures), en agitant continuellement avec une spatule de verre, 1 p. de soude caustique liquide marquant 36° ; continuez d'agiter souvent jusqu'à ce que le mélange ait acquis une consistance de miel épais, que l'union des composants soit intime, et coulez dans des moules de faïence que vous placerez à une douce chaleur, afin que le savon achève de se solidifier. Alors détachez le savon des moules; exposez-le à l'air pendant un mois, temps nécessaire pour que la combinaison soit parfaite, et conservez dans un pot ou un bocal munis de leurs couvercles.

Le Savon médicinal est un médicament stimulant que l'on emploie comme fondant dans les engorgements chroniques, sur-tout dans ceux de l'abdomen ; comme diurétique uni au camphre, au nitrate de potasse, etc. Quant aux savons résineux, les propriétés participent des résines qui les composent.

- Le Savon amygdalin se donne en bols ou pilules, de v à x gr. et plus, par jour. Son emploi dure ordinairement plusieurs semaines (3 ou 4). On l'administre encore en bains, à la dose de ʒij à ʒiv, dans les affections chroniques des viscères ou de la peau, etc.

Nota. Les *Savons de moelle de bœuf, blanc de Marseille, bleu* ou *marbré, vert* ou *noir, de résine, de Starkey; de cire,* dit *Encaustique,* peu ou pas employés en médecine, sur-tout le dernier, se préparent :

| Le premier , avec | { Moelle de bœuf pure. | 2 p. |
| | Soude caustique à 36°. | 1 |

| Le second , avec | { Huile d'Olive. | |
| | Lessive de Soude étendue. | |

| Le troisième , avec | { Savon blanc de Marseille. | |
| | Hydro-Sulfate de fer. | |

| Le quatrième , avec | { Potasse caustique. | |
| | Huile de Chenevis ou de Colza. | |

| Le cinquième , avec | { Résine commune. | |
| | Soude caustique. | |

Le sixième, ou savo- nule, avec	{ Carbonate de potasse, des- séché et pulvérisé.	} Ana. p. e.
	Huile volatile de Térében- thine.	
	Térébenthine fine.	

Le septième , avec	{ Cire jaune.	1250 p.
	Savon blanc.	165
	Carbonate de potasse pur.	125
	Eau chaude.	4000

26°. *Des Bougies*.

Dér. Les Bougies sont de petits cylindres, de longueur, de grosseur et de formes variables, pleins dans leur intérieur, déliés et flexibles, un peu effilés par un bout, et destinés à être introduits dans le canal de l'urètre, en cas de rétrécissement.

Les Bougies sont de deux sortes : *emplastiques* et *élastiques*. Les premières un peu onctueuses au toucher, doivent leur consistance à une préparation emplastique quelconque ; les secondes, non adhérentes aux doigts, lisses et polies à leurs surfaces, doivent leurs qualités à un mélange d'huile de lin rendue siccative à l'aide de la litharge et du Caout-chouc (1).

Aux bougies de *Daran* préparées avec :

Feuilles de Ciguë récentes et contuses.
— de Nicotiane.   id.
Fleurs de Lotier odorant.
— de Millepertuis, de chaque.   2 p.
Huile d'olive.   160.
Graisse.   48

---

(1) Le *Caout-chouc*, *Gomme élastique*, est une substance végétale extrêmement élastique, d'une couleur blonde, quelquefois brunâtre, opaque quand elle est en masse, demi-transparente quand on diminue son volume, imperméable par l'eau et les gaz, etc., dont on a long-temps ignoré l'origine ; et dont La Condamine a parlé le premier en 1736. On sait aujourd'hui qu'il est fourni par l'*hevea guyanensis* d'Au-blet et Lamarck, arbre des forêts de la Guyane française, et qui appartient à la famille des *Euphorbiacées*, J.

Le caout-chouc se trouve dans le commerce, en masses plus ou moins volumineuses et de formes variables. Les unes ressemblent à des poires, à des bouteilles, à des oiseaux, etc. ; les autres offrent l'empreinte de figures, de dessins, de lettres plus ou moins régulières.

Les naturels l'obtiennent à l'aide d'incisions faites sur l'écorce. Ils reçoivent le suc blanc et laiteux sur des moules de terre glaise, le font sécher couche par couche, brisent les moules en terre quand tout est parfaitement sec, et en font sortir les fragments par une ouverture réservée à cet effet.

Jusqu'alors l'industrie n'avait tiré parti que de l'imperméabilité de la gomme élastique ; on l'employait seulement aussi pour enlever les traces de crayon sur le papier, pour fabriquer des vernis, pour enduire du taffetas, faire des instruments de chirurgie, etc. ; mais aujourd'hui on sait tirer parti de son extrême élasticité : MM. Ratier, Guibal et un de nos élèves, M. le docteur Thibaut, sont parvenus à *filer* cette substance. Cette belle découverte paraît devoir donner lieu à de nombreuses applications industrielles et économiques. Déjà on avait fait des bottes, des souliers de caout-chouc ; aujourd'hui on en fait des bas, des chaussons, des ceintures, des bretelles, des bandages, des corsets, etc., etc.

Suif de mouton.	48
Cire jaune.	32
Litharge.	64

on préfère maintenant les *Bougies cirées*, que l'on prépare de la manière suivante : Dans un soluté chaud de cire blanche ou de cire jaune, on plonge des bandes de toile à demi-usée, de trois pieds de long sur huit pouces de large; on coupe ensuite cette toile en bandelettes de huit pouces de long et un peu plus larges (trois lignes de largeur donnent une bougie d'une ligne de diamètre) à une extrémité qu'à l'autre (pour faire les Bougies coniques), ou un peu plus larges dans leur partie moyenne qu'aux extrémités (pour les Bougies à ventre ou à fuseau); on enlève le surplus de la cire à l'aide du couteau; on roule les bandelettes entre les doigts d'abord, sur un petit mandrin en corde à boyau, puis sur une table très unie et légèrement huilée à l'aide d'une planchette de bois dur et poli, et lorsqu'elles sont parfaitement lisses et unies, on coupe le petit bout, on le termine en pointe un peu arrondie cependant, et on les expose à l'air.

Les *Bougies élastiques* se font comme les Sondes. *Voyez* plus bas.

27° *Des Sondes.*

Les *Sondes élastiques* ou de gomme élastique, instruments destinés à être introduits dans la vessie pour en expulser l'urine, qui ne diffèrent des bougies qu'en ce qu'elles sont creuses et ouvertes aux deux extrémités, ne sont autre chose que des tissus en soie supportés par des mandrins en fer (les bougies ont pour mandrin un morceau de corde à boyau), que l'on plonge dans le mélange suivant :

Huile de lin rendue siccative par la litharge. 1 p.

Succin. '/₃

$^1/_3$

Huile de Térébenthine.

Caout-chouc. $^1/_{20}$

Les Sondes retirées du mélange, et celui-ci suffisamment séché à l'air, on en met une seconde couche, une troisième, etc.; on fait successivement sécher chaque couche; avec la pierre-ponce on polit la sonde sur une table, et on la livre ensuite au commerce.

28° Des Pessaires.

Les *Pessaires*, corps dont on se sert en médecine et en chirurgie pour introduire dans le vagin et soutenir la matrice dans le cas de chute ou de relâchement de cet organe, se préparent, comme les sondes et les bougies élastiques, en appliquant des couches successives de la préparation ci-dessus sur des morceaux de drap taillés en cône, en ovale ou en bilboquet, etc., cousus l'un à l'autre et bourrés de crin, de coton cardé ou de laine à leur intérieur.

On fait encore des Pessaires en os, ivoire, etc.

Nota. Les *seringues*, les *urinoires*, les *sondes œsophagiennes*, etc., etc., en gomme élastique, se préparent absolument comme les pessaires, les sondes ordinaires, etc. (1).

---

(1) Tous les instruments *dits* de gomme élastique ne se préparent pas chez le pharmacien; il y a dans Paris des fabricants qui ne s'occupent que de ces sortes de choses et qui les fournissent à un prix assez modéré. Nous recommandons particulièrement à MM. les médecins et chirurgiens la fabrique de M. Daudé, rue des Arcis, n° 22. Bien que M. Daudé soit notre collègue et notre ami, qu'il soit fournisseur des hôpitaux, nous ne recommanderions pas ses produits aux praticiens, si, avec MM. Dupuytren, Boyer, Breschet, Samson, Richerand, Amussat, Dubled, Ségalas, et beaucoup d'autres, nous n'avions reconnu leurs qualités et leur bonne composition. Voici les attestations

29° *Des Éponges préparées.*

Les *Éponges cirées* et *ficelées*, employées encore quelquefois en chirurgie, comme agent mécanique, pour écarter les bords des plaies, se préparent, les premières, en plongeant dans de la cire jaune liquéfiée, des morceaux d'éponges préparées d'avance, c'est-à-dire, bien battues avec un maillet et lavées, pour briser et enlever les pierres, les coquillages contenus, puis séchées et coupées par tranches. Quand ces morceaux d'éponge sont suffisamment imbibés, on les retire et on les comprime entre deux plaques d'étain échauffées pour en faire sortir l'excédant de la cire, et leur donner la forme aplatie qu'ils conservent par le refroidissement.

---

qui lui furent données par les chirurgiens en chef des trois premiers hôpitaux de Paris :

Par M. DUPUYTREN : Les Sondes et Bougies que M. Daudé, ex-pharmacien des hôpitaux civils et militaires, m'a données à l'essai m'ont paru supérieures à celles dont nous faisons habituellement usage dans notre pratique.

Par M. BOYER : Les Sondes et Bougies de gomme élastique, fabriquées par M. Daudé, sont préférables par la flexibilité, la solidité et le poli, à celles que j'ai employées jusqu'à présent, et je pense qu'il serait avantageux pour les malades et pour l'administration des hôpitaux d'accorder à M. Daudé la fourniture de ces instruments.

Par M. RICHERAND : Les Sondes et Bougies de gomme élastique confectionnées par M. Daudé, sont d'une qualité supérieure, et j'estime qu'il serait avantageux aux hôpitaux de lui en accorder la fourniture.

Par M. BRÉCHET, *chargé du service des voies urinaires à l'Hôtel-Dieu* : J'ai employé à l'Hôtel-Dieu les Sondes et Bougies de M. Daudé, et je me plais à déclarer qu'elles sont d'une excellente qualité. J'ai reconnu que leur élasticité et leur souplesse sont supérieures à celles des autres fabricants, et qu'elles ne s'écaillent point ; ce qui permet de conserver plus long-temps la même sonde dans l'urètre, circonstance qui peut devenir une économie réelle dans les grands établissements où ces instruments sont employés.

On prépare les secondes en battant, lavant et faisant sécher ensuite des morceaux d'éponges coupés convenàblement. On les comprime ensuite avec la main, et on en fait des cylindres plus ou moins longs et plus ou moins gros à l'aide d'une ficelle tournée tout autour, et dont les spires sont très rapprochées les unes des autres. On les porte à l'étuve, et on les conserve dans un endroit très sec.

On emploie l'Éponge cirée en mettant un petit morceau dans la plaie que l'on veut dilater. La chaleur ramollit la cire; l'éponge, devenue libre, obéit, reprend ses propriétés élastiques, se dilate, et augmente de volume par l'humidité qui la pénètre.

Pour l'Éponge ficelée, on défait un ou deux tours de la ficelle ; on arrête ce qui reste par un nœud ; on coupe ce qui a été découvert, et on le place dans la plaie. Mèmes phénomènes.

30° *Des Trochisques.*

Déf. Les Trochisques sont des médicaments solides, de forme conique, tétraédrique ou d'un grain d'avoine, formés de substances diverses, mais sur-tout de substances escharotiques ou aromatiques.

Ces médicaments, très peu employés aujourd'hui, se préparent à l'aide de la *trochiscation*, opération qui consiste à réduire en masses plus ou moins volumineuses et de forme conique, des corps réduits en pâte à l'aide de l'eau. La trochiscation sert encore à la pulvérisation de certaines substances. Elle s'exécute de la manière suivante : on met le corps réduit en pâte dans un entonnoir de verre fixé dans un manche préparé exprès, c'est-à-dire muni d'un pied assez élevé pour que le bec de l'entonnoir ne touche pas le plan sur lequel on opère. En imprimant des mouvements à tout l'appareil, l'espace compris entre le plan et l'entonnoir, permet à la pâte contenue dans ce dernier de tomber par portions dont le volume est à peu près égal et la forme conique. On reçoit les trochisques sur des feuilles de papier, et on les porte à l'étuve pour en opérer la dessiccation.

Préparation de quelques Trochisques.

Trochisques escharotiques. Deutochlorure de mercure. 4 p. Oxyde de plomb rouge. 2 Mie de pain tendre. 16 Eau distillée. 1

Triturez ensemble dans un mortier de gayac le sublimé et le minium; incorporez la mie de pain et l'eau distillée; faites du tout une masse homogène que vous diviserez en petites parties, de la forme d'un grain d'avoine, et que vous ferez sécher.

On employait un ou deux de ces trochisques pour ouvrir un bubon vénérien, une plaie fistuleuse, etc.

Trochisques odorants ou Clous fumants.

Benjoin en poudre. 16 p. Faites un mucilage avec les gommes et l'eau; incorporez-y les poudres, et divisez la masse molle et ductile en trochisques plus ou moins gros, de forme conique dans leurs parties supérieure et moyenne, de forme de trépied à leur base.

Baume de Tolu id. 4
Santal citrin id. 4
Labdanum vrai id. 1
Charbon de Tilleul id. 18
Nitrate de Potasse id. 2
Gomme adragante id. 1
— arabique id. 2
Eau de Cannelle. 12.

Ces trochisques, que l'on allume par la partie supérieure, servent à embaumer les appartements. Les rues et les boulevards de Paris sont encombrés aujourd'hui d'individus qui vendent ces sortes de pastilles.

MÉDICAMENTS MAGISTRAUX INTERNES.

31º Des Boissons des malades.

A. Des Tisanes et Apozèmes.

Déf. Malgré son étymologie, πτισάνη, *orge mondé*, on entend généralement par *Tisane*, l'eau ordinaire très peu chargée de principes médicamenteux ; l'*Apozème*, au contraire, du mot ἀποσέμα, *décoction*, est le même liquide, mais beaucoup plus chargé de principes actifs. L'Apozème n'est pas, comme la Tisane, destiné à la boisson habituelle des malades ; il est beaucoup plus actif et s'administre en trois où quatre fois dans le courant de la journée, à des heures indiquées par le médecin ; la Tisane se prend à toute heure, peu à la fois et souvent, et dispose le malade à d'autres médications, si même elle ne contribue pas seule à sa guérison. Malgré les grandes différences qui existent entre ces deux prépara-tions que nous confondons, sous le nom générique de *Boissons*, avec les *Bouillons médicinaux*, les *Limonades*, les *Hydromels*, les *Bières médicinales*, le *Petit-Lait*, etc., etc., ces distinctions ne sont pas toujours admises dans la pratique où tel médecin appelle *Tisane* ce qui est un *Apozème* pour tel autre, *et vice versá*.

B. Des Bouillons médicinaux.

Déf. On appelle ainsi les Tisanes préparées avec des substances animales. Il y en a de deux sortes : des *simples* et des *composés*.

C. Des Limonades.

Déf. On donne le nom de *Limonade* à toute boisson

BOISSONS, 147

agréable, ordinairement acidule et peu médicamenteuse. Il y a des *Limonades végétales*, *minérales*, *vineuses*, *purgatives*, *cuites*, etc.

D. *Des Hydromels.*

Déf. Les Hydromels, comme leur nom l'indique, ne sont autre chose que de simples solutés de miel dans l'eau. Les uns sont simples, les autres ont fermenté et sont dits *vineux*.

E. *Des Oxicrats.*

Déf. On appelle *Oxicrat* un mélange d'eau et de vinaigre édulcoré ou non avec du sucre ou du miel.

F. *Des Hydrogalats.*

Déf. On donne ce nom à des mélanges d'eau et de lait, dans des proportions de 4, 8 ou 12 p. de lait, pour 28, 24 ou 20 p. d'eau.

G. *Des Hydro-alcoolés.*

Déf. Les Hydro-alcoolés sont de simples mélanges d'eau et d'acool rectifié, dans les proportions d'une p. d'alcool et 30 p. d'eau.

H. *Des Bières médicinales.*

Déf. On appelle *Bière médicinale* la Bière ordinaire chargée de principes médicamenteux. Ces boissons sont de deux sortes : *simples* et *composées*.

Prép. Les boissons des malades se préparent de plusieurs manières :

1° Par *macération*, quand on a affaire à des substances contenant de l'amidon outre les principes solubles, comme les *racines de guimauve*, de *grande consoude* ; une huile volatile âcre, comme la *racine de réglisse* ; un principe astringent, comme la *casse*, qui sont entraînés

10.

par la décoction et qui donnent des produits de mauvaise qualité;

2° Par *infusion*, quand les composants sont aromatiques et qu'ils cèdent facilement leurs principes médicamenteux, tels que les *fleurs*, les *feuilles*, etc. On
peut également traiter par infusion la *casse*, la *racine de
réglisse*, etc.;

3° Par *décoction*, dans tous les cas opposés au précédent, et quand on a à traiter des substances qui cèdent
difficilement leurs principes médicamenteux, ou bien
lorsqu'à l'aide des principes solubles dans l'eau, on veut
en avoir d'autres qui n'y sont pas solubles. On traite
par décoction le *riz*, l'*orge*, le *jalap*, le *polygala*, le
gayac, etc.;

4° Par *solution*, quand les substances sont isolées de
tout corps étranger et qu'elles se dissolvent facilement
dans l'eau; telles sont les *gommes*, les *mannes*, les
miels, etc.;

5° Enfin par *mixtion*, quand les composants sont
liquides.

Doses des Composants, établies d'une manière générale.

Pour Eau.	℔ij ℥ij (1).	2 livres 2 onces.
Substances animales.	℥ij à ℥iv.	2 à 4 onces.
Acides minéraux. — végétaux.	} q. s. pour avoir une agréable acidité :	
Racines, Espèces racines. Écorces, Pulpes peu actives. Tiges, Bois.	} ℥ß à ℥j.	1/2 once à 1 once.
Fruits, Espèces fruits.	℥j à ℥ij.	1 à 2 onces.
Feuilles, Espèces feuilles. Semences, Espèces semences. Écorces actives. Racines actives.	} ʒij à ʒiv.	2 à 4 gros.

(1) On ne met qu'une livre deux onces d'eau pour les apozèmes.

Fleurs, Espèces fleurs.
Feuilles très actives.   } ℥ß à ℥ij. 1/2 gros à 2 gros.

Doses des Édulcorants, établies d'une manière générale.

Sirop.
Mellites.   } ℥ij à ℥iij. 2 à 3 onces.
Oximellites.
Racines de Réglisse.   ℈ij à ℈iv. 2 à 4 gros.
Miel.   ℥j à ℥ij, 1 à 2 onces.
Sucre. q. v.

Doses des Aromates, établies d'une manière générale.

Huiles volatiles.   ij à vj gouttes.
Teintures alcooliques.   ℥ß à ℥ij. 1/2 gros à 2 gros.
Eaux distillées.   ℈ij à ℈iv. 2 à 4 gros.

RÈGL. 1° Prendre des substances animales fraîches, peu sapides et préparées d'avance convenablement; ainsi on coupe la tête des vipères et des grenouilles, on enlève leurs intestins, on conserve le cœur et le foie de la vipère, on écorche la grenouille, et on la divise par morceaux ainsi que les autres animaux; on sépare les colimaçons de leurs coquilles en les jetant dans l'eau bouillante, et on les lave; on coupe par morceaux la chair des tortues séparées du carapace et du plastron; on écrase les écrevisses dans un mortier de marbre; on lave le mou de veau; on sépare le col, les intestins et la graisse du poulet, etc.;

2° Les substances animales, ainsi que le lichen, la mousse de Corse, etc., doivent bouillir longuement, lentement et dans des vases clos, afin d'en extraire toutes les parties gélatineuses;

3° Les acides dont on se sert pour les limonades doivent être parfaitement purs;

4° Toutes les substances végétales doivent être mondées, incisées et lavées préalablement, du moins quelques-unes. Ainsi on lave à l'eau bouillante ou mieux on jette le premier décocté de l'orge mondé, du chiendent, contenant un principe âcre provenant de leur enveloppe extérieure;

5° On proportionnera la durée de l'opération et la quantité d'eau à la nature de la substance. C'est ainsi que pour faire la *Tisane de gayac*, on emploiera trois livres d'eau au lieu de deux que l'on réduira à cette dernière quantité par la décoction; tandis que pour les *Tisanes de douce amère, asperges*, etc., qui ne demandent que quelques minutes d'ébullition, il n'en faudra que deux livres et une ou deux onces;

6° Déterminer le mode opératoire d'après les propriétés que l'on veut donner à la boisson. Je suppose une tisane de *colombo* : est-il indifférent de la préparer par infusion ou par décoction? Non certainement. L'infusé de colombo est franchement tonique et amer ; son décocté, au contraire, tenant en solution une certaine quantité d'amidon qui masque le principe amer, est émollient et légèrement tonique. Il en est de même du *lichen d'Islande*, du *quinquina*, de l'*absinthe*, etc. L'infusé ou le léger décocté du premier est très amer et peu mucilagineux ; son décocté est tout-à-fait gélatineux. On augmente encore les propriétés émollientes du lichen, si, comme l'ont conseillé Berzélius et Westrumb, on le fait macérer pendant vingt-quatre heures dans le soluté alcalin dont nous avons parlé dans le premier volume, page 89, avant de le faire bouillir. L'infusé de quinquina est plus clair, plus actif, plus tonique que le décocté qui se trouble et précipite, par le refroidissement, un mélange d'amidon et de tannin ; et le rouge cinchonique plus soluble à chaud qu'à froid. On augmentera également les propriétés du quinquina, si dans un infusé on ajoute un acide qui dissoudra la quinine et la cinchonine. Enfin l'infusé d'absinthe, contenant l'huile volatile de la plante, est tonique et stimulant tout à la fois ; le décocté, qui en est privé, est simplement tonique et amer. Toutes ces considérations sont de la plus haute importance en thérapeutique et dans l'art de formuler ;

7° Quand, dans une boisson, il entre des substances aromatiques et des substances inodores, il faut réunir l'infusion à la décoction ; il faut aussi, dans une boisson composée, soumettre les substances à l'action du liquide dans l'ordre de leur insolubilité, et faire macérer celles qui cèdent difficilement leurs principes médicamenteux avant de les faire bouillir ;

8° On clarifie les boissons en les filtrant au papier, ou en les passant à travers un blanchet et les laissant déposer ;

9° Les bouillons ne doivent être passés que lorsqu'ils sont presque totalement refroidis, afin de séparer la graisse qui les surnage. On arrive encore au même but en les versant encore chauds sur un tamis de soie que l'on a plongé dans l'eau froide un instant auparavant ;

10° On ne doit ajouter qu'à la fin de l'opération, après le repos et la décantation, les sels, les acides, les sirops, les aromates qui font partie des boissons.

CONSERV. De même que tous les médicaments magistraux, les boissons des malades devant être consommées dans les vingt-quatre heures ; leur conservation est extrêmement simple et facile. Il suffit de les renfermer dans des vases de verre, de faïence ou de porcelaine, et de les placer dans des lieux frais ou chauds, selon la température à laquelle on doit les employer.

PROPR. MÉDIC. La Tisane et ses congénères sont les médicaments les plus employés, ceux auxquels s'adressent le riche comme le pauvre, et sur lesquels l'expérience a prononcé depuis long-temps. Disons plus, disons que bien souvent les dérangements de santé se gué-

rissent par la simple administration d'une boisson appropriée. Les propriétés de ces agents thérapeutiques
dépendent probablement autant et même plus de l'eau
qui leur sert de véhicule, que des substances avec lesquelles on les a composés. En effet, absorbée, portée
dans le torrent de la circulation, administrée tantôt
chargée d'une grande quantité de calorique, tantôt à
la température ordinaire, l'eau a nécessairement des
avantages réels. Elle se mêle au sang, l'allonge, diminue
ses propriétés irritantes, etc.

L'homme en santé est un second Molière, un incré-
dule en médecine; il plaisante, il rit de la faculté.
Éprouve-t-il la plus légère indisposition? partout il demande des secours, il veut qu'on s'occupe de lui, qu'on
le traite, il a confiance dans tous les médicaments. Un peu
de repos, la diète, la nature pourraient être son médecin; mais il lui faut des drogues. C'est pour satisfaire à
son imagination, pour s'accoutumer à ses idées, que
l'homme de l'art formule une boisson légère, afin d'occuper cet esprit fort, en santé, mais bien faible dans
le cas contraire : c'est pour tromper son appétit, le diminuer même, qu'il lui fait prendre un soluté de gomme,
un décocté de riz, d'orge, etc.

Cependant les Boissons n'ont pas toujours un avantage
aussi simple. Elles en ont un autre, très précieux, celui
de gagner du temps et de donner à la nature la force de
ramener l'économie à son état normal.

Les Boissons des malades doivent être légères, simples et autant agréables que possible. Elles doivent encore être édulcorées et aromatisées au goût des personnes.

La température des boissons, leurs quantités, l'espace de temps qui doit s'écouler entre chaque fois
qu'on les donne aux malades, sont des choses plus

importantes qu'on ne pourrait le penser d'abord, et qui varient selon les médications que l'on a à remplir. On donne des boissons froides, quelquefois à la glace, dans toutes les violentes inflammations, autres que celles des voies de la respiration ou de la peau, dans toutes les fièvres aiguës accompagnées d'un sentiment de chaleur brûlante à la peau et très apercevable au toucher. Les Boissons très froides font souvent cesser les vomissements spasmodiques; les boissons tièdes au contraire facilitent le vomissement; les premières sont toniques et diurétiques; les secondes provoquent la sueur (1). La température des boissons chaudes, qui agissent comme sudorifiques (les froides agissent encore en absorbant la chaleur intérieure de nos tissus), ne doit pas dépasser celle du corps (3o ou 33°); elles doivent même être au-dessous, et souvent *tièdes*. Ces dernières conviennent dans toutes les phlegmasies. Une Boisson très froide et une autre très chaude agissent de la même manière, en augmentant l'irritation.

La quantité des boissons est subordonnée à la soif existante, à l'idyosyncrasie des sujets et à la nature de la maladie. Une pinte de boisson suffit ordinairement pour les vingt-quatre heures; mais il y a des malades qui en consomment jusqu'à cinq et six : on les administre ordinairement par petites tasses, souvent répétées, et à des intervalles qui ne peuvent être rigoureusement déterminés que par le médecin. On sait seulement qu'une

---

(1) La plupart des autres médicaments mous, solides ou liquides, tels que les *poudres*, les *sirops*, les *potions*, les *loochs*, les *juleps*, les *émulsions*, etc., se donnent à la température ordinaire, sur-tout ceux qui renferment des substances volatiles. Cependant, disons encore, qu'en général, les *lavements*, les *lotions*, *fomentations*, *injections*, *gargarismes*, etc., s'administrent tièdes.

boisson médicamenteuse se prend habituellement une heure avant et deux heures après les repas permis aux malades.

Il y a autant d'espèces de boissons médicinales que nous avons admis de genres différents d'agents thérapeutiques. Les unes sont *amères, astringentes, stimulantes, diurétiques*, etc., etc.; les autres *fébrifuges, antispasmodiques, émollientes, sudorifiques, laxatives*, etc., etc.

Préparation de quelques Boissons.

Nota. *Voyez* les formules pour un plus grand nombre d'exemples.

Tisanes. 1° *Par macération.*

Tisane de Guimauve.	Racine de Guimauve.	℥j, 1 once.
	Eau commune.	℔ij, 2 livres.
	Sirop de sucre.	℥ij, 2 onces.
	Eau de fleurs d'Oranger.	℥ij, 2 gros.

Faites macérer la racine de Guimauve, sèche ou fraîche, mondée et coupée par petits morceaux, dans l'eau pendant 2 ou 3 heures; ajoutez le sirop et l'eau distillée.

2° *Par infusion.*

Tisane de Menthe poivrée.	Feuilles de Menthe poivrée.	℥j, 1 gros.
	Eau bouillante.	℔ij, 2 livres.
	Sirop de Menthe.	℥ij, 2 onces.

Faites infuser pendant un quart d'heure la Menthe dans l'eau; passez, et ajoutez le sirop.

3° *Par décoction.*

Tisane de Gayac.	Bois de Gayac râpé.	℥i, 1 once.
	Eau.	℔iij, 3 livres.
	Sirop de Salsepareille.	℥ij, 2 onces.

Faites bouillir le Gayac dans l'eau jusqu'à réduction de deux livres; passez; laissez déposer; décantez, et ajoutez le sirop.

4° *Par solution.*

Tisane de Gomme.	Gomme arabique concassée.	℥j, 1 once.
	Eau tiède.	℔ij, 2 livres.
	Sirop de fleurs d'Oranger.	℥ij, 2 onces.

Faites fondre la Gomme ; passez, et ajoutez le sirop.

Nota. La Gomme sera préalablement lavée à l'eau froide, afin d'enlever les corps étrangers qui peuvent la salir, et les principes amers qu'elle peut contenir. On préfère aussi la Gomme entière, car la pulvérisation y développe souvent un principe âcre et acide.

Eau de Chaux.

On prépare l'Eau de chaux en agitant de temps en temps pendant 24 heures et dans un local fermé, 1 p. de chaux hydratée ou *éteinte* dans 20 p. d'eau, laissant déposer et jetant l'eau qui surnage, comme trop alcaline et contenant du sous-carbonate de potasse provenant des cendres qui se sont attachées à la chaux pendant sa calcination ; on remplit le bocal ; on agite de nouveau ; on laisse déposer et on décante, au besoin, en ayant toujours le soin de remplir et de bien boucher le bocal, car l'acide carbonique de l'air se combine à la chaux, et forme un carbonate qui apparaît sous forme de pellicule à la surface du liquide.

La première eau, qui a été jetée, s'appelle *Eau de chaux première;* l'autre, qui est toujours identique, *Eau de chaux seconde.*

L'Eau de chaux ne contient que 1/750° de son poids de chaux ou un 4/9° de grain par once. Elle est transparente, inodore, d'une saveur âcre et urineuse, et très employée comme réactif en chimie. En médecine, elle convient dans les maladies de poitrine, dans les diarrhées, les calculs d'acide urique, les empoisonnements par les acides et l'oxide arsenieux. Le traitement de Dehaen, contre les calculs vésicaux, consiste à donner soir et matin ℥j ou ℥ij d'Eau de chaux dans ℥iv de lait, et, une ou deux heures avant le dîner, 3 ou 4 pilules de savon de v gr. Enfin, le soir, en se couchant, on prend de ʒij à ʒj de sirop de pavot blanc.

M. Hempel a vanté l'Eau de chaux dans les ulcérations de la matrice; mais Desormeaux, MM. Villeneuve, Sédillot et beaucoup d'autres, croient que les éloges donnés à ce médicament sont exagérés.

L'Eau de chaux se donne coupée au quart ou à la moitié avec du lait, un soluté de gomme, un macératé de racine de guimauve, ou tout autre liquide émollient.

A l'extérieur, unie à l'huile, on l'emploie sous forme de liniment. (*Voyez* Liniment calcaire.) Elle sert encore à préparer l'*Eau phagédénique*. (*Voyez* Lotions.)

Eau de Goudron.

Mettez dans une cruche 2 p. de Goudron du nord; versez par-dessus 20 p. d'eau; agitez souvent le mélange avec une spatule pendant 24 heures; jetez la première eau; remplacez-la par de nouvelle; agitez, et filtrez au bout d'un mois.

Ce liquide est un peu acide, aromatique, et chargé d'$\frac{1}{4}$ de grain par once de ce que l'on a appelé, dans ces derniers temps, *pyrothonide*, principe mixte, coloré et en partie altéré par le feu.

L'Eau de goudron convient dans les catarrhes vésicaux et pulmonaires, certaines maladies de la peau, le scorbut, etc. On la donne à l'intérieur à la dose de ʒij à ʒiv (2 onces à quatre onces) dans ℔j (1 livre) de lait ou tout autre liquide émollient. M. Dupuytren l'a administrée avec succès en injection dans le canal de l'urètre, contre les catarrhes vésicaux et urétraux.

Eau camphrée.

L'Eau camphrée, peu usitée aujourd'hui, se prépare en agitant dans de l'eau du camphre précipité de sa solution alcoolique. Un gr. de camphre, à peu près, se dissout par once de liquide.

On prépare également par solution les Eaux chargées d'éther, d'huile volatile ou d'huile animale de Dippel.

Apozèmes. 1° *Par macération.*

Apozème purgatif.	Séné mondé.	℥ij,	2 gros.
	Tamarin.	℥ß,	½ once.
	Eau.	℔j,	1 livre.
	Sirop de Nerprun.	℥j,	1 once.

Faites macérer le séné et le tamarin dans l'eau ; passez et ajoutez le sirop. A prendre en trois ou quatre fois dans la journée.

Tisane royale.	Séné mondé.	℥iv,	4 gros.
	Sulfate de soude.	℥iv,	4 gros.
	Anis.	℥j,	1 gros.
	Coriandre.	℥j,	1 gros.
	Cerfeuil récent.	℥iv,	4 gros.
	Pimprenelle récente.	℥iv,	4 gros.
	Citron n° 1.		
	Eau froide.	℔ij,	2 livres.

Incisez le cerfeuil et la pimprenelle ; coupez le citron par tranches ; mettez le tout dans un pot avec l'anis, la coriandre, le séné, le sel et l'eau, et filtrez après 24 heures de macération.

2° *Par infusion.*

Apozème antiscorbutique.	Cresson.		
	Cochléaria.	Ana ℥ß, ½ onc.	
	Raifort sauvage.		
	Eau bouillante.	℔j,	1 livre.
	Sirop de Gentiane.	℥j,	1 once.

Faites infuser toutes les plantes, lavées, mondées et contusées ; passez, et ajoutez le sirop. A prendre en trois ou quatre fois.

Apozème fébrifuge.	Kina jaune concassé.	℥ß,	½ once.
	Eau bouillante.	℔j,	1 livre.
	Sirop de sulfate de quinine.	℥jß,	1 once ½.

Faites infuser le quinquina dans l'eau pendant une demi-heure ; passez à travers un linge et ajoutez le sirop. A prendre en trois ou quatre fois.

3° *Par décoction et infusion.*

Apozème astringent.	Écorce de chêne.	℥j, 1 once.
	Eau.	℔jß, 1 livre ¹/₂.
	Roses rouges.	ʒj, 1 gros.
	Sirop d'écorces de Grenades.	℥j, 1 once.

Faites bouillir l'écorce de chêne dans l'eau jusqu'à réduction d'une livre ; faites infuser les roses, passez, et ajoutez le sirop. A prendre en trois ou quatre fois.

Décoction blanche.	Corne de cerf calcinée et porphyrisée.	ʒj, 1 gros.
	Sucre cassé.	℥vj, 6 gros.
	Gomme arabique pulvérisée.	ʒiv, 4 gros.
	Eau de fleurs d'oranger.	℥j, 1 gros.
	Eau bouillante.	℔j, 1 livre.

Triturez ensemble dans un mortier de marbre la corne de cerf, le sucre et la gomme ; étendez le tout dans l'eau bouillante ; donnez quelques bouillons ; passez avec expression, et ajoutez l'eau de fleurs d'oranger.

Ce médicament, dans lequel on ajoute quelquefois x, xv ou xxx gtes de vin d'opium composé, convient sur-tout dans les diarrhées et les dysenteries. Il doit avoir la couleur et la consistance du lait et être agité chaque fois qu'on en donne aux malades, afin de répartir dans toute la masse la corne de cerf qui dépose très souvent au fond de la bouteille.

La gomme est généralement préférée à la mie de pain qui entrait autrefois dans cette préparation.

Bouillons.

Bouillon de Veau.	Chair de Veau.	4 p.
	Eau.	24

On coupe la chair par morceaux ; on la fait bouillir dans l'eau jusqu'à ce que le veau soit cuit ; on laisse refroidir, et l'on passe.

On prépare de la même manière les bouillons de Poulet, de Tortue de Colimaçons, de Grenouilles, d'Écrevisses, etc.

Bouillon aux Herbes.	Oseille récente.	℥iv, 4 onces.
	Feuilles de Laitue.	℥ij, 2 onces.
	— de Poirée.	℥j, 1 once.
	— de Cerfeuil.	℥j, 1 once.
	Eau.	℔jß, 2 livres ¹/₂.
	Sel marin.	℥ß, ¹/₂ gros.
	Beurre frais.	

Lavez et coupez les plantes ; faites-les cuire dans l'eau ; ajoutez le sel et le beurre, et passez à travers un linge.

Ce bouillon est rafraîchissant et laxatif.

Limonades.

Limonade végétale
{
Acide tartrique ou citrique. ℈j, 1 gros.
Sucre. ℥ij, 2 onces.
Eau. ℔ij, 2 livres.
Alcoolat de citrons. ℈j, 1 gros.
}

Faites dissoudre l'acide et le sucre dans l'eau ; ajoutez l'alcoolat, et filtrez.

Idem ou Citronade.
{
Citrons nº 2.
Sucre. ℥ij, 2 onces.
Eau bouillante. ℔ij, 2 livres.
}

On coupe les citrons par tranches ; on les met dans un pot de faïence muni de son couvercle ; on verse par dessus l'eau bouillante, on couvre le vase ; on passe à travers une étamine après une heure d'infusion, et on ajoute le sucre.

On prépare de même l'*Orangeade*.

Limonade minérale.
{
Acide minéral sulfurique, nitrique, hydrochlorique, ou phosphorique. ℈ß à ℈j, ¹/₂ gros à 1 gros.
Eau. ℔ij, 2 livres.
Sucre. ℥ij, 2 onces.
}

Faites dissoudre l'acide et le sucre dans l'eau.

Limonade purgative.
{
Tartrate acidule de potasse soluble. ℥ß à ℥ij, ¹/₂ once à 2 onces.
Eau. ℔ij, 2 livres.
}

Faites dissoudre, et filtrez.

Limonade vineuse.
{
Eau. ℔iß, 1 livre ¹/₂.
Sirop tartrique. ℥ij, 2 onces.
Vin de Bourgogne. ℔ß, ²/₁ livre.
}

Hydromel.

Hydromel simple.
{
Miel pur. ℥ij, 2 onces.
Eau. ℔ij, 2 livres.
}

Dissolvez, et passez.

OXICRATS.

Oxicrat. Mêlez.	{ Eau. { Vinaigre.	℔ij, 2 livres. ʒij, 2 onces.

Idem. Mêlez.	{ Eau. { Oximel simple.	℔ij, 2 livres. ʒij, 2 onces.

HYDROGALAT.

Hydrogalat. Mêlez.	{ Eau. { Lait.	℔iß, 1 livre et 1/2. ℔ß, 1/2 livre.

HYDRO-ALCOOLÉ.

Hydro-Alcoolé. Mêlez.	{ Eau. { Alcool à 35°.	30 p. 1

BIÈRES MÉDICINALES.

PRÉP. On les prépare par *macération.*

RÈGL. 1° Toutes les substances doivent être incisées ou concassées;

2° La Bière doit être nouvelle.

La Bière est un liquide fermenté dont l'usage est extrêmement répandu en France, où on la considère comme boisson d'agrément; en Flandre, en Allemagne, en Angleterre, où elle sert de boisson journalière.

La préparation de la Bière consiste à faire subir la fermentation vineuse à un décocté d'orge préalablement germée, séchée et moulue; à renfermer le liquide dans des tonneaux; à ajouter, pour sa conservation et en relever la saveur, une certaine quantité de houblon, et à le conserver ensuite dans de petits tonneaux de bois ou dans des bouteilles.

Les Bières sont plus ou moins colorées, plus ou moins légères, plus ou moins mousseuses; selon que le décocté d'orge est plus ou moins concentré, qu'il a plus ou moins fermenté. En France, les Bières sont plus légères, plus mousseuses que celles de Flandre et du nord de l'Allemagne.

Préparation de quelques Bières.

Bière de Quinquina.	Quinquina jaune concassé.	1 p.
	Bière nouvelle.	32
	Alcool rectifié.	1

Arrosez le Quinquina avec l'alcool : ajoutez la bière ; faites macérer pendant quatre ou cinq jours, et filtrez. A prendre trois ou quatre tasses par jour.

–Bière de Mutis.	Quinquina jaune pulvérisé.	1 p.
	Sucre.	8
	Eau.	100

Laissez fermenter pendant quatre ou cinq jours, et filtrez. Trois ou quatre tasses par jour.

Bière de Mutis réformée.	Teinture de Quinquina.	24 p.
	— de Cannelle.	2
	— de Muscade.	1
	Bière nouvelle.	768

Mêlez et filtrez. A prendre deux ou trois verres par jour.

Bière anti-scorbutique, ou Sapinette.	Raifort sauvage, récent et coupé.	2 p.
	Feuilles récentes de Cochléaria.	1
	Bourgeons de Sapin concassé.	1
	Alcoolat de Cochléaria.	2
	Bière nouvelle.	32

Faites macérer le tout pendant 4 ou 5 jours, et filtrez. 3 ou 4 verres par jour.

I. Petit-lait clarifié.

DÉF. et DESC. Le *Petit-lait clarifié*, ou sérum du lait séparé des parties caséeuse et butireuse à l'aide d'un acide végétal ou minéral, de la présure (1), ou bien encore de l'action de l'air et de la chaleur atmosphérique,

(1) Lait caillé, salé et desséché, que l'on trouve dans l'estomac des jeunes veaux qui tètent encore, qui a une forte odeur d'aigre, qui contient de l'acide acétique, etc., etc., dont on se sert pour faciliter la coagulation du lait dans la fabrication des fromages.

est un liquide transparent, d'une couleur jaune-ver-
dâtre, d'une odeur fade, nauséeuse, quand il est encore
chaud, presque inodore après le refroidissement; d'une
saveur douce, sucrée et agréable, etc.

Prép. Dans un poêlon d'argent, de faïence, de porcelaine ou de cuivre étamé, on fait chauffer une quantité donnée de lait; au moment de l'ébullition, quand
le liquide s'est boursouflé, on y verse par pinte une
cuillerée à bouche de vinaigre; on agite le mélange avec
la cuillère pour faciliter la première coagulation des
matières caséeuse et butyreuse; on retire le vase du feu,
on sépare le coagulum (composé insoluble d'acide et
de caséum), et on passe le sérum à travers un linge
ou un tamis. C'est là le Petit-Lait des hôpitaux et de
beaucoup d'autres malades de la ville, de ceux sur-tout
qui le préparent eux-mêmes. Mais ce sérum contient
encore une assez grande quantité de matière caséeuse. Les
pharmaciens la lui enlèvent, non encore en totalité cependant, de la manière suivante : ils battent un blanc d'œuf
dans à peu près un verre d'eau; le mêlent peu à peu
avec le sérum; remettent celui-ci sur le feu; coagu-
lent l'albumine à l'aide de l'ébullition, et jettent le tout
sur un filtre de papier préalablement lavé à l'eau bouillante.

Il y a quelques précautions à prendre dans cette préparation. Si la
quantité d'acide employé est trop faible, la coagulation n'est pas complète; si elle est trop grande, le Petit-Lait est acide, ou bien n'est pas
transparent, car une portion de matière caséeuse se trouve tenue en suspension. Aussi quelques pharmaciens préfèrent-ils la présure à l'acide
acétique. xv gr. de celle-ci délayée dans une cuillerée d'eau, mêlée à
une pinte de lait, suffisent pour coaguler ce dernier placé d'ailleurs sur
des cendres chaudes

Le Petit-Lait est rafraîchissant et légèrement laxatif. On en donne de
une à deux livres par jour. On peut augmenter ses propriétés en y ajoutant quelques substances plus ou moins actives. Il doit être pris
dans la journée, car il retient encore une certaine proportion de ma-

tière caséeuse qui ne tarde pas à en troubler la transparence et à le rendre acide.

Petit-Lait factice.

Le Petit-Lait factice, souvent employé et préféré par quelques praticiens, se prépare avec les mélanges suivants :

1° Poudres.

Hydrochlorate de soude.	℥jß, 1 once et 1/2.
Nitrate de potasse.	℥j, 1 once.
Sulfate acide d'Alumine.	ʒj, 1 gros.

2° Sirops.

Sirop de Nerprun.	
Vinaigre distillé.	ana, ʒiij, 3 gros.
Sirop de Guimauve.	℥vj, 6 onces.

Doses pour une pinte de Petit-Lait.

Eau distillée.	℔ij, 2 livres.
Mélange sirupeux.	ʒvj, 6 gros.
Mélange salin.	ʒiß, 1 gros et 1/2.

Mélangez le tout.

Faites dissoudre les sels ; ajoutez le mélange sirupeux, et filtrez.

Petit-Lait émétisé	Petit-Lait clarifié.	℔j, 1 livre.
	Émétique.	gr. ß

A prendre en trois ou quatre fois dans la journée, comme léger purgatif.

Petit-Lait tempérant.	Petit-Lait clarifié,	℔j, 1 livre.
	Sirop de violettes,	℥j, 1 once.

A prendre dans la journée.

	Séné mondé.	
	Sulfate de Soude.	ana ʒj, 1 gros.
Petit-Lait anti-laiteux	Fleurs de tilleul.	
de Weisse.	— d'Hypericum.	ana Əj, 1 scrupule.
	— de Sureau.	
	Sérum clarifié et bouillant, ℔j, 1 livre.	

I 1.

Mettez toutes les substances dans un pot de faïence muni de son couvercle ; versez le sérum par dessus , et passez à travers un linge après trois ou quatre heures d'infusion. A prendre en quatre fois dans la journée, comme sudorifique et purgatif , chez les femmes en couche.

J. Des Émulsions.

Déf. Les Émulsions, de *Émulgere'*, sont des liquides lactiformes , préparés avec des huiles fixes, un baume, une résine ou une gomme-résine , et une intermède mucilagineux ou parenchymateux.

Les Émulsions sont de deux sortes : *vraies, huileuses* ou *végétales; fausses* ou non *huileuses*. Les premières se préparent avec toutes les graines oléagineuses , dites *émulsives ;* les secondes avec les résines, gomme-résines, etc. Celle que l'on fait avec les amandes-douces , porte ordinairement le nom de *Lait d'amandes*.

Prép. On prépare les Émulsions par *extraction* , par *division* et par *incorporation*.

Règl. 1° Prendre des amandes parfaitement saines ; 2° les monder ou les *blanchir*, c'est-à-dire, enlever leur épisperme. Pour cela on les projète dans de l'eau bouillante , on les y laisse jusqu'à ce que l'eau ait pénétré l'épisperme , dissous le mucilage qui le tient adhérant à l'amande , et qu'une légère pression entre les doigts suffise pour l'en détacher. Cette pellicule contient une certaine quantité de tannin , qui altérerait la blancheur et la saveur de l'Émulsion ; 3° si on blanchit des amandes par provision , ou qu'on veuille les faire sécher , il faut les jeter dans l'eau froide à mesure qu'on enlève leur pellicule , afin de raffermir leur parenchyme et empêcher l'huile de rancir. Cette précaution peut être négligée , si on doit employer de suite les amandes.

4° Piler les amandes dans un mortier de marbre avec une petite quantité de sucre d'abord et un peu d'eau : le sucre sert à déchirer le parenchyme des amandes et empêcher la séparation de l'huile; l'eau a pour but de rendre le mélange moins tenace. Le sucre sert encore, quand les amandes sortent de l'eau, à absorber cette dernière et empêcher qu'elles ne glissent sous le pilon.

5° Réduire le tout en une pâte très tenue, très homogène, ne présentant aucun grumeau sous la dent, et l'étendre ensuite dans la totalité de l'eau.

6° Enfin agir toujours à froid et passer le liquide avec expression.

PHÉNOM. La couleur blanche est due à la suspension des principes émulsifs ou résineux dans l'eau à l'aide des intermèdes employés. Ces intermèdes sont, pour les graines huileuses, le parenchyme de ces dernières; pour les résines, baumes, gommes-résines, etc.; les mucilages de gomme arabique ou de gomme adragante.

CONSERV. En général, on doit placer les émulsions dans des lieux frais ou dans des vases contenant de l'eau froide. Au surplus, ces sortes de boissons doivent être renouvelées tous les jours.

PROPR. MÉDICIN. Les Émulsions sont des émollients, des tempérants par excellence.

DOS. et MOD. D'ADMIN. On les donne dans le courant de la journée, à la dose de ℔j à ℔ij (1 à 2 livres), par tasses ou verrées.

Préparation de quelques Émulsions.

Emulsion simple, ou Lait d'Amandes.

Amandes douces blanchies.	ʒj,	1 once.
Sucre blanc.	ʒj,	1 once.

| Eau commune. | ℔j, 1 livre. |
| Eau de Fleurs d'Oranger. | ℥ij, 2 gros. |

Pilez les amandes dans un mortier de marbre avec le sucre ; ajoutez l'eau peu à peu ; passez avec expression, et ajoutez l'eau de fleurs d'oranger.

On prépare de la même manière les Émulsions de *Chènevis*, *Pistaches*, *Pignons doux*, etc.

On ajoute quelquefois ℥j (1 gros) d'amandes amères dans le lait d'amandes ordinaire.

Émulsion camphrée.

Ajoutez à l'Émulsion simple ci-dessus x à xx gr. de camphre trituré dans un mortier de verre avec un peu de sucre.

Émulsion nitrée.

Dans l'Émulsion simple ci-dessus, faites dissoudre ℈ß à ℈j de sel de nitre.

Émulsion camphrée et nitrée.

Émulsion simple.	℔j, 1 livre.
Camphre.	x gr.
Sel de Nitre.	xxx gr.
Mêlez.	

Émulsion fausse, ou Looch ammoniacal.

Gomme ammoniaque en larmes.	℥ij, 2 gros.
Eau commune.	℥iv, 4 onces.
Oximel sulfitique.	℥vj, 6 gros.

Triturez la gomme dans un mortier de verre ou de porcelaine avec l'oximel ; ajoutez l'eau peu à peu, et passez à travers un blanchet.

A prendre par cuillerées à bouche dans le courant de la journée, dans les catarrhes chroniques.

Emulsion purgative.

Résine de Jalap.	gr. vj.
Émulsion simple.	℥iv, 4 onces.
Sucre.	℈j . 1 gros.
Gomme adragante pulvérisée.	℈ij gr.
Eau de Fleurs d'Oranger.	ℨij , 2 gros.

Triturez la résine , la gomme et le suc re dans un mortier de marbre ; ajoutez l'Émulsion peu à peu , et faites prendre en une seule fois le matin à jeun.

Nota. Le *Lait de poule*, mélange fait à chaud, de

Jaune d'œuf, n° 1.;	
Sucre.	1 once.
Eau commune.	3 onces.
Eau de Fleurs d'Oranger.	2 gros.

est encore rangé parmi les Emulsions. C'est une *Emulsion animale.*

32.° *Des Sucs d'Herbes.*

DÉF. On appelle *Suc d'Herbes* un suc de plantes ex-primé, clarifié et préparé avec un plus ou moins grand nombre de végétaux (3 ou 4) jouissant des mêmes pro-priétés.

Les Sucs d'herbes peuvent être *simples* mais le plus ordinairement ils sont *composés.*

PRÉP. *Voyez* Sucs exprimés.

RÈGL. 1.° Si les plantes sont succulentes, il suffit de les laver, de les monder ; de les piler dans un mortier de gayac, de les soumettre à la presse ou de les expri-mer entre les mains, et de passer le suc obtenu à travers un linge ou un tamis.

Quelques personnes prennent les sucs dans cet état ; mais leur aspect épais et verdâtre dû au parenchyme di-visé et tenu en suspension, leur non transparence, les rend désagréables et d'une digestion difficile. On les préfère donc filtrés à travers le papier. Cette filtration est quelquefois précédée de la coagulation, sur-tout

quand on est pressé de livrer le médicament au malade.
Mais ce mode opératoire enlevant au liquide son odeur,
sa couleur (*clorophylle*, principe vert des feuilles), et
une grande partie de ses propriétés, ne doit être pratiqué que très rarement.

2º Si les plantes sont peu succulentes, très mucilagineuses, comme la *Buglosse*, la *Bourrache*, la *Saponaire*, etc., on les arrose avec un peu d'eau afin de dé-
layer le mucilage, laver la fibre végétale, et faciliter
l'extraction du suc.

3º Si on a affaire à des fruits, à des racines, on les
râpe et on les exprime.

4º Il faut préparer les sucs avec des végétaux jouissant des mêmes propriétés médicinales, et non susceptibles de s'altérer ou de se neutraliser. Ainsi on ne
réunira pas ensemble l'oseille et la joubarbe; l'acide
oxalique de la première plante décompose le malate de
chaux contenu dans la seconde. Le suc d'oseille précipite également l'albumine et la matière colorante des
sucs de bourrache, de fumeterre, de saponaire, etc.

CONSERV. Les sucs d'herbes devant être pris aussitôt
après leur préparation, il n'y a rien à dire sur leur conservation.

PROPR. MÉDICIN., DOS. et MOD. D'ADM. Leurs propriétés
médicinales que l'on peut augmenter en ajoutant quelques
sirops analogues, dépendent de leurs composants. On
les donne depuis ʒij (2 onces), jusqu'à quatre, le matin
à jeun.

Préparation de quelques Sucs d'Herbes. (1)

Suc d'Herbes anti-scorbutique.	Feuilles fraîches de Cresson. — — de Cochléaria. — — de Fumeterre.	Ana p. e. et q. s. pour ℥iv (4 onces) de suc exprimé et cla-rifié.
Suc d'Herbes apéritif.	Feuilles fraîches de Bourrache. — — de Buglose. — — de Pariétaire.	Id.
Suc d'Herbes dépuratif.	Feuilles fraîches de Chicorée. — — de Fumeterre. — — de Pissenlit.	Id.

Nota. On peut ajouter ℥ß à ℥j (demi-once à une once) de sirop an-tiscorbutique dans le premier suc, de sirop des cinq racines dans le deuxième, de sirop de gentiane dans le troisième.

33° Des Gelées médicinales.

Déf. Les Gelées sont des médicaments de consistance tremblante, de couleur plus ou moins foncée, de saveur agréable et plus ou moins transparents.

Div. Les Gelées sont de deux sortes : *végétales* et *animales*. Les premières, que l'on pourrait ranger parmi les médicaments officinaux, car elles durent une année et plus, qui doivent leur consistance à l'acide pectique (2) (Braconnot), se préparent autant dans

(1) Dans la prescription des *Sucs d'Herbes*, le médecin n'a que deux choses à faire : 1° indiquer la quantité de suc que le malade doit prendre ; 2° donner le nom des plantes avec lesquelles il veut que le suc soit préparé.

(2) Acide existant en grande quantité dans les fruits acides, peu soluble dans l'eau chaude, ayant très peu d'affinité pour l'eau, susceptible de former des sels insolubles, excepté ceux à base de potasse, de soude et d'ammoniaque, etc.

l'économie domestique et chez le confiseur, que chez le pharmacien. Les secondes, qui ont pour base la gélatine, sont tout-à-fait du ressort de ce dernier.

Prép. On les prépare par *coction*, par *évaporation* ou par simple *solution*.

Règl. A. *Gelées végétales.* 1° Agir promptement, car l'acide pectique s'altère et donne une gelée moins consistante. Cette indication sera remplie en prenant des vases larges et peu profonds, dans lesquels l'évaporation sera très prompte, et en opérant sur de petites quantités à la fois.

2° N'employer que des bassines d'argent ou de cuivre non étamé. Ce dernier colore en violet les gelées rouges, et en jaune celles qui doivent être blanches.

B. *Gelées animales.* Extraire la gélatine des substances animales par une longue ébullition et dans des vases clos.

Conserv. Les Gelées de fruits se conservent dans des pots de faïence, de verre ou de porcelaine recouverts d'un papier et placés dans des endroits secs. Les autres doivent être consommées dans les vingt-quatre ou trente-six heures qui suivent leur préparation.

Propr. médicin. Les Gelées servent tout à la fois d'aliment et de médicament. Extrêmement recherchées sur nos tables, les Gelées végétales et les Gelées animales jouissent de propriétés émollientes, tempérantes, anthelmintiques, analeptiques, etc.

Dos. et mod. d'adm. On les donne depuis ʒj (une once) jusqu'à ʒiv (4 onces), dans le courant de la journée, seules, sur la pointe du couteau ou par cuillerées à café.

Préparation de quelques Gelées.

Gelée de Mousse de Corse.	Mousse de Corse.	16 p.
	Sucre.	32
	Vin blanc.	32
	Colle de poisson.	1

Faites bouillir la mousse de Corse dans 256 p. d'eau jusqu'à réduction de 128 p. ; passez à travers un linge avec expression ; ajoutez-y la colle de poisson dissoute dans 64 p. d'eau, le sucre et le vin ; faites cuire en consistance de gelée, et passez de nouveau.

Gelée de Lichen.	Lichen d'Islande.	32 p.
	Sucre blanc.	64
	Colle de poisson.	2
	Eau.	256

Faites une décoction concentrée du lichen, privé ou non de son principe amer, selon l'indication que l'on veut remplir ; passez le décocté avec forte expression ; ajoutez-y la colle de poisson dissoute dans 30 ou 40 p. d'eau, et le sucre ; faites cuire en consistance de gelée, et coulez à travers une étamine dans un pot dans lequel on aura versé un aromate approprié au goût du malade.

Nota. La *Gelée de lichen* au *quinquina* se prépare en remplaçant la quantité de sucre ci-dessus par 96 p. de sirop de quinquina au vin, ou 1/2 gr. par once de sulfate de quinine.

Gelée de Coings.	Coings.	12 p.
	Eau pure.	20
	Sucre blanc.	8

Prenez des coings pas trop mûrs, essuyez-les avec un linge rude pour enlever le duvet cotonneux qui les recouvre ; coupez-les en quatre morceaux avec un couteau à lame d'argent ou d'ivoire ; enlevez les cloisons et les semences ; laissez la pelure qui doit communiquer à la gelée une odeur de fruit très agréable ; coupez les morceaux en parties plus petites, et, pour les empêcher de jaunir par le contact de l'air, faites-les tomber à mesure dans l'eau prescrite ; faites-les cuire ; passez sans expression ; ajoutez le sucre ; faites bouillir de nouveau ; clarifiez avec un blanc d'œuf ; écumez ; faites cuire en consistance de gelée, et coulez dans des pots.

Gelée de Pommes.	Pommes de reinette blanches.	12 p.
	Eau pure.	10
	Sucre blanc.	8

Coupez les fruits en quatre parties, avec un couteau à lame d'argent ou d'ivoire ; enlevez la pelure et les pepins ; divisez les fruits en plus petites parties ; faites tomber celles-ci dans l'eau prescrite et acidulée avec q. s. de suc de citron ; faites cuire ; passez sans expression ; faites bouillir de nouveau ; clarifiez avec un blanc d'œuf battu comme ci-dessus avec un peu d'eau ; écumez ; faites évaporer jusqu'à consistance convenable, et coulez dans des pots dans lesquels vous aurez déposé, pour aromate, q. s. d'eau distillée de cannelle ou d'épicarpes récents de citron blanchi à l'eau bouillante.

Gelée de Groseilles.

La Gelée de Groseilles se fait de deux manières, à froid et à chaud.

1° A chaud.

| Groseilles mûres, égrenées et entières. | 16 p. |
| Framboises mûres et mondées. | 2 |

Écrasez les fruits à froid sur un tamis ; soumettez le marc à la presse ; ajoutez 12 p. de sucre blanc sur 16 p. de suc exprimé ; mettez le tout dans une bassine de cuivre non étamé ; agitez le mélange jusqu'à ce que le sucre soit fondu ; faites bouillir pendant 8 à 10 minutes ; enlevez les écumes et coulez dans des pots.

2° *A froid*.

Sur 16 p. de suc de groseilles préparé comme ci-dessus, mais non framboisé (presque constamment la Gelée de Groseilles framboisée ne se conserve pas), ajoutez 16 p. de sucre blanc râpé ; agitez le mélange jusqu'à ce que le sucre soit fondu, et coulez dans des pots.

Cette Gelée est incomparablement supérieure à la précédente.

Gelée de Corne de cerf.	Corne de cerf râpée.	16 p.
	Sucre.	8

Lavez la corne de cerf à l'eau chaude ; faites-la bouillir dans 128 p. d'eau, jusqu'à réduction de 64 p. ; passez avec forte expression ; clarifiez avec q. s. de blanc d'œuf battu dans un peu d'eau et du suc de citron (celui-ci enlève l'albumine tenue en suspension par la gélatine : Henry et Guibourt) ; ajoutez le sucre, faites évaporer jusqu'à consistance convenable, et coulez dans des pots au fond desquels auront été déposés les aromates.

Blanc-manger.	Gelée de corne de cerf.	64 p.
	Amandes douces blanchies.	8
	Sucre.	4
	Eau de fleurs d'Oranger.	1

Formez avec la gelée encore chaude, les amandes, le sucre et l'eau de fleurs d'oranger, dans un mortier de marbre chauffé par l'eau bouillante, une sorte d'émulsion que vous coulerez à travers un blanchet dans un pot contenant quelques gouttes d'alcoolat de citron.

Ce médicament, appelé encore *Gelée de Corne de cerf émulsionnée*, ou plutôt cet aliment, est très agréable et convient dans les affections pulmonaires ou intestinales.

34° *Des Marmelades*.

Bien que les *Marmelades* (marc-mêlé) aient plus

d'analogie avec les électuaires qu'avec les gelées, nous n'avons pas cru devoir les séparer de ces dernières avec lesquelles elles sont, sur-tout celles de fruits, plutôt des objets d'économie domestique que des objets pharmaceutiques.

Préparation de quelques Marmelades.

| *Marmelade* | Abricots bien mûrs. | 6 p. |
| *d'Abricots.* | Sucre blanc râpé. | 4 |

Otez les noyaux des abricots ; coupez ces derniers par tranches ; mettez-les dans une bassine avec le sucre ; agitez la masse jusqu'à ce que le sucre soit fondu et que la consistance du mélange refroidi soit ferme ; incorporez les amandes d'abricots blanchies, et coulez dans des pots.

On prépare de la même manière, mais sans addition d'amandes, les Marmelades de Prunes, de Coings, de Pommes, de Pêches, etc.

	Électuaire de Casse (1).	8 p.
Marmelade	Manne en larmes.	8
de	Sirop de Violettes.	8
Tronchin.	Huile d'Amandes douces.	8
	Eau de fleurs d'Oranger.	1

Faites du tout un mélange très homogène en triturant d'abord, dans un mortier de marbre, la manne avec le sirop de violettes, puis l'électuaire, l'huile et l'eau de fleurs d'oranger.

Cette Marmelade, peu usitée aujourd'hui, est pectorale, émolliente et laxative.

35° *Des Loochs.*

Déf. Les Loochs, du grec ἐκλειγμα, en latin *linctus*

_____

(1) Cet électuaire, dit encore *Casse cuite*, *Conserve de casse*, es un mélange à p. e. de pulpes de casse et de sirop de violettes évapore jusqu'à consistance de miel épais.

lèchement, sucement, sont des médicaments du poids de cinq onces, de couleurs blanche, jaune ou verte, de consistance sirupeuse, ayant pour base la gomme, le sucre, etc., et pour véhicule une émulsion.

Div. Les Loochs sont *simples* ou *composés.*

°Prép. Voyez *Émulsions*, et plus bas *Looch blanc.*

Nota. Les Loochs diffèrent des émulsions en ce que celles-ci ont une consistance laiteuse, ceux-là une consistance sirupeuse due à la gomme qui en fait partie; celles-ci se prennent par tasses ou verrées, ceux-là par cuillerées ou demi-cuillerées à bouche, toutes les heures ou toutes les deux heures.

Autrefois on faisait sucer les Loochs à l'aide d'un pinceau de racines de réglisse ou de guimauve effilées; de là leur étymologie.

Préparation des Loochs.

Looch blanc.	Amandes douces, blanchies, n. 12.	
	— amères, id. 2.	
	Eau.	℥iv (4 onces).
	Sucre blanc.	℥j (1 once).
	Eau de Fleurs d'Oranger.	ℨij (2 gros).
	Gomme adragante pulvérisée.	xv gr.

Mettez de côté un gros ou deux de sucre; pilez les amandes dans un mortier de marbre avec le reste du sucre et un gros ou deux d'eau, jusqu'à ce qu'elles soient réduites en une pâte fine et homogène; ajoutez peu à peu le reste de l'eau; passez à travers un blanchet avec expression; essuyez le mortier; mettez-y la gomme et le sucre; triturez le tout ensemble pendant un moment; ajoutez-y l'émulsion peu à peu et par intervalles pour en faire, avec la gomme, un mucilage demi-liquide; continuez d'agiter le mélange circulairement et sans interruption jusqu'à ce qu'il soit parfaitement uni. En triturant ainsi la gomme avec un peu de sucre, on évite des grumeaux difficiles à étendre.

Nota. Si dans un Looch blanc on fait entrer du kermès ou toute autre poudre insoluble, on les ajoute avec la gomme et le sucre. Si ce sont des sirops. d'Ipécacuanha, diacode, d'opium, etc., on les mêle en les agitant avec le Looch dans la bouteille, et, dans ce cas, on diminue d'autant la quantité du sucre.

L'addition d'une demi-once d'huile d'amandes douces dans le Looch blanc, prescrite par le Codex, n'ajoute rien aux propriétés émollientes de ce médicament; elle le rend au contraire plus difficile à préparer. Je l'ai donc supprimé. Bien plus, je ne l'ai jamais vu faire dans les pharmacies, excepté dans celles où l'on prépare ce médicament avec

Huile d'amandes douces.	℥ß (1/2 once).
Eau.	℥iij (3 onces).
Sirop de Fleurs d'Oranger.	℥j (1 once).
Gomme arabique en poudre.	ʒij (2 gros).

Looch jaune.
{ Jaune d'œuf récent, n° 1.
{ Huile d'Amandes douces. ℥j (1 once).
{ Sirop de Guimauve. ℥j (1 once).
{ Eau. ℥iij (3 onces).
{ — de Fleurs d'Oranger. ʒij (2 gros).

Pesez séparément, dans une fiole de ℥ v. ß. (cinq onces et demie), le sirop, l'eau commune et l'eau de fleurs d'oranger; dans un petit pot, l'huile d'amandes douces ; triturez le jaune d'œuf dans un mortier de marbre avec une petite quantité du mélange sirupeux d'abord; puis ajoutez peu à peu et alternativement en agitant continuellement la masse, de l'huile et du mélange sirupeux, et faites en sorte que la totalité de l'huile soit incorporée bien avant celle du mélange sirupeux.

Looch vert.
{ Pistache. ʒvj (6 gros).
{ Sirop de violettes. ℥j (1 once).
{ Eau. ℥iv (4 onces).
{ Gomme adrag. pulv. gr. xvj.
{ Safran. gr. iv.
{ Eau de Fleurs d'Oranger. ʒij (2 gros).

Faites macérer le safran dans l'eau; passez à travers un blanchet; avec ce macératé et les pistaches, faites,

dans un mortier de marbre, une émulsion que vous
passerez avec expression, et terminez comme pour le
Looch blanc. L'addition du safran a pour effet d'augmenter la couleur verte du médicament par la réunion
de sa couleur jaune avec la couleur violette du sirop.

Nota. Ce que l'on désignait autrefois sous le nom de *Looch sec*, et
que l'on n'emploie plus du tout aujourd'hui, était un mélange de
poudre préparée avec les amandes, les semences de pavot, etc.

De même que les émulsions, les Loochs doivent être placés, chez
les malades, dans des vases remplis d'eau froide ou dans des lieux frais.

36° *Des Potions, Mixtures, Juleps et Médecines.*

Déf. Autant d'auteurs, autant de définitions différentes de ces sortes de médicaments. Les uns appellent
potion tout médicament calmant, tonique, fébrifuge ou
antispasmodique, etc., destiné à être pris dans la journée par cuillerées à bouche, toutes les heures ou toutes
les deux heures ; les autres appellent *Julep* une préparation magistrale analogue, mais plus sucrée et destinée à
être prise plutôt le soir ou dans la nuit, si le malade ne
dort pas, que le matin ou dans la journée; ceux-ci font des
mixtures de deux ou trois onces, et les donnent par
gouttes; ceux-là portent la quantité des mêmes médicaments jusqu'à six ou huit onces, et les administrent comme les Potions et les Juleps. En un mot, on
ne s'entend pas beaucoup sur la nature et la spécialité
de ces expressions pharmaceutiques, et l'on voit qu'une
grande liberté, ou plutôt que l'arbitraire existe sur ce
sujet. Certes, un accord parfait dans la définition de
ces médicaments, une seule et même manière de les
considérer, sont de peu d'importance dans la pratique,
puisque leurs effets physiologiques ne dépendent pas
de leurs noms, mais de leurs composants. Cependant,

comme il n'est pas indifférent de s'entendre, d'avoir un langage uniforme, sur-tout en médecine, je pense que, prenant en considération le volume, les substances qui font la base des Potions, Juleps et Mixtures, et sur-tout le véhicule, je pense, dis-je, que l'on pourrait établir entre ces agents thérapeutiques des différences très tranchées, et éviter de donner à la même préparation des noms arbitraires.

Je définis donc de la manière suivante les Potions, Mixtures, Juleps et Médecines.

Potion.	*Julep.*
Médicament liquide, du poids de quatre à cinq onces, ayant pour base des poudres, des teintures, des sirops, des extraits, etc., et pour véhicule des eaux distillées.	Id. id. id. id. et pour véhicule de légers infusés ou de légers décoctés aqueux.

La *Mixture* est une potion concentrée; elle est à cette dernière, ce que l'apozème est à la tisane, et je la définis ainsi : médicament liquide, du poids de deux onces et demie à trois onces, et contenant autant de principes médicamenteux que la potion qui a un volume double.

La *Médecine* ou *Potion purgative*, diffère du Julep en ce qu'elle a toujours pour base des substances purgatives.

Excepté ces dernières, toutes les autres substances médicinales peuvent être la base des Juleps. D'autres différences existent encore entre ces quatre genres de médicaments; nous les indiquerons à leur mode d'administration.

PRÉP. Tous ces médicaments se préparent par *mixtion, solution, incorporation*, etc.

RÈGL. 1° On tiendra en suspension les résines et les

gommes-résines, préalablement purifiées et pulvérisées,
en les triturant avec un jaune d'œuf ou un mucilage de
gomme arabique ou de gomme adragante;

2° On aura recours aux mêmes intermèdes pour les
huiles fixes. On donne généralement la préférence aux
mucilages, à moins qu'on ait affaire à l'huile de ricin
qui est déjà très épaisse et qui contribuerait encore à
augmenter la consistance du mélange;

3° On emploiera le jaune d'œuf pour les résines molles,
telles que le copahu et la térébenthine. On se servira
du même intermède pour les huiles volatiles qui seront
administrées à hautes doses, et les corps gras solides,
tels que la cétine, le beurre de cacao; toutefois ces derniers seront préalablement dissous dans un véhicule
convenable (l'huile d'amandes douces ou d'olive);

4° On incorporera les petites doses d'huiles volatiles
à l'aide d'un peu de sucre, et l'on fera ce que l'on
appelle un *oléo-saccharum*, mélange extrêmement mis-
cible à l'eau.

5° On tiendra le camphre en solution à l'aide d'un peu
de jaune d'œuf, ou bien en le triturant avec le sirop et
les teintures qui font partie du médicament.

6° Pour éviter aux matières résineuses tenues en solution dans les teintures éthérées ou alcooliques de se
séparer en grumeaux, de surnager le véhicule, ou d'adhérer aux parois des fioles, à cause de l'eau qui s'est em-
parée de l'alcool ou de l'éther, leurs dissolvants, on tri-
turera les teintures avec un peu de sucre ou le sirop des
Potions, Juleps ou Mixtures. L'union assez intime qui
a lieu entre le sucre et les matières résineuses ou gommo-
résineuses, retarde la séparation de ces dernières.

7° On tiendra les poudres insolubles en suspension,
en rendant les véhicules plus épais, plus visqueux à
l'aide d'un mucilage de gomme.

12.

8° Les électuaires, les extraits seront triturés avec les sirops d'abord, puis avec les véhicules ;

9° On mélangera les substances dans l'ordre de leur pesanteur, les plus lourdes les premières, et ainsi de suite. De cette manière, on pourra retirer celles qui auront été mises en trop grande quantité sans toucher aux premières ;

10° Enfin, on n'ajoutera les substances très volatiles qu'à la fin du mélange et lorsque l'on aura eu la précaution d'ajuster à la fiole le bouchon qui doit la fermer exactement.

PROPR. MÉDICIN. Toutes ces préparations jouissent de propriétés qui varient à l'infini. Suivant leurs composants, les unes sont émollientes, calmantes, fébrifuges, anthelmintiques, purgatives, sudorifiques, etc., etc.

CONS., DOS. et MOD. D'ADM. Les Potions, Mixtures, Juleps et Médecines doivent être employés dans les vingt-quatre heures et placés dans des lieux frais chez les malades, bien bouchés et agités chaque fois qu'on les administre. Les premières et les troisièmes se donnent, dans le courant de la journée, par cuillerées à bouche, d'heure en heure, ou toutes les deux heures selon les indications à remplir. Les Mixtures, beaucoup plus actives, s'administrent par demi-cuillerées à bouche ou par cuillerées à café, à des intervalles prescrits par le médecin; enfin, les Médecines se prennent en une seule fois le matin à jeun. Les effets de ces dernières sont secondés par l'usage de quelques tasses de bouillon aux herbes, d'eau de veau, de poulet, etc.

Préparation de quelques uns de ces médicaments. *Voyez* Art de formuler.

37° *Des Pilules* et *des Bols.*

Déf. Les Pilules (de *Pilula*, petite boule), sont des médicaments de consistance demi-solide, non adhérents aux doigts, de forme sphérique, du poids de $^1/_2$ gr. à vj gr., ayant pour base toute espèce de poudres, des extraits, des résines, des gommes-résines, etc., etc., pour excipient des sirops, des mellites, des pulpes, etc.

Les Bols ne diffèrent des Pilules que par leur volume plus considérable, leur consistance plus molle et leur forme elliptique. Les Bols pèsent depuis 8 gr. jusqu'à xij ou xv, et quelquefois plus.

Div. Les Pilules sont de deux sortes : *Magistrales* et *Officinales.*

Prép. On les prépare, ainsi que les Bols, à l'aide de la *mixtion*, de l'*incorporation*, etc., et à l'aide d'un instrument imaginé par les Allemands, appelé *Pilulier.*

Pilulier. Le pilulier est composé de deux pièces : la première est une planche de bois d'un pied de longueur sur six à huit pouces de largeur, munie de chaque côté d'un rebord peu élevé. Vers les deux tiers de la longueur de cette petite planche, parfaitement dressée et sur laquelle on transforme en cylindre une certaine quantité de masse pilulaire, est fixée une règle d'acier creusée de vingt-quatre à trente-six cannelures arrondies et formant autant de demi-cylindres parallèles et à bords tranchants. Derrière cette règle métallique se trouve une partie creusée de quelques lignes et destinée à recevoir les pilules à mesure qu'on les roule et une poudre inerte pour les envelopper et les empêcher d'adhérer les unes aux autres. La seconde pièce est une autre règle absolument pareille à la première et incrustée dans un manche en bois : placées l'une sur l'autre, ces deux pièces forment une sphère creuse et parfaitement égale.

Quand on veut se servir du pilulier, on fixe sur une table la première pièce de l'instrument ; on transforme dessus, à l'aide des doigts ou du dos de la seconde pièce, la masse pilulaire que l'on a préalablement malaxée entre les mains, en cylindres égaux et correspondants à autant de cannelures que l'on veut en faire de pilules ; on place un des cylindres sur le milieu de la règle métallique de la première pièce, on pose par dessus la seconde, et, par des mouvements successifs d'allée et de venue, on fait glisser la seconde pièce sur la première. Si la grosseur de la pilule répond exactement au diamètre des cylindres de l'instrument ; les pilules sont coupées et roulées dans le même temps. Dans le cas contraire , qui est le plus ordinaire , car les pilules sont ou trop grosses ou trop petites, elles sont seulement divisées ou coupées en parties égales qu'il faut rouler ensuite entre les doigts.

Un pilulier ne pouvant servir qu'à faire des pilules d'une même grosseur, et les pharmaciens ne voulant pas faire la dépense d'une demi-douzaine de ces instruments , beaucoup les remplacent par une plaque d'ivoire ou d'acier , dentée comme une scie , et qu'ils impriment sur la masse pilulaire roulée en cylindre. Les petits enfoncements qui résultent de cette impression font du tout autant de parties égales que l'on coupe avec la pointe du couteau, et que l'on roule entre les doigts.

RÈGL. 1°. Toutes les substances qui entrent dans la composition des pilules et qui peuvent être pulvérisées, doivent être réduites à la même ténuité, et parfaitement mélangées ;

2°. On pulvérise les substances molles à l'aide des autres composants secs et qui , dans ce cas, servent d'intermèdes ;

3°. Aucun sel déliquescent ne doit faire partie de Pilules officinales, car celles-ci s'altéreraient et pourraient se décomposer ;

4°. On doit approprier la nature de l'excipient à celle des composants. C'est ainsi que le vinaigre est celui des pilules de Bontius ; les sirops , ceux de la plupart des substances végétales réduites en poudre ; le savon, celui des matières grasses ; l'huile, celui du savon ; l'oximel scillitique, celui des pilules de scille ; le baume de soufre anisé, celui des pilules de Morton ; les résines pulvérisées pour la térébenthine ; la magnésie calcinée pour le copahu et la térébenthine ; les huiles volatiles, l'alcool, ceux des matières résineuses, etc. Il est quelques substances qui n'ont pas besoin d'excipient pour être transformées en Pilules ; ce sont celles qui se ramollissent par la chaleur et qui reprennent leur soli-

dité par le refroidissement, telles sont les gommes-résines. Les extraits qui ont ordinairement la consistance pilulaire, quand ils ont été bien préparés et bien
conservés, se transforment également en pilules sans
excipient. Les mucilages, qui ont l'inconvénient de
durcir les pilules, doivent être rayés de la liste des exci-
pients, sur-tout pour celles qui se font en grand nombre
et qui se préparent d'avance. J'ai eu occasion de voir à
l'hôpital des vénériens des malades qui rendaient par
les selles les Pilules qu'ils avaient prises la veille, tant
elles étaient dures.

5°. L'excipient doit être ajouté peu à peu, et la masse
doit être battue jusqu'à ce qu'elle soit bien unie, bien
homogène, non adhérente au mortier, et facile à rouler.

6°. Quand la masse pilulaire est achevée, c'est-à-
dire, lorsqu'abandonnée à elle-même elle ne s'apla-
tit pas, on la divise en parties égales que l'on roule
entre les doigts ou sur le pilulier, et que l'on enveloppe de poudre inerte (réglisse, guimauve, amidon,
iris, lycopode etc.) (1); ou dans des feuilles métal-

_____

(1) De toutes les poudres dont on recouvre les pilules, le lycopode
est préféré à cause de sa ténuité, de la difficulté avec laquelle il se
mouille, des propriétés qu'il a de garantir les pilules du contact de
l'air, et de ne pas former de croûte à leur surface, en s'imprégnant de
leur humidité.

Le lycopode est le pollen du *Lycopodium clavatum*, L., Pl. V., de la
famille des *Lycopodiacées*, que l'on trouve en Europe, dans l'Amérique septentrionale, et que l'on cultive en France. Il se présente dans
le commerce sous forme de poudre subtile, d'un jaune soufre (on l'appelle encore *Soufre végétal*), inodore, insipide, difficilement mis-
cible à l'eau, s'attachant facilement aux doigts, s'enflammant brusquement quand on le projette sur la flamme, etc.

Souvent falsifié dans le commerce avec la poudre de bois vermoulu,
le talc et la fécule, on reconnaît la première substance en agitant le

liques (d'or ou d'argent), afin qu'elles n'adhèrent pas les unes aux autres. Cependant la plupart des masses pilulaires ne se divisent pas ainsi ; beaucoup se conservent, sur-tout les *officinales*, entières et entassées dans des pots munis de leurs couvercles et placés dans des endroits ni trop secs, ni trop humides.

7° Quand on veut dorer ou argenter des Pilules, il faut que celles-ci ne renferment ni préparations mercurielles, ni préparations sulfureuses. Dans le premier cas, l'éclat métallique est terni, dans le second, il est bruni.

PHÉNOM. Les substances qui entrent dans la composition des Pilules, n'étant probablement ou le plus ordinairement qu'à l'état de mélange, n'étant pas dissoutes ou ne l'étant que très peu, et les lois physique et chimique admettant comme vraie cette phrase latine : *Corpora non agunt nisi sint soluta*, il n'y a aucun phénomène à expliquer dans la préparation des Pilules.

CONSERV. Nous l'avons déjà dit, les Pilules officinales se conservent entassées dans des pots de faïence ou de porcelaine, munis de leurs couvercles et placés dans des lieux convenables. Les Pilules magistrales, roulées et enveloppées de poudre ou de feuilles métalliques,

---

lycopode avec de l'eau ; les corps étrangers se précipitent, et le lycopode surnage. La fécule se démontre à l'aide de l'iode.

Dans les théâtres on se sert du lycopode pour simuler les éclairs. En médecine on en saupoudre les excoriations des personnes replètes et des très jeunes enfants. Sur les places publiques, les jongleurs s'en frottent les mains et les bras, qu'ils plongent ensuite dans l'eau, et les présentent non mouillés à la multitude étonnée d'un pareil phénomène. Enfin quelques ouvrières, mettant à profit la ténuité de cette poudre, s'en frottent l'extrémité des doigts, suspendent la transpiration cutanée, et garantissent ainsi l'éclat et la blancheur de leurs ouvrages.

sont livrées au malade dans de petits bocaux ou de petites boîtes de carton.

En général les Pilules doivent être souvent renouvelées, car, malgré les soins apportés à leur conservation, les unes se dessèchent, les autres attirent l'humidité et noircissent. Dans ces deux cas, il faut *retravailler* la masse, c'est-à-dire, la battre de nouveau dans un mortier avec une nouvelle quantité d'excipient si elle est trop sèche, ou quantité suffisante de poudre inerte si elle est trop molle.

Propr. médic. Les Pilules, médicaments imaginés pour faire prendre aux malades des substances de mauvaise odeur ou de mauvaise saveur, jouissent de propriétés toniques, purgatives, calmantes, fébrifuges, anthelmintiques, antisyphilitiques, etc., selon leurs composants.

Dos. et mod. d'adm. On les donne à des doses extrêmement variables, et toujours subordonnées à l'énergie et à l'action de leurs composants. Telle masse pilulaire peut se donner depuis x gr. jusqu'à ℥ij par jour sans inconvénient; telle autre ne s'administre qu'à $/_4$, $^1/_2$, 1 g. dans les vingt-quatre heures : c'est ce que nous indiquerons à chaque formule que nous donnerons.

Préparation de quelques Pilules officinales.

Pilules de Bacher.
Extrait d'Ellebore de Bacher (1).	2 p.
— de Myrrhe.	2
Poudre de Chardon bénit.	1

Mêlez et conservez la masse, comme nous l'avons dit

(1) Cet extrait se prépare en laissant macérer, pendant vingt heures, de la poudre de racine d'ellébore noir de Suisse avec de l'alcool et du carbonate de potasse sec; faisant bouillir ensuite le tout pendant une demi-heure dans du vin blanc généreux; filtrant la liqueur et faisant évaporer jusqu'à siccité.

plus haut, ou partagez-la en Pilules de 1 gr. : ces Pilules seront enveloppées de poudre inerte ou de feuilles d'or ou d'argent. A ce dernier effet, on arrondit d'abord les Pilules entre les doigts ; on les met ensuite avec s. q. de feuilles d'or ou d'argent dans une petite sphère creuse, et on les agite circulairement jusqu'à ce qu'elles soient convenablement recouvertes de la feuille métallique. Pour que cette petite opération réussisse bien, il faut que les Pilules ne soient ni trop molles, ni trop dures. Quand elles sont trop molles, une trop grande quantité de métal y adhère et elles n'ont pas de brillant; dans le cas contraire, le métal ne les recouvre que très peu uniformément ou par plaques. Il faut encore ne mettre dans la boîte que la quantité nécessaire de métal, car la beauté des Pilules dépend de cette précaution. Si on en emploie trop, le métal se détache par écailles ; s'il n'y en a pas assez, on aperçoit çà et là, la couleur de la masse pilulaire.

Nota. L'habitude de dorer ou d'argenter les Pilules n'a pas toujours pour but de rendre ces médicaments plus agréables à la vue. On a encore l'intention de les rendre moins attaquables par l'estomac, de les faire arriver intactes dans les gros intestins où elles séjournent, qu'elles irritent plus ou moins, et à la surface desquels elles produisent une révulsion extrêmement utile dans une foule d'affections graves.

Pilules écossaises, ou *d'Anderson.*	Poudre d'Aloës.	6 p.
	— de Gomme gutte.	6
	Huile essentielle d'Anis.	1
	Sirop de Sucre.	q. s.

F. S. A. P. de 4 grains. | 3 ou 4 suffisent pour purger.

Pilules hydragogues de Bontius.	Aloës succotrin.	1 p.
	Gomme gutte.	1
	— ammoniaque.	1
	Vinaigre blanc d'Orléans	6

Faites dissoudre les substances dans le vinaigre ; passez avec expression; évaporez au bain-marie jusqu'à consistance convenable , en agitant continuellement la masse , et faites des pilules de iv gr.

A prendre, comme purgatives, dans l'hydropisie, à la dose de trois à huit par jour.

Pilules bénites de Fuller.

Aloës succotrin.	8 p.	Safran.	1 p.
Séné mondé.	4	Macis.	1 p.
Assa fœtida.	2	Sulfate de fer.	12
Galbanum.	2	Huile de Succin.	1
Myrrhe.	2	Sirop d'Armoise.	q. s.

F. S. A. P. de iv gr.

A prendre deux ou trois par jour , comme antispasmodiques et légèrement purgatives.

Pilules de Rufus.	Aloës succotrin.	4 p.
	Myrrhe.	2
	Safran.	1
	Vin d'Espagne.	1

F. S. A. P. de iv gr.

A prendre deux ou trois par jour , comme purgatives et emménagogues.

Pilules gourmandes , ou ante-cibum.	Aloës succotrin.	3 p.
	Mastic.	1
	Roses rouges.	1
	Sirop d'Absinthe.	3

F. S. A. P. de 4 grains.

A prendre deux ou trois par jour , avant les repas, comme toniques , stomachiques et légèrement purgatives.

Pilules asiatiques.	Acide arsenieux.	16 p.
	Gomme pulvérisée.	36
	Poivre pulvérisé.	180
	Eau distillée.	q. s.

F. S. A. P. N° 200. Chaque Pilule contient 1/16 de gr. d'acide arsenieux (poids anglais) , et 1/13 (poids français).

A prendre une et plus progressivement par jour , contre les dartres rebelles et la lèpre.

	Poudre de Cloportes.	18 p.
	— de Gomme ammoniaque.	9
Pilules balsamiques de	Acide benzoïque (par sublimation).	6
Morton.	Poudre de Safran.	1
	Baume de Tolu sec.	1
	Huile d'Anis sulfurée.	q. s.

F. S. A. P. de 1 à vj gr.

A prendre une à deux par jour dans l'asthme et le catarrhe pulmonaire.

(*Pharmacopée de Londres.*)

Pilules mercurielles	Mercure purifié.	2 p.
simples.	Conserve de roses.	3
	Poudre de réglisse.	1

Eteignez le mercure avec la conserve de roses ; ajoutez la poudre de réglisse, et faites des pilules de gr. iij. Chaque pilule contient 1 gr. de mercure.

Pilules mercurielles de	Graisse mercurielle double.	4 p.
Lagneau.	Poudre de Guimauve.	3

F. S. A. P. N° 144. Chaque pilule contient 1 gr. de mercure.

Pilules mercurielles purgatives, ou *Pilules de Béloste réformées.*

(Henry et Guibourt.)

Mercure pur.	5 p.	Rhubarbe pulv.	3 p.
Miel blanc.	6	Scammonée , id.	2
Aloës succotrin.	6	Poivre noir, id.	1

Eteignez le mercure dans le miel ; ajoutez les poudres, et faites des pilules de iv gr. Chaque pilule contient :

Mercure.	1 gr.	Rhubarbe ,	1/2 gr.
Aloës.	1 gr.	Scammonée ,	1/3 gr.

Pilules camphrées et	Nitrate de Potasse.	2 p.
nitrées.	Conserve de Roses.	1
	Camphre pulv.	1

F. S. A. P. de iv gr. A prendre 2 à 10 par jour, dans la blennorrhagie.

Pilules de Cynoglosse.

Extrait d'Opium.	8 p.	Poudre de Myrrhe.	12 p.
Ecorce de racine de Cyno-		— d'Oliban.	10
glosse pulv.	8	— de Castoréum.	3
Semence de Jusquiame blan-		— de Safran.	3
che pulv.	8	Sirop de suc de Cynoglosse.	20

Faites fondre l'extrait d'opium dans le sirop de Cynoglosse, incorporez les poudres, et faites des pilules de iv gr. Chaque Pilule contient un peu moins d'1/2 gr. d'opium. On les emploie comme calmantes.

Pilules de Savon.

Savon médicinal et huile d'amandes douces, q. s. pour faire des Pilules de iv gr. Trois à dix par jour. Diurétiques et fondantes.

Pilules scillitiques.
Scille pulv. . . 3 p.
Gomme ammoniaque pulv. 1
Oximel scillitique. q. s.

F. S. A. P. de iv gr. On les donne à la dose de deux ou trois par jour, dans les rhumes, les catarrhes et les hydropisies.

Pilules d'Opium.

Extrait aqueux d'Opium, q. v. pour faire des Pilules de 1/2 gr. à 1 gr. — Ces Pilules, dont on donne une ou deux par jour, selon les cas, sont assez souvent désignées sous le nom de *Grains d'Opium.*

Préparation de quelques Pilules magistrales. Voy. Art de formuler.

QUATRIÈME SÉRIE.

MÉDICAMENTS MAGISTRAUX EXTERNES.

38°. *Des Collyres.*

Déf. On donne le nom de *Collyre* à tout médicament destiné aux maladies des yeux.

Div. Les Collyres sont de quatre sortes? *Liquides, mous, secs* ou *pulvérulents* et *gazeux.* Les seconds sont ordinairement désignés sous le nom de *Pommades anti-ophthalmiques.*

Prép. Ces médicaments se préparent tantôt par *mixtion,* tantôt par *solution,* etc., selon la nature de leurs composants.

Règl. 1° Les Collyres secs doivent être d'une ténuité extrême ;

2° Les Collyres mous doivent être d'une homogénéité parfaite et absolument impalpables ;

3° Les Collyres liquides doivent être transparents, à moins qu'on emploie l'eau blanche et quelques autres préparations de ce genre.

Propr. médic. Elles dépendent des composants.

Conserv. La plupart des Collyres devant être préparés en très petites quantités (ʒj à ʒij pour les Collyres secs et les Collyres mous ; ʒij à ʒiv pour les gazeux, et ʒj à ʒij, pour les liquides), nous nous bornerons à dire qu'il faut les placer de manière à ce qu'aucun corps étranger ne puisse s'y mêler et les altérer. Nous ajouterons, cependant, que les Collyres gazeux doivent toujours être renfermés dans des flacons hermétiquement bouchés.

Mod. d'adm. Les Collyres liquides s'emploient sous forme de lotion, d'injection, de bain; les mous en frictions légères sur le bord libre des paupières ; les secs par insufflation à l'aide d'un tuyau de plume ou tout autre en métal ou en verre ; enfin, les gazeux, que l'on place au dessus du nez et au dessous des yeux, s'administrent en fumigation.

Préparation de quelques Collyres.

Collyre liquide astringent.
F. C. S. A.
Eau de Roses.
— de Plantain. } Ana ʒj, 1 once.
Surface de Zinc. gr. iv.

Collyre mou.
F. C. S. A.
Axonge. 144 p.
Précipité rouge. 18

Ce mélange s'emploie, gros comme une petite lentille, contre les ophthalmies chroniques. On emploie dans les mêmes circonstances et aux mêmes doses les Collyres mous suivants :

Pommade de Desault.

Cérat sans eau.	144 p.	Tuthie préparée.	18
Précipité rouge.	18	Alun calciné.	18
Litharge.	18	Sublimé corrosif.	3

Pommade de Régent.

Beurre frais lavé.	288 p.	Précipité rouge.	36 p.
Camphre pulv.	5	Sel de Saturne.	36

Pommade de Grand-Jean.
Cérat sans eau. 144 p.
Précipité rouge. 36

Pommade de Lyon.
Onguent rosat. 144 p.
Précipité rouge. 9

Pommade de Jannin.

Axonge.	144 p.	Bol d'Arménie.	72 p.
Tuthie.	72	Précipité blanc.	36

| Collyre sec de M. Du-puytren. M. S. A. | Sucre blanc. Tuthie préparée. Oxyde rouge de mercure. | 72 p. 20 10 |

| Collyre gazeux. | Chaux. Sel Ammoniac | ana p. é. |

| Autre. | Quelques gouttes d'Alcoolat, de Téré-benthine. |

| Autre, ou Poudre de Leayson. | Dans un flacon bouché à l'émeri, introduisez dans l'ordre suivant : 1° Chaux éteinte. 2° Charbon végétal. 3° Sel ammoniac. 4° Gérofle et Cannelle, ana 5° Chaux éteinte. 6° Bol d'Arménie. | 144 p. 9 36 9 144 18 |

Ce Collyre, qui dégage du gaz ammoniacal, s'emploie dans les ophthalmies récentes.

39° Des Bains.

Déf. En général on donne le nom de *Bain* à l'eau ordinaire chargée ou non de principes médicamenteux, et dans laquelle le corps reste plongé plus ou moins long-temps, en totalité ou en partie. Quand le corps est plongé en totalité, c'est un *Bain général* ou *entier*; dans le cas contraire, il est dit : *Bain local*, et ce dernier prend les noms de *Bain de siége*, *Pédiluve* ou *Manuluve*, selon que le bassin, les mains ou les pieds sont immergés.

Le lait, les marcs d'olives et de raisin, les issues de bêtes à cornes, les sables chauds, la vase de certaines eaux minérales, de certains marais, etc., sont encore administrés sous forme de bains.

Div. Sous le rapport de leur composition, les Bains sont *simples* ou *composés*, et prennent des noms différents, selon leurs composants. Ainsi on distingue des Bains *toniques, émollients, gélatineux, sulfureux, aromatiques, anti-syphilitiques,* etc., etc. Les Bains simples sont habituellement appelés *Bains de propreté.* Sous le rapport de la température, on admet des *bains froids,* (15°), des *Bains tièdes* ou *tempérés* (25 à 28°), des *Bains chauds* (30 à 35° o), et des *Bains de vapeur.*

PRÉP. Les Bains se préparent par décoction, solution, injection, macération, selon la nature des principes actifs des composants.

PROPR. MÉDIC. Les propriétés médicinales des Bains sont aussi variées que leurs composants, leur température et la durée de leur administration. On sait, d'une manière générale, que les Bains froids sont indiqués toutes les fois qu'il est nécessaire de soustraire une portion de la chaleur animale, celle-ci étant beaucoup au-dessus de l'état normal. On sait aussi que ces mêmes Bains doivent être proscrits chez les sujets très irritables, dans les cas de pléthore sanguine, et dans toutes les circonstances où le refoulement du sang à l'intérieur est à craindre. Ils conviennent au contraire dans une foule d'affections mentales, dans les fièvres accompagnées d'une chaleur vive et âcre de la peau, etc. Les Bains d'eau courante, ceux de mer, sont d'excellents toniques, et s'emploient avec succès, sur-tout les seconds, contre les scrofules, l'hypochondrie, l'hystérie, l'aménorrhée, le rachytisme, etc.

Les avantages des Bains froids locaux ou *partiels,* sont très bornés ; ceux de siége ont souvent fait cesser des hémorrhagies utérines, des flux hémorrhoïdaux abondants ; les manuluves ont arrêté des hémorrhagies nasales et pulmonaires ; ces derniers et les pédiluves ont été utiles dans les entorses, les brûlures, les congélations, etc. On s'abstiendra des Bains froids pendant la grossesse, la menstruation. Les personnes affectées d'anévrysmes internes, de phlegmasies cutanées, de dartres, d'érycèles , d'hémorrhoïdes , sujètes aux hémoptysies, aux affections asthmatiques, doivent également ne pas prendre de Bains froids.

Les Bains tempérés sont essentiellement relâchants et calmants. Peu après une fatigue, le Bain tempéré répare les forces, rend plus léger, plus actif, agit en un mot comme tonique.

On administre avec avantage les Bains tempérés dans les fièvres inflammatoires ou bilieuses, dans les phlegmasies abdominales et cutanées, dans la première période de la dysenterie, dans la néphrite, les péritonites, les rhumatismes aigus, les irritations nerveuses, les spasmes, les insomnies, les maladies syphilitiques traitées par le mercure, pour favoriser l'absorption de ce dernier, etc. Ces Bains sont utiles pour disposer les malades aux opérations graves, et prévenir les accidents inflammatoires consécutifs; pour faciliter les accouchements, etc. , etc.

Les Bains chauds sont excitants, sudorifiques et révulsifs. On les conseille dans les rhumatismes chroniques, à la fin des rhumatismes aigus, dans certains cas de sécheresse de la peau accompagnée de symptômes d'irritation de quelques organes de la poitrine ou de l'abdomen; pour faciliter l'éruption de la petite vérole, provoquer les hémorrhoïdes, etc.

Les pédiluves chauds sont journellement employés pour appeler les lochies et la menstruation supprimées; pour prévenir des affections cérébrales, pour déplacer la goutte, etc.

De même que les Bains très chauds, les Bains de vapeur sont de puissants sudorifiques, d'excellents dérivatifs dont les propriétés sont mises en usage à peu près dans les mêmes circonstances que celles que nous venons d'énumérer. La différence de ces Bains avec les Bains chauds, c'est que les effets de ces derniers sont moins intenses. L'usage des Bains de vapeur convient particulièrement dans la gale, les dartres et beaucoup d'autres maladies cutanées invétérées.

La durée du Bain varie de trois quarts d'heure à une heure et demie : on cite des personnes qui ont eu le courage et la patience d'y rester vingt-quatre et trente-six heures. Cette sorte de macération a fait cesser, dit-on, des douleurs rhumatismales et goutteuses qui, jusque là, avaient résisté à tout autre moyen thérapeutique.

Mod. d'act. Bien que nous ne devions ici étudier les Bains que sous le rapport pharmaceutique; bien que les effets médiats et immédiats de ces agents thérapeutiques soient subordonnés aux âges, aux tempéraments, aux sexes, aux professions, aux habitudes, aux climats, aux saisons, aux heures du jour; enfin, bien que les élèves et les praticiens doivent recourir aux ouvrages d'hygiène pour connaître les hautes considérations sous lesquelles les Bains ont été envisagés, nous dirons que les phéno- mènes physiologiques auxquels les Bains froids donnent lieu, sont : 1° frissons, érection des bulles des poils (chair de poule), respiration précipitée; 2° sentiment d'une force générale, rougeur de la peau, accélération de la circulation; 3° ralentissement du pouls, pâleur de la peau, affaissement des vaisseaux superficiels, di- minution de la transpiration, crampes, engourdisse- ment, etc. Dans les Bains frais les phénomènes sont à peu près les mêmes, mais moins intenses. Les Bains tempérés donnent lieu à un sentiment agréable, au ra- mollissement des téguments, à un bien-être général, à un délassement qui invite au sommeil. Si leur durée est poussée trop loin, ils débilitent. Enfin, les Bains très

13.

chauds et sur-tout ceux de vapeur, activent la circulation
et la respiration, excitent les fonctions cutanées, attirent le sang du centre à la circonférence ; les veines su-
perficielles se gonflent; le volume du corps paraît aug-
menté; la tête devient lourde ; il y a de la tendance au
sommeil, etc.

Préparation de quelques Bains.

Bain de Quinquina.

Faites bouillir pendant une demi-heure 2 p. de quinquina rouge
dans 5 p. d'eau commune; passez avec forte expression, et versez le
décocté dans 340 livres d'eau (quantité de liquide nécessaire pour un
bain général.)

Bain émollient.

Dans dix livres d'eau ordinaire, faites bouillir, pendant un quart
d'heure, 2 à 4 livres d'espèces émollientes; passez avec forte expression, et versez le liquide dans une baignoire avec s. q. d'eau chaude.

Bain aromatique.

Dans 6 à 8 livres d'eau bouillante, faites infuser, pendant une heure,
2 à 3 livres d'espèces aromatiques; passez avec expression, et versez
dans s. q. d'eau chaude.

On peut ajouter dans ce bain ℥ij à ℥iv, 2 à 4 onces d'essence de
savon.

Bain gélatineux.

Faites dissoudre 1 à 2 livres de colle de Flandre dans 6 à 8 livres
d'eau chaude; passez à travers un linge si cela est nécessaire, et versez le soluté dans s. q. d'eau chaude.

Bain anti-syphilitique.

Dans 1 livre d'eau distillée, faites dissoudre depuis 1 jusqu'à 8 gros
de deutochlorure de mercure, et versez ce soluté dans une baignoire
de bois, contenant la quantité d'eau nécessaire.

Bain sulfureux et gélatineux, ou de Barèges artificiel.

Voyez premier volume, p. 531.

Bain sulfureux.

Faites dissoudre 4 onces de foie de soufre dans 16 p. d'eau , et versez le soluté dans s. q. d'eau.

Nota. Il faut, autant que possible, garantir le malade du gaz-hydrogène sulfuré qui se dégage de ce bain et du précédent. On y parvient en fermant la baignoire d'un drap et d'un couvercle en bois percés d'un trou pour laisser passer la tête du malade. On tourne autour du cou de ce dernier une serviette qui contribue encore à empêcher le dégagement du gaz hydro-sulfuré.

Bain de pied sinapisé.

Dans une quantité d'eau chaude suffisante pour recouvrir les malléoles, délayez ℥ij à ℥iv , 2 à 4 onces, de farine de moutarde.

Pédiluve alcalin.

Dans q. s. d'eau chaude , délayez une poignée ou deux de cendres végétales provenant de bois non flotté , ou ℥ß à ℥j , 1/2 once à 1 once, de sous-carbonate de potasse de soude.

Pédiluve révulsif.

Dans s. q. d'eau peu chaude, versez ʒj à ʒjß , 1 once à 1 once et demie , d'acide hydro-chlorique.

Nota. Presque tous les liquides médicamenteux dont nous venons de parler , et sur-tout ceux qui sont préparés avec des plantes émollientes et aromatiques, avec la gélatine, le foie de soufre , peuvent être employés comme *manuluves.*

3o° *Des Douches.*

Déf. On appelle *Douche*, une colonne de liquide , d'un diamètre , d'une température et d'une nature variables, qui vient frapper une partie quelconque du corps avec une force variable aussi, et dépendante de la hauteur à laquelle se trouve le réservoir.

Div. Il y a des *Douches ascendantes* (celles qui arrivent de bas en haut), des *Douches descendantes* (celles qui se font en sens inverse), des *Douches hori-*

zontales (celles qui se font latéralement) ; enfin, il y
en a de *froides*, de *tempérées*, de *chaudes*; d'autres
qui sont faites avec de l'eau simple ; d'autres avec des
infusés, des décoctés, des solutés, etc., ou des eaux
minérales.

Mod. d'adm. Les malades reçoivent ordinairement
les Douches dans une baignoire, et prennent un bain
avant ou après, selon la température de la Douche. Si
celle-ci est chaude, le bain est pris après, et souvent
même l'eau de la Douche sert de bain ; si, au contraire,
la Douche est froide et le bain tiède, on place d'abord
le malade dans le bain ; on ferme la baignoire d'un
couvercle qui présente une ouverture pour laisser
passer la tête (car c'est ordinairement sur cette partie
du corps que l'on agit) du malade, et empêcher une
trop grande quantité du liquide froid de se mêler à l'eau
du bain.

La durée d'une Douche, qui est ordinairement de dix
à vingt minutes, varie selon les indications.

L'appareil propre à donner des Douches est extrêmement simple. Il consiste en un réservoir placé à la hauteur de trois à douze pieds, du fond duquel part un
tuyau en cuir très flexible et terminé par un robinet et
un ajutage. Le diamètre du robinet est ordinairement
de six à douze lignes ; on conçoit qu'on peut le diminuer
à volonté. L'ajutage peut être coiffé avec des bouts de
formes différentes ; quelquefois il est terminé par une
pomme en arrosoir : de là les *Douches en arrosoir*.

Mod. d'act. Les phénomènes physiologiques auxquels
la Douche donne lieu, varient, 1° selon la force de la
percussion qui dépend elle-même de la hauteur et du
diamètre de la colonne de liquide ; 2° selon les agents
dissous ou contenus dans le liquide ; et 3°, selon la température de ce dernier. Cependant, on peut dire qu'en

général ces moyens thérapeutiques sont excitants et sédatifs.

Le premier effet d'un corps qui vient frapper nos organes est d'y produire une sensation douloureuse, d'y
animer la circulation, et d'y produire la rubéfaction. Il
est difficile de calculer exactement la force de la Douche
et le degré d'excitation de la partie frappée, car la sensibilité de cette dernière va sans cesse en augmentant,
bien que la colonne du liquide soit constamment de la
même vitesse; et on sait encore que la sensibilité et l'ex-
citabilité, varient selon les sujets, l'état des parties et
les circonstances dans lesquelles on agit.

Les substances dissoutes contenues en suspension
dans les liquides, augmentant la densité de ces derniers,
augmentent la force de percussion. Enfin, relativement
à leur température, qui varie de o à 10° et de 34 à 40°
Réaumur, les Douches donnent lieu à des phénomènes
qui sont d'autant plus remarquables que les degrés de
chaleur sont plus différents. On a observé que plus une
Douche était froide, plus l'émotion à laquelle elle donne
lieu était vive; on sait également que, quelle que soit sa
température, la sensation douloureuse qui résulte de la
force de percussion a toujours lieu. Enfin, il est inutile d'observer que, semblable au bain froid, la Douche
froide enlève une certaine quantité de calorique libre à
la partie qui la reçoit, et qu'elle est moins excitante que
celle qui se fait à une température élevée.

On emploie les Douches froides dans plusieurs cas
d'aliénation mentale, tels que la mélancolie, la manie,
l'hypochondrie, etc. Leur administration doit être précédée de relâchants et de bains tièdes, etc. De même
que les bains froids, on ne peut appliquer ces moyens
de guérison aux aliénés pléthoriques et vigoureux, sans
les faire précéder de saignées générales; il en est de

même pour ceux qui sont très faibles ou très irritables, à moins de voir augmenter leur débilité, leur sensibilité.

Les Douches chaudes conviennent dans les hémiplégies, les paralysies locales, les douleurs rhumatismales chroniques, certains cas d'ankyloses incomplètes, d'engorgements indolents, etc.

Les Douches chaudes sulfureuses réussissent souvent contre les dartres. Celles qui sont simples, salines ou sulfureuses et qui se font de bas en haut, sont avantageuses, comme toniques et détersives, dans quelques cas de relâchement avec ou sans ulcération de la matrice, du vagin et du rectum.

31°. Des Affusions.

Déf. Les *Affusions* sont des masses, des nappes d'eau plus ou moins froide, versées à une distance peu considérable sur le corps, dans le but d'enlever de suite une quantité notable de calorique libre, de produire un choc plus ou moins considérable, et de donner lieu enfin à des effets qui ont de l'analogie avec ceux du bain froid, de la douche et des lotions froides. Cependant il y a des différences assez tranchées entre les douches et les Affusions : celles-ci se font à des hauteurs, à des distances moins considérables que les premières, leur action est moins vive et répartie sur une plus grande surface du corps; enfin elles agissent plus par leur température que par le choc qu'elles produisent.

Les Affusions ou *saignées de calorique*, comme les appelle encore M. Récamier, sont des moyens thérapeutiques mis en usage par la médecine perturbatrice, et auxquels on a recours : 1° pour déterminer l'astriction, le dégagement et la pâleur des vaisseaux; 2° pour réagir du centre à la circonférence; 3° pour ébranler le système nerveux.

On a recours aux Affusions dans les affections cérébrales, les fièvres aiguës, graves, etc. *Voyez* Douche et Bain froid.

Nota. Les *Immersions* qui consistent à faire passer brusquement le malade nu ou enveloppé dans un drap, entre deux eaux, sont des moyens thérapeutiques qui produisent les effets médiats et immédiats des affusions. Dans tous les cas, une fois l'administration des douches, des affusions, des immersions et des bains froids terminée, les malades doivent être portés dans leur lit enveloppés dans des couvertures de laine chaudes.

32° *Des Cataplasmes.*

Déf. Les Cataplasmes de κατάπλασσω, j'enduis, sont des médicaments externes, de consistance molle, ayant pour base des poudres, des farines, des pulpes, etc., et pour véhicule l'eau ordinaire ou l'eau chargée de principes médicamenteux, le lait, etc.

Div. Ces médicaments sont de deux espèces : *simples* et *composés*.

Prép. On les prépare de différentes manières selon leurs composants.

Règl. Les principales règles à observer sont les suivantes :

1° Prendre pour base, des substances parfaitement pures ;

2° Faire dissoudre préalablement dans des véhicules convenables, les corps qui doivent être dissous et qui doivent faire partie du Cataplasme, tels que l'*onguent basilicum,* le *savon médicinal,* quelques emplâtres, etc. ;

3° Incorporer selon l'art, sans faire de grumeaux, ceux qui ne doivent pas être dissous, comme le *safran*, la *poudre de ciguë*, etc.;

4° N'ajouter qu'à la fin du mélange les substances aromatiques, les vins d'opium, etc.

Propr. médic. Elles varient selon les composants, et selon la température. Préparés avec des substances émollientes, les Cataplasmes relâchent les tissus avec lesquels ils sont en contact, affaiblissent leur tonicité, leur contractilité et leur sensibilité; modèrent l'exaltation des propriétés vitales; affaiblissent la tension, la chaleur, la douleur causées par un phlegmon ou toute autre tumeur inflammatoire. Dissipent-ils l'engorgement, on les dit *résolutifs*? favorisent-ils au contraire la formation du pus, ils sont appelés *suppuratifs*, etc. Enfin il y a des cataplasmes toniques, stimulants, narcotiques, etc.

Mod. d'adm. Les Cataplasmes s'appliquent à un ou entre deux linges sur les parties qui doivent les recevoir. Ils ne doivent être ni trop épais, ni trop chauds, ni froids. Dans le premier cas, leur propre poids les rend plus nuisibles qu'utiles; dans le second, ils donnent lieu à un trop grand afflux de liquide dans les parties qui leur sont sous-jacentes, et les irritent au lieu de les adoucir, de les calmer; enfin, dans le troisième cas, ils absorbent une certaine quantité de calorique latent, et agissent tout à fait dans un sens opposé à celui qui résulte de leur douce température.

Préparation de quelques Cataplasmes.

Cataplasme émollient.

Dans une quantité donnée de décocté de racine de guimauve préparé avec 1 p. de racine et 16 p. d'eau, délayez peu à peu, q. s. de

farine de lin , mettez le vase sur le feu et agitez la masse continuellement jusqu'à ce qu'elle ait acquis la consistance voulue et qu'elle soit
parfaitement homogène. L'agitation a encore pour but d'empêcher toute
adhérence, toute brûlure au fond du vase.

Nota. La consistance molle, pulpeuse des Cataplasmes, qui se préparent tous de la même manière, est due à la solution de l'amidon et
du mucilage des substances dans l'eau.

Cataplame suppuratif.

Dans 16 p. du Cataplasme précédent, incorporez 1 à 2 p. d'onguent
basilicum, ou d'emplâtre brun (onguent de la mère), préalablement
dissous dans s. q. d'huile d'olive.

Cataplasme résolutif.

Dans 16 p. de Cataplasme fait avec q. v. de farine de seigle et s. q.
d'eau de son, incorporez ½ à 1 p. de sous-acétate de plomb liquide.

Cataplasme narcotique.

Dans une livre de Cataplasme préparé avec q. s. de décocté de morelle et de farine de lin, incorporez v à x gr. d'extrait aqueux d'opium
dissous dans s. q. d'eau distillée.

Cataplasme sédatif.

Dans 16 p. de Cataplasme fait avec q. v. de décocté de têtes de pavot
et q. s. de farine de riz, incorporez ½ à 1 p. de p. de poudre de ciguë.

Nota. Les pulpes d'oignon blanc, de scille, de feuilles d'oseille,
de ciguë, etc. peuvent être employées comme Cataplasmes émollients,
suppuratifs, etc.

Cataplasme antiseptique camphré.

Dans une livre de Cataplasme préparé avec q. v. d'eau commune, et
q. s. de farine d'orge, incorporez ʒ j, 1 once, de poudre de quinquina
et ʒß à ʒj, ½ gros à 1 gros, de camphre pulvérisé.

33° *Des Sinapismes.*

Déf. Les Sinapismes (de σίναπι) sont des médicaments
externes, de consistance molle comme les cataplasmes,

ayant pour base la farine de moutarde, le poivre en poudre, l'ail épisté, etc., et pour véhicule le vinaigre ou
mieux l'eau chaude.

Les Sinapismes jouissent de propriétés stimulantes
et révulsives. Ils sont plus ou moins forts, ou plus ou
moins actifs, selon les substances avec lesquelles on
les prépare, et selon qu'on les applique purs ou mélangés avec une proportion plus ou moins grande de
cataplasmes de farine de lin.

PRÉP. On les prépare par *mixtion* et par *incorporation.*

MOD. D'ADM. Les Sinapismes s'appliquent à un ou
entre deux linges, à la plante des pieds, sur le coude-
pied, aux mollets, aux cuisses, etc. Le temps pendant
lequel ces topiques doivent séjourner sur les parties,
varie de deux à quatre heures ; mais il ne faut pas toujours autant de temps pour que leur effet, la rubéfaction,
soit produit. Une demi-heure, une heure suffisent quelquefois. D'après MM. Trousseau et Leblanc, l'effet est
produit au bout de dix minutes, trois quarts-d'heure au
plus. Sans nier les résultats des expériences de nos esti-
mables confrères, je crois qu'il est très difficile de ren-
contrer toujours une farine de moutarde aussi active;
au surplus il est prudent de surveiller le mode d'action de ce médicament, afin de ne pas en trop prolonger l'application. M. le professeur Marjolin rappelle
souvent dans ses leçons qu'une jeune fille d'un notaire
de Paris succomba à une gangrène des membres inférieurs, par suite du séjour trop prolongé d'un sinapisme que lui avait ordonné son médecin. Enfin il ne faut
pas toujours attendre que la rougeur des parties soit
développée pour enlever un Sinapisme, car il arrive
quelquefois que ce premier effet du topique n'a lieu que
quelque temps après que celui-ci a été retiré.

Préparation de quelques Sinapismes.

Sinapisme ordinaire.

Dans q. s. d'eau chaude, délayez q. v. de farine de moutarde nouvellement préparée et privée de son huile fixe à l'aide de l'expression.

Nota. D'après des expériences des deux praticiens que nous venons de citer (MM. Trousseau et Leblanc), il résulte que le vinaigre ordinaire ajouté à la moutarde d'un vert-brunâtre, en diminue singulièrement l'action, tandis qu'il ne modifie en rien celle d'un blanc-jaunâtre, dite moutarde *anglaise.*

Les pharmaciens doivent préparer eux-mêmes leur farine de moutarde, afin de délivrer aux malades un médicament doué de toutes ses propriétés. Celles du commerce est ordinairement mal préparée, falsifiée, non exprimée et mal conservée.

Sinapisme très actif ou animé.

Dans ʒviij, 8 onces, de Sinapisme préparé comme ci-dessus, incorporez ʒij à ʒiv, 2 à 4 gros, d'ail épisté, autant de poivre en poudre, et xx à xxx goutes d'ammoniaque liquide.

Sinapisme beaucoup plus doux ou mitigé.

Dans 8 p. de Sinapisme ordinaire, incorporez 2 à 4 p., selon les indications, de cataplasme de farine de lin.

N° 34. Des Fomentations.

DÉF. En général on appelle *Fomentation* (de *fovere,* étuver) réchauffer, différents liquides, tels que l'eau, le vin, le lait, l'huile, le vinaigre, l'alcool, l'eau-de-vie, l'éther, etc., plus ou moins chargés de principes médicamenteux et destinés à être appliqués chauds, à l'aide de linge ou de flanelle, sur certaines parties du corps, pour y séjourner plus ou moins long-temps. On a encore donné le nom de *fomentations sèches* (les premières peuvent être appelées *fomentations humides*), à des serviettes ou à des morceaux de flanelle échauffés et placés sur quelques parties de notre enveloppe cutanée.

Le mot *Fomentation* emportant toujours avec lui
l'idée que les liquides employés sont chargés d'une certaine quantité de calorique, nous désignerons sous le
nom générique de *compresses*, *topiques*, *ablutions*, tous
les agents thérapeutiques employés de la même manière,
mais froids ; tels sont les compresses d'eau blanche,
d'eau végéto-minérale, d'éther ; les applications d'eau
froide, de la glace pilée, de la neige, etc. Il est inutile
d'observer que le mode d'action de ces médications n'est
pas le même que celui des fomentations proprement
dites. Un mot sur la médication réfrigérante tant vantée
en Allemagne et en Angleterre, employée depuis quelque
temps en France, dont une longue et heureuse expérience a consacré les bons effets dans une foule de maladies, telles que les inflammations du cerveau et des
yeux, celles qui sont consécutives aux plaies, aux con-
tusions, aux luxations, aux fractures, etc., et qu'on ne
doit cependant mettre en usage qu'avec la plus grande
circonspection, sur-tout dans les circonstances délicates,
comme la diarrhée, les phlegmasies de poitrine, etc. ;
un mot, dis-je, sur cette médication ne pouvant être
déplacé dans cet ouvrage, essentiellement destiné aux
élèves en médecine et aux praticiens, nous allons faire
connaître rapidement la méthode de M. Frœlich, doyen
de la Faculté de médecine de Vienne.

L'habile praticien que nous venons de citer, qui a
publié sur la médication réfrigérante un mémoire qui
lui a valu le prix fondé par M. le docteur Hufeland,
procède de la manière suivante dans l'emploi des bains
et des lotions à l'eau froide. Le malade n'offrant aucun
symptôme de suppuration, de désorganisation ou d'autres
maladies anciennes, sa peau étant saine, et les degrés de
chaleur actuelle de toute son économie étant constatés
au moyen du thermomètre de Farenheit placé dans ses

aisselles pendant 10 à 15 minutes, avec la précaution d'éviter le plus possible l'approche de l'air extérieur ; M. le docteur Frœlich emploie de l'eau à 85° si le thermomètre s'élève à 99°; à 75°, si l'instrument marque 100°; à 65 ou 60, pour 101°; à 60 ou 55, pour 102; à 65 ou 60, pour 103; à 60, pour 104; à 55, pour 105; à 40, pour 106 ; id. pour 107; et à 35 pour 108 et 112. On voit que plus la chaleur du corps est élevée, plus l'eau doit être froide et le bain prolongé. La durée de ce dernier sera de 1 à 2 minutes quand le thermomètre marquera 101°; elle sera de 3 à 4 quand il s'élèvera à 104° et 112°. Si le thermomètre ne s'élève qu'à 98° et si la peau est sèche, M. Frœlich emploie de l'eau à 90°, et donne pour boisson un infusé de thé chaud et léger. Si la chaleur est peu forte, il a recours à des ablutions de 10 à 30 litres d'eau froide, les renouvelle trois à dix fois dans les vingt-quatre heures, et complette le traitement en exposant le malade à un air frais, en lui donnant des boissons froides et tempérantes (de la limonade), et quelques grains de calomel si le ventre est resserré. Si le malade éprouve du froid à l'intérieur, il faut se hâter de le retirer du bain ou de cesser les ablutions, de l'essuyer et de le mettre dans un lit chaud ; on lui fait prendre ensuite quelques tasses de thé chaud.

Enfin, si après la dernière ablution la chaleur ne revient qu'au bout de 6 à 8 heures, la peau se ramollit, la transpiration s'établit, la maladie est jugée, et le malade entre en convalescence. Quelques bains chauds à 92 ou 94° Farenheit, sont alors les seuls agents auxquels on a recours. Les mêmes bains sont employés quand l'épiderme commence à s'en aller en écailles.

M. le docteur Frœlich assure avoir constamment employé avec succès les bains et les lotions à l'eau froide dans la scarlatine simple ou avec délire, la variole, la

rougeole , la mélancolie , la manie , les fièvres intenses
avec toux, les fièvres nerveuses, l'épilepsie, la rage, etc.
M. le docteur Russ, d'Aschaffenburg , rapporte également un grand nombre de guérisons de péritonite ,
de glossite , d'angine , de diarrhée, d'apoplexie, de brûlures , d'arachnitis des enfants (ces derniers cas sont
connus depuis long-temps), de rhumatismes et de fièvres
rhumatismales (ces cures sont plus étonnantes), de
l'usage des topiques froids à l'intérieur et à l'extérieur.

Sans avoir une confiance aveugle dans des résultats
aussi heureux et aussi extraordinaires , présumant bien
que les avantages de la médication réfrigérante ont pu
être un peu exagérés , nous n'avons pas cru devoir la
passer sous silence , afin d'engager nos lecteurs à l'employer et à ne pas la juger avec indifférence , car elle
mérite de fixer l'attention des praticiens.

PRÉP. On prépare les Fomentations par *décoction, infusion, solution , mixtion,* etc., selon les agents avec
lesquels on les compose. Celles qui sont sèches conviennent dans les engorgements froids, œdémateux , quand
il faut ranimer la circulation, et réveiller les propriétés
vitales engourdies. Les fomentations humides sont émollientes, et leur usage et très avantageux dans les inflammations, les douleurs, les affections cutanées.

PROPR. MÉDIC. Les fomentations jouissent de pro
priétés différentes selon leurs composants, et selon leur
température.

Préparation de quelques Fomentations.

Fomentation émolliente.

Imbibez un morceau de toile ou mieux de flanelle, d'une grandeu
convenable, d'un décocté de racine de guimauve (Eau 16 p., Racine 1 p.
ou de plantes émollientes (Espèces émollientes 1 p. , Eau 16 p.), ou d
lait chaud , etc , et appliquez-le où vous le jugerez convenable.

Fomentation stimulante.

Imbibez le même tissu de vin miellé (Miel 1 p., Vin rouge de Bourgogne 16 p.) ou bien dans l'alcool affaibli, l'alcoolat de citron ou de mélisse composé, etc., et appliquez-le où il sera nécessaire.

Fomentation tonique.

Imbibez le même tissu d'un infusé d'espèces amères (Epèces amères 1 p., Eau 16).

Fomentation astringente.

Imbibez le même tissu de s. q. de décocté d'écorce de chêne ou de ratanhia, etc. (Substance 1 p., Eau 16).

Fomentation narcotique.

Imbibez le même tissu de s. q. de décocté de morelle, de têtes de pavot, etc. (Substance 1 p., Eau 16 p.).

Compresse résolutive.

Imbibez le même tissu de s. q. d'eau blanche, d'eau végéto-minérale (voyez 1er volume, page 143), ou d'un infusé de fleurs de sureau (Fleurs 1 p., Eau 32 p.).

Fomentation huileuse.

Imbibez le tissu de s. q. d'huile d'amandes douces.

Compresse réfrigérante.

Imbibez le même tissu d'éther sulfurique. Cette fomentation convient dans les brûlures au premier degré.

Topique contre les brûlures au premier degré.

Agitez ensemble un mélange à p. é. d'eau de chaux et d'huile d'amandes douces; imbibez de la mousse savonneuse qui surnage la liqueur un morceau de flanelle et appliquez-le sur la partie brûlée. On ajoute quelquefois à cette fomentation 1 p. de vin d'opium composé sur 8 p. de mélange. Cette préparation est encore employée avec avantage dès le début des engelures.

35° *Des Lotions.*

On donne le nom de *Lotions*, à tout liquide destiné au lavage des plaies ou de certaines parties du corps. Ces médicaments ne diffèrent des précédents que par leur usage, leur mode d'application et leur température. En effet, toutes les préparations que nous avons citées comme fomentations, et toutes celles qui auraient pu encore être ajoutées, peuvent servir de lotions. Nous observerons cependant, que les Lotions peuvent se faire à froid, les fomentations jamais.

Préparation de quelques Lotions.

Eau phagédénique.

L'Eau phagédénique, employée contre les ulcères scrofuleux et syphilitiques, n'est autre chose qu'un soluté de chaux, d'hydrochlorate de chaux (provenant de la décomposition du sel mercuriel) et d'oxide de mercure, préparé avec Eau de chaux ʒj, 1 once, Deutochlorure de mercure ij gr., et tenant en suspension une certaine quantité du même oxide, qui lui donne une couleur orangée.

Lotion hydrosulfurée
de M. Dupuytren.
{ Foie de Soufre.   1 p.
  Eau commune.   16
  Acide sulfurique.   '/₈

On l'emploie en *frictions* contre la gale, les dartres.

Nota. Les chlorures liquides, le lait virginal et tous les autres liquides cosmétiques peuvent trouver leur place ici.

A la liqueur de notre savant et estimable confrère M. Labarraque, dont nous avons indiqué le mode d'obtention page 232 de notre premier volume, nous proposons de substituer le soluté suivant dont le prix est extrêmement peu élevé :

Chlore gazeux.   300 p.
Eau pure.   150

Les trois cents parties de Chlore s'obtiennent avec p. e. (2 kilogrammes) de peroxide de manganèse et d'acide hydrochlorique, qui ne coûtent pas plus de 3 fr., terme moyen.

36° *Des Liniments.*

Déf. On désigne sous le nom de *Liniments* (de *linire*, oindre, adoucir, frotter), tout liquide alcoolique ou huileux, destiné à enduire, à frotter certaines parties du corps.

Prép. Les liniments se préparent de différentes manières, selon leurs composants; et les règles à observer sont basées sur la nature de ces mêmes composants.

Mod. d'adm. Tous formés de médicaments officinaux, tels que huiles médicinales ou autres, eau-de-vie camphrée, alcoolat de vulnéraire, de mélisse ou de citron composé, de teintures, etc.; et jouissant, en général, de propriétés narcotiques, toniques et irritantes, les Liniments sont administrés sous formes de frictions légères, à l'aide de la main nue ou armée d'un morceau de flanelle, ou de brosses très douces. Une précaution indispensable à avoir dans l'application des liniments dont on doit continuer l'usage pendant quelque temps, c'est de varier le lieu d'application, afin de laisser reposer les vaisseaux exhalants et absorbants, sans quoi l'absorption des médicaments pourrait ne pas avoir lieu. On augmente encore la transpiration des parties soumises à l'action des liniments en les lavant de temps en temps à l'eau chaude, et les débarrassant ainsi des substances qui y adhèrent.

Préparation de quelques Liniments.

Liniment opiacé. { Huile d'Amandes douces. 8 p.
{ Laudanum liquide. 1
Mêlez et agitez chaque fois.

Liniment volatil. { Huile d'Amandes douces. 8 p.
{ Ammoniaque liquide. 1
Mêlez, et agitez chaque fois.

14.

Liniment volatil camphré.

On le prépare en ajoutant au précédent ¹/₂ partie de camphre.

Liniments toniques, stimulants.

Ces Liniments ne sont autre chose que des mélanges de teintures, d'alcoolats, etc., ou bien les mêmes préparations employées seules.

Liniment calcaire.

Voyez Fomentation contre la brûlure, page 209.

Liniment camphré.

Prenez q. v. d'Huile camphrée.

Liniment de Jadelot.	Savon blanc.	5 p.
	Huile blanche.	10
	Sulfure de Potasse.	1

Faites dissoudre le savon dans une très petite quantité d'eau et au bain-marie ; faites évaporer toute l'eau ; ajoutez l'huile et le sulfure pulvérisé. Ce Liniment, que l'on peut aromatiser avec quelques gouttes d'huile essentielle de thym, est très employé contre la gale.

Liniment savonneux.	Savon blanc pulv.	1 p.
	Alcoolat de Vulnéraire ou toute autre	
	préparation alcoolique.	6

Dissolvez le savon dans le véhicule.

37° *Des Injections.*

Déf. D'une manière générale, on entend en pharmacie par *Injection* (de *injicere*, jeter dedans), tout liquide destiné à être introduit avec une seringue dans les cavités naturelles ou accidentelles du corps.

Div. Les injections, dont la nature et les propriétés varient autant que les composants, prennent des noms différents, selon les cavités auxquelles elles sont destinées : on les appelle *Gargarismes*, quand elles servent pour la gorge ; *Lavements*, *Clystères*, quand elles sont introduites dans les gros intestins; *Collutoires*, si on doit les appliquer sur les gencives ou la membrane muqueuse bucale; enfin elles conservent leur nom, quand elles sont destinées pour le vagin, le canal de l'urètre, l'oreille, une fistule, etc.

PRÉP. La préparation de ces médicaments, les règles à observer, leurs propriétés, dont les effets ne peuvent être que locaux et très légers, en raison du peu de temps de leur contact avec les parties malades; leurs doses et modes d'administration dépendent de la nature des composants, des propriétés de ces derniers, et des indications à remplir.

Dos et MOD. D'ADM. Les doses des Gargarismes sont subordonnées aux indications à remplir; quant à leurs modes d'application, tout le monde sait qu'on met un peu de liquide dans la bouche; qu'on renverse la tête en arrière, afin de faire avancer la liqueur vers la gorge, et qu'au moment où le médicament doit tomber dans le pharynx, on repousse doucement l'air contenu dans les poumons. Cet air repoussé, agite, fait bouillonner le liquide et l'empêche d'aller plus loin. Pendant ce temps aussi, le médicament reste en contact avec les parties malades, les adoucit, les stimule, les tonifie, etc., selon ses propriétés.

Préparation de quelques Gargarismes.

Gargarisme astringent.	Roses rouges.	℥ij, 2 gros.
	Eau bouillante.	℥viij, 8 onces.
	Alun.	xx gr.
	Sirop de Mûres.	℥j, 1 once.

Faites infuser les roses dans l'eau pendant une demi-heure; passez; faites fondre l'alun, et ajoutez le sirop.

Gargarisme adoucissant	Figues grasses n° 4.	
	Lait.	℔ß, ¹/₂ livre.

Faites bouillir les figues pendant à peu près une demi-heure, et passez à travers un linge.

Gargarisme.

Gargarisme émollient.
{
Racine de Guimauve.   ʒß, ½ once.
Eau.   ʒviij, 8 onces.
Miel du Gatinais.   ʒj, 1 once.
}

Faites macérer la racine dans l'eau pendant une heure ; passez et ajoutez le miel.

Gargarisme détersif.
{
Orge mondé.   ʒß, ½ once.
Eau.   ʒviij, 8 onces.
Miel rosat.   ʒj, 1 once.
Eau de Rabel.   xx gouttes.
}

Faites bouillir l'orge dans l'eau pendant un quart d'heure ; passez et ajoutez le miel et l'acide sulfurique alcoolisé.

Gargarisme antisyphili-
tique.
{
Eau distillée.   ʒviij, 8 onces.
Deutochlorure de mercure.   j, à ij gr.
Sirop de Cuisinier.   ʒj, 1 once.
}

Faites dissoudre le sel et ajoutez le sirop.

Gargarisme antiscorbu-
tique.
{
Cochléaria.   }
Cresson.   } ana ʒij, 2 gros.
Eau bouillante.   ʒviij, 8 onces.
Sirop antiscorbutique.   ʒj, 1 once.
}

Faites infuser les plantes mondées et incisées dans l'eau pendant une bonne demi-heure ; passez et ajoutez le sirop.

Gargarisme tempérant.

Dans 8 p. d'eau, ajoutez 1 p. de sirop de groseilles ou de vinaigre, ou tout autre ; ou bien 1 p. d'oximel simple.

Préparation de quelques Lavements ou Clystères.

Les Lavements (de *lavare*, laver) ou Clystères (de χλυζω, je lave) sont des médicaments que l'on administre chauds ou froids, mais ordinairement chauds et en petite quantité (10 à 12 onces, *Lavement entier* ; 6 onces, *demi-Lavement* ; 3 onces, *quart de Lavement*), sur-tout ceux qui sont médicamenteux, à l'aide d'instruments appelés seringues, et maintenant à l'aide de *clysoirs*, ou de pompe foulante terminée par un long tuyau en gomme élastique.

L'eau est ordinairement le véhicule des Lavements; mais le vin, l'alcool affaibli, le vinaigre, etc., peuvent servir au même objet.

Le praticien doit certainement tenir compte de la température, du volume et du poids du Lavement. Un Lavement froid produit des effets tout-à-fait opposés à ceux du Lavement chaud ou tempéré; et l'on sait que l'on garde difficilement celui qui est trop abondant, parce qu'il distend les intestins outre mesure, et qu'il donne lieu à des contractions qui obligent à le rendre. Enfin, un Lavement trop pesant peut irriter les parties, sur-tout quand elles sont atteintes de phlegmasie.

L'administration d'un Lavement simple, d'un Lavement d'eau, doit toujours précéder celle d'un Lavement médicinal. En vidant ainsi les intestins, on met à nu les surfaces muqueuses et on augmente ainsi leurs propriétés absorbantes.

Quant à la position du malade, elle varie selon l'instrument employé pour administrer le médicament. Avec la seringue ordinaire, à canule droite, le malade doit être couché horizontalement et incliné sur le côté droit. Beaucoup de personnes, non assez malades pour ne pas pouvoir se médicamenter elles-mêmes, adoptent les positions qui leur paraissent les plus commodes.

Lavement nourrissant. { Gélatine. ℥j à ℥ij, 1 à 2 gros. / Eau chaude. ℥vj à ℥viij, 6 à 8 onces. / Dissolvez la gélatine

Lavement d'amidon.
{ Amidon.   ℥ß à ℥j, ½ à 1 once.
{ Eau fraîche.   ℥viij, 8 onces.
{ M. S. A.

Lavement vermifuge.
{ Mousse de Corse.   ℥ß, ½ once.
{ Eau.   ℥viij, 8 onces.
{ Huile de Ricin.   ℥ß, ½ once.

Faites bouillir pendant ¼ d'heure, passez, et ajoutez l'huile.

Lavement d'assa fœtida.
{ Graine de lin.   ʒij à ʒiv, 2 à 4 gros.
{ Eau.   ℥x à ℥xij, 10 à 12 onces.
{ Assa fœtida.   ʒj à ʒij, 1 à 2 gros.

Faites bouillir la graine de lin pendant un quart d'heure ; passez à travers un linge ; triturez l'assa fœtida seul ou avec un jaune d'œuf dans un mortier de porcelaine et le décocté ; passez de nouveau.

Lavement de quinquina camphré.
{ Kina rouge concassé.   ʒiv, 4 gros.
{ Eau.   ℥xij, 12 onces.
{ Camphre.   xv grᵉ

Faites bouillir le quinquina dans l'eau pendant un petit quart d'heure ; passez, et ajoutez le camphre trituré avec un jaune d'œuf.

Lavement laxatif.
{ Pruneaux.   ℥ß, ½ once.
{ Eau.   ℥xij, 12 onces.
{ Gros miel.   ℥j, 1 once.

Lavement purgatif.
{ Séné.   ℥ß, ½ once.
{ Eau.   ℥xij, 12 onces.
{ Miel mercurial.   ℥j, 1 once.

Faites fortement infuser le séné dans l'eau ; passez, et ajoutez le mellite.

Lavement de tabac.
{ Tabac.   ℥ß, ½ once.
{ Eau.   ℥xij, 12 onces.

Faites bouillir le tabac dans l'eau pendant vingt minutes ; passez.

Lavement anodin.
{ Têtes de pavot.   ℥ß, ½ once.
{ Eau.   ℥xij, 12 onces.
{ Huile d'olive.   ℥j, 1 once.

Faites bouillir les capsules de pavot privées de leurs semences pendant vingt minutes ; passez, et ajoutez l'huile.

Préparation de quelques Collutoires.

Collutoire astringent. { Miel rosat. ℥j , 1 once.
{ Sous-borate de Soude. iv à x gr.

Réduisez le borax en poudre, et triturez-le avec le mellite dans un mortier de verre.

Collutoire émolliant. { Gomme arabique. ℨj , 1 gros.
{ Eau. ℥iv , 4 gros.

Faites dissoudre la gomme.

Collutoire calmant. { Racine de Guimauve. ℨij , 2 gros.
{ Eau. ℥j , 1 once.
{ Extrait d'Opium. ¹/₂ à 1 gr.

Faites macérer la racine de guimauve pendant une heure ou deux ; passez, et faites fondre l'extrait.

Collutoire détersif. { Miel rosat. ℥j , 1 once.
{ Acide hydrochlorique. ℨj à ℨij ; 1 à 2 gros.

M. S. A.

Nota. Les Collutoires s'appliquent à l'aide de pinceaux imbibés que l'on promène sur les parties malades.

Préparation de quelques injections.

Injection émolliente. { Graine de lin. ℥ß , ¹/₂ once.
{ Eau. ℥viij , 8 onces.

Faites bouillir pendant un quart d'heure ; passez, et injectez.

Injection astringente. { Ratanhia. ℥ß , ¹/₂ once.
{ Eau. ℥viij , 8 onces.

Faites bouillir pendant vingt minutes ; passez, et injectez.

Injection irritante. { Roses rouges. ℥ß , ¹/₂ once.
{ Vin rouge. ℔j , 1 livre.
{ Eau-de-vie camphrée. ℥j , 1 once.

Faites infuser les roses dans le vin pendant un bon quart d'heure, passez, et ajoutez l'alcoolé.

Cette injection s'emploie habituellement dans les hôpitaux pour déterminer l'inflammation adhésive des trajets fistuleux ou de la tunique vaginale lors de l'opération de l'hydrocèle.

Injection astringente. { Sulfate de zinc. — xv gr.
Eau distillée. — ℥viij , 8 onces.
Teinture de benjoin. — ℨj , 1 gros.

Faites dissoudre le sel , et ajoutez la teinture.

Des Suppositoires.

DÉF. Les *Suppositoires* (de *Supponere* , placer à l'entrée) sont des agents médicinaux de forme conique , plus ou moins alongée, de grosseur variable, et destinés à être introduits à l'entrée du rectum pour y produire une action médicatrice quelconque.

PROPR. MÉDICIN. Les Suppositoires sont composés de substances diverses selon les propriétés qu'on veut leur donner. Ceux qui doivent agir comme émollients ou laxatifs dans les constipations opiniâtres, sont préparés avec des corps gras, tels que le beurre de cacao, le suif, le beurre frais , etc. On les rend plus actifs , en y incorporant de la poudre de rhubarbe , d'aloës , de séné, etc. Enfin , on prépare des Suppositoires irritants avec le savon médicinal, auquel on donne facilement la forme olivaire en le taillant avec le couteau.

Excepté chez les enfants , les Suppositoires sont extrêmement peu employés aujourd'hui comme laxatifs et drastiques ; les adultes préfèrent les lavements. Il n'en est pas de même de ceux de ces agents thérapeutiques que l'on prépare avec des substances émollientes , grasses, huileuses, et que la chirurgie emploie encore quelquefois dans les cas d'ulcérations du rectum, de fissures à l'anus, de fistules commençantes, etc.

PRÉP. Les Suppositoires de savon ou de beurre de cacao se préparent à l'aide du couteau ; ceux de miel cuit jusqu'au cassé , de suif, se font en coulant ces corps chauds ou liquéfiés dans des moules coniques de carton ou de gros papier. Il est souvent nécessaire de les huiler ou de les couvrir de cérat avant d'en faire usage pour faciliter et adoucir leur introduction.

Nota. L'on emploie encore, comme Suppositoires, des mèches de charpie enduites de cérat, de graisses médicamenteuses ou d'onguent, auxquelles on ajoute des substances douées de propriétés diverses.

Des Écussons.

Les Écussons sont des morceaux de peau, de toile ou de taffetas, mais le plus ordinairement de peau, recouverts de substances emplastiques de Poix de Bourgogne, d'un Électuaire, etc., et destinés à être appliqués sur la peau, pour y séjourner plus ou moins long-temps.

On prépare encore quelquefois des Écussons de Thériaque, que l'on applique sur le creux de l'estomac, et que l'on arrose de Laudanum, ou que l'on saupoudre d'Opium, pour en augmenter les propriétés calmantes. Mais celui de tous, le plus employé, c'est l'Écusson de Poix de Bourgogne, que l'on applique seul ou saupoudré d'émétique, de cantharides, etc., selon l'indication à remplir. *Voyez* Émétique, Poix de Bourgogne, 1er volume, pages 398 et 634.

Des Sachets.

Les Sachets, peu employés aujourd'hui, excepté celui de Morand, dit *Collier de Morand*, usité contre le goître, sont de petits sacs de toile ou de taffetas remplis de substances pulvérulentes jouissant de propriétés différentes, et destinés à être appliqués sur certaines parties du corps (c'est ordinairement le cou), pour y séjourner plus ou moins long-temps.

| *Collier de Morand.* | Hydrochlorate d'ammoniaque.
Chlorure de Sodium décrépité.
Eponge calcinée et non lavée. | aña p. é. |

Pulvérisez ces trois substances; faites-en un mélange exact que vous

répandrez sur une carde de coton disposée en cravate; enveloppez le
tout d'une mousseline que vous piquerez en losange; et appliquez sur le
goître.

Ce sachet doit être renouvelé tous les mois. S'il irritait un peu la
peau, on en suspendrait l'application pendant quelques jours.

Nota. Un peu d'acide hydrochlorique du sel ammoniaque se portant sur la chaux contenue dans l'éponge calcinée, une petite quantité
d'alcali volatil est mise à nu et se dégage du mélange.

Des Fumigations.

Déf. On appelle *Fumigations,* toute expansion de
vapeurs ou de gaz.

Div. On les divise, 1° En celles qui ont pour but de
masquer momentanément la mauvaise odeur qui règne
dans la chambre d'un malade. Je dis momentanément,
car, loin de purifier l'air, elles l'altèrent davantage en
le chargeant de corps étrangers; 2° celles qui doivent
produire un effet médicamenteux; et 3° celles qui sont
destinées à purifier l'air. On remplit la première indication en réduisant en vapeur, le Sucre, le Vinaigre, le
Succin, les baies de Genièvre, le Benjoin, les Pastilles
odorantes (*voy.* pag. 145), etc. Les Fumigations médicamenteuses ou thérapeutiques, ne sont que des vapeurs
ou gaz dirigés sur quelques parties internes ou externes
du corps. C'est ainsi que l'on emploie très souvent les
vapeurs émollientes, dans les bronchites, les maux de
gorge, le coryza, l'otite, etc.; les vapeurs balsamiques,
celles qui sont chargées de chlore, dans les affections de
poitrine; les vapeurs de benjoin contre les douleurs rhumatismales, goutteuses; celles d'aloës pour exciter les
règles; celles de soufre, de mercure, pour les maladies dartreuses, la galle, la syphilis, etc. Enfin les Fumigations propres à désinfecter l'air, ou hygyéniques, con-

sistent en un dégagement de chlore ou de vapeurs d'acide nitrique.

MOD. D'ADM. Les Fumigations thérapeutiques, appliquées à l'extérieur du corps, se prennent dans des appareils en bois, disposés de manière à ce que la tête du malade soit toujours exactement isolée des vapeurs ou gaz répandus dans l'intérieur. L'hôpital Saint-Louis possède un très grand nombre de ces appareils.

PHÉNOM. PHYS. Les effets des Fumigations varient selon la température des vapeurs ou gaz, et selon la nature des substances vaporisées ou gazéifiées. Si c'est de la vapeur d'eau et qu'elle ait de 35 à 45° (Réaumur), le malade éprouvera, après une demi-heure environ, une cuisson plus ou moins marquée dans diverses régions du corps; il y aura rougeur de la peau, augmentation de chaleur, accélération du pouls, transpiration abondante, anxiété générale, gêne de la respiration, mais peu marquée, sur-tout si le malade est placé dans un appareil où il ne respire que l'air atmosphérique; enfin, on observera une céphalalgie plus ou moins intense, et quelquefois la syncope.

Si la Fumigation n'est dirigée que sur une partie du corps, elle excite cette même partie seulement, en augmente la circulation capillaire, y provoque une sueur plus ou moins abondante, et n'exerce aucune action sur la circulation ni sur la respiration.

La Fumigation dont la température n'excède pas 22 à 26° (Réaumur), produit un effet relâchant.

La Fumigation est-elle sèche, résulte-t-elle de la réduction en vapeur de différents agents médicamenteux, comme le soufre, le benjoin, etc.; ses effets se rapprochent, à température égale, de ceux de l'étuve sèche; seulement ils sont plus marqués. Ainsi, dans les Fumigations sulfureuses, la peau est promptement rubéfiée, sa chaleur, sa tonicité vivement augmentées; le visage est pourpre; les yeux sont injectés ; la circulation est accélérée; le pouls est fréquent; la respiration est précipitée; une soif vive se fait sentir ; enfin la sueur s'établit, et se continue, ainsi que la rougeur de la peau, pendant 30 à 40 minutes et plus, après la sortie de l'étuve.

PROPR. MÉDICIN. D'après leurs composants ou plutôt d'après les propriétés des substances vaporisées ou gazéifiées, ou peut produire avec les Fumigations, des effets relâchants et adoucissants, des effets stimulants, des effets révulsifs, des effets spécifiques et des effets sédatifs et antispasmodiques.

Les Fumigations adoucissantes et relâchantes, préparées avec de l'eau seule ou des infusés de plantes émollientes, légèrement aromatiques, conviennent dans certaines phlegmasies aiguës, telles que les angines, le corysa, l'ophthalmie, etc.

Le but de l'usage des Fumigations stimulantes dans les catarrhes pulmonaires accompagnés d'une expectoration abondante, est de tonifier les parties affectées et de diminuer progressivement la sécrétion des mucosités.

Les Fumigations excitantes conviennent encore dans l'amaurose imparfaite (Voyez Collyre gazeux), dans les cas de syncope, d'asphyxie (acide acétique, ammoniaque liquide, etc.)

Les Fumigations révulsives ne sont autres que les précédentes qui agissent alors, ou en provoquant des excrétions plus ou moins abondantes, ou en ranimant la circulation capillaire et les fonctions absorbantes et exhalantes des parties sur lesquelles elles sont dirigées.

Quant aux Fumigations sédatives, antispasmodiques, on les fait avec de l'éther, du camphre, du musc, du castoréum, etc., et on les dirige vers le nez et la bouche du malade.

Fumigations de Smith.
Acide sulfurique.   25 p.
Eau pure.   12
Nitrate de Potasse.   25

Mêlez l'eau et l'acide dans une capsule de verre ou de porcelaine placée sur des cendres chaudes; quand ce mélange sera chaud, ajoutez le nitrate par petites portions et à mesure que les vapeurs cesseront de se dégager.

Fumigations de Chlore, ou *Guytonnienne.*

Voyez Ier volume, page 237.

Nota. On trouve dans la plupart des pharmacies de petits appareils disposés exprès et très convenables pour les médecins chargés de visiter les prisons ou autres lieux malsains. Ces appareils consistent en un étui en bois, dont l'intérieur est rempli par un petit flacon en cristal, propre à recevoir un mélange de peroxide de manganèse et d'acide hydrochlorique. Dans la partie supérieure et moyenne de l'étui est pratiquée une vis de pression en bois également, qui maintient plus ou moins rapproché du goulot du flacon un petit diaphragme en verre poli. Par trois ou quatre ouvertures pratiquées dans le couvercle de l'étui se fait le dégagement du chlore, dégagement, que l'on augmente ou que l'on diminue à volonté en comprimant plus ou moins le diaphragme de verre qui bouche le petit flacon placé dans l'intérieur de l'appareil.

COURS

DE

PHARMACOLOGIE.

TROISIÈME PARTIE.

THÉRAPEUTIQUE.

La Thérapeutique (de θεραπεύω je guéris), est cette partie de la Pharmacologie ou de la Médecine qui s'occupe de l'application des agents à l'aide desquels on combat les maladies. Malgré cette définition, qui, d'après la plus grande acception du mot, comprend, et le Manuel opératoire de la Chirurgie, et tous les moyens à l'aide desquels la Médecine amène à leur rhythme naturel les organes qui s'en écartent, nous ne nous occuperons ici que de la Thérapeutique appliquée à la Pathologie interne, ou à la Médecine proprement dite. Supposant aussi à nos lecteurs des connaissances exactes et très étendues sur l'Anatomie, la Physiologie, la Pathologie et toutes les sciences accessoires à l'art de guérir, nous ne ferons qu'énumérer, dans l'ordre de leur administration et d'après les symptômes, les agents préservatifs, curatifs et consécutifs que l'on oppose à l'invasion, à la durée, à la terminaison des maladies.

La Thérapeutique peut être divisée en générale et en spéciale. La première comprend l'ensemble des considérations qui doivent diriger l'emploi des moyens thérapeutiques dans les maladies en général; la seconde,

les règles du traitement propre à chaque maladie en particulier.

Le but de la Thérapeutique est de guérir ou de pallier
les maladies ; différents moyens sont offerts pour remplir ces indications : tantôt on a recours aux émissions
sanguines, aux émollients, aux tempérants, etc., pour
modérer l'irritation plus ou moins profonde qui frappe
tel ou tel organe ; tantôt, à l'aide de substances amères,
aromatiques, on tonifie, on stimule, on relève les forces
du malade épuisé par une affection plus ou moins grave,
plus ou moins ancienne ; d'autres fois, par l'usage des
révulsifs, on déplace la cause morbifique du lieu qu'elle
occupe ; enfin, à l'aide des médications spéciale et spécifique, on parvient à combattre, à arrêter la marche de
telle ou telle affection organique, de telle ou telle maladie dite *spécifique*.

Les agents thérapeutiques sont *physiques* ou *moraux*.
Les premiers, fournis par la physique, la chimie et la
minéralogie, la botanique et la zoologie, sont très nombreux, et appartiennent, les uns à l'hygiène et à la pharmacologie, les autres à la pharmacologie seulement. Les
autres puisés dans l'étude de l'homme sain ou malade,
de l'homme vivant en société, soumis aux passions, aux
influences de ses facultés intellectuelles, sont d'un très
grand avantage au médecin, pour apprécier les causes, la
nature des maladies qu'il est appelé à traiter.

En Thérapeutique, peu importe le mode d'administration des moyens préservatifs, curatifs et consécutifs ;
ces derniers ne peuvent jamais produire de changements
ou effets notables dans l'économie, qu'en modifiant d'une
certaine manière nos solides et nos liquides ; c'est ainsi
qu'ils diminuent ou augmentent l'action des liquides ;
qu'ils augmentent ou diminuent la quantité des liquides,
qu'ils changent leurs propriétés.

Les effets thérapeutiques sont de deux sortes : *immédiats* et *directs*, ou *secondaires* et *consécutifs*. Les premiers, indépendants de la maladie, que l'on peut observer sur l'homme sain comme sur l'homme malade, sont la conséquence plus ou moins prompte, mais toujours directe, de l'agent employé ; les seconds résultent principalement et seulement de l'état particulier du sujet, et de l'altération morbide. Ainsi, une saignée est pratiquée dans une phlegmasie de poitrine : le premier effet est de diminuer presque instantanément l'action fébrile, la gêne de la respiration et la chaleur animale ; le second, de favoriser la résolution.

Le mode d'action des agents physiques est à peu près le même que celui des agents moraux. De même que les débilitants, la tristesse, la crainte, le découragement affaiblissent le moral et le physique ; et, semblables aux toniques, aux stimulants, le plaisir, la confiance, l'espoir augmentent l'énergie vitale, doublent les forces du sujet et les chances de succès dans le traitement. Tous les praticiens connaissent l'influence de la morale dans le traitement des affections mentales.

Le traitement des maladies peut être distingué en *rationnel*, en *empirique* et en *perturbateur*. Le premier suppose toujours la maladie connue et la médication appuyée sur l'expérience ; dans le second, l'affection est inconnue, et le médecin se conduit par analogie, en raison de son expérience ou de celle des autres, enfin par empirisme ; quant au troisième, il a pour but de troubler, de brusquer toute l'économie, et de la ramener ainsi à un état meilleur par le désordre même qu'il a causé. Enfin, on admet en thérapeutique une médication *active*, une autre dite *expectante*, et une troisième appelée *médecine* des symptômes.

Pour bien traiter une maladie, il est de la dernière

15.

nécessité de connaître exactement l'état physique, moral
et pathologique du malade, de captiver la confiance de
ce dernier, de bien apprécier les ressources de la nature,
de déterminer les doses des agents thérapeutiques suivant l'âge, le sexe, le climat, la profession, les habitudes, l'idiosyncrasie, la force de l'individu.

PROLÉGOMÈNES.

I.

L'usage des médicaments, ou la connaissance des
propriétés médicinales des substances naturelles étant
dus au hasard, il faut bien admettre leur utilité dans
quelques circonstances.

II.

Que le hasard ou toute autre cause ait fait découvrir les propriétés médicales des corps de la nature,
il n'est pas déraisonnable de penser que les connaissances
pharmacologiques ont dû se propager bien lentement,
que beaucoup d'accidents ont dû précéder toutes les découvertes thérapeutiques, et que l'homme, abandonné
à lui-même, a dû souvent payer de sa vie les recherches
capables d'appaiser ses souffrances.

III.

Malgré l'aphorisme, *experientia fallax*, il n'y a encore aujourd'hui en thérapeutique que de l'empirisme
appuyé de l'observation ou de l'expérience clinique;
idée que donne d'ailleurs le mot *empirique*, qui vient
de ἐμπειρὲα, *expérience*. En effet, la pratique journalière, nous mettant à même d'apprécier les résultats
heureux ou inefficaces de l'emploi de tel ou tel médicament, nous sert de guide pour l'avenir; elle nous ap-

prend à doser les médicaments d'après l'âge, le sexe, le tempérament, les habitudes des sujets, etc.

IV.

La nature des maladies dépend essentiellement des influences diverses au milieu desquelles l'homme est plongé, et de la manière avec laquelle il réagit contre elles : de là les épidémies, la peste, etc.

V.

En thérapeutique il est de la plus haute importance de bien étudier les constitutions médicales ; car, parmi les circonstances qui font varier le traitement des maladies, il y en a qui dépendent de la maladie elle-même, d'autres du malade, et enfin quelques unes qui sont sous l'influence de l'hygiène. Ainsi, après avoir porté son diagnostic, le médecin doit prendre en considération, *pour la maladie*, ses causes, sa nature, sa marche, sa durée, ses périodes, ses complications, ses antécédents, etc. ; *pour le sujet lui-même*, son âge, ses forces, sa constitution, son sexe, ses habitudes, etc. ; *pour l'hygiène*, les saisons, les climats, les habitations, etc. L'étude des constitutions médicales a été portée au plus haut point de perfection par les Sydenham, les Baillou, les Sthal, les Baglivi, les Stoll, les Corvisart, etc.

VI.

La Médecine ne peut reposer que sur des faits. En quoi consiste-t-elle, si ce n'est à déterminer la lésion actuellement existante ou la maladie, et à préciser les moyens thérapeutiques auxquels on doit avoir recours ? On peut donc la considérer sous deux points de vue différents : la *médecine science* ou *théorique*, et la *médecine art* ou *pratique*. La première repose sur la connaissance des lois les plus générales de la santé et de la maladie : la seconde distingue les maladies les unes des autres, et applique à chacune le traitement le plus convenable.

VII.

La pathologie peut-elle toujours indiquer le genre de médication à remplir? Le pourrait elle davantage si ses recherches nécroscopiques étaient assez heureuses pour trouver la cause de la maladie? Je ne le crois pas. Le tempérament, la constitution médicale ou individuelle, l'âge, le sexe, la susceptibilité, etc., du sujet malade, viendraient encore déranger ses calculs. Cependant je ne nie pas qu'un fait pathologique, comparé aux phénomènes morbides observés pendant la vie, ne puisse être quelquefois d'un grand secours en thérapeutique.

VIII.

C'est en analysant les symptômes, les causes, le traitement, et l'anatomie pathologique quelquefois, que le médecin peut, en général, reconnaître les maladies. Je dis en général, car malgré tous les moyens d'investigation dont quelques uns (les symptômes) manquent ou sont mal dessinés, dont quelques autres (les causes, le traitement) ne sont ou ne peuvent être connus, ou bien échouent, il arrive encore que le praticien reste dans le doute. Heureusement que ces cas sont rares. Mais, rares ou non, il est évident que si dans quelques circonstances il n'y a aucun moyen de reconnaître une maladie, on ne peut en attribuer le reproche au médecin, mais bien à l'art, dont les bornes, déjà beaucoup reculées, le seraient plus encore si les malades, plus confiants, plus justes appréciateurs de leur santé, étaient plus vrais dans leurs réponses et plus exacts à suivre les avis qu'on leur a donnés. Ne voit-on pas tous les jours des malades qui, par pusillanimité ou forfanterie, exagèrent ou grossissent leurs maux ? Les uns par fausse honte, par ignorance ou par oubli (ces deux derniers motifs sont excusables), cachent la cause, le lieu, les commémoratifs capables d'éclairer le médecin dans son diagnostic ; les autres, par un esprit difficile à comprendre, cherchent, en déguisant la vérité, à mettre en défaut la sagacité du praticien, comme si la gloire de celui-ci leur était plus pesante que leur santé délabrée.

IX.

Si quelquefois la thérapeutique cherche à s'éclairer du flambeau de la pathologie, c'est que, peu confiante dans ses propres lumières, elle cherche partout des inspirations. Mais voyez-la en présence des maladies contre lesquelles elle possède des armes éprouvées, c'est alors que, forte de ses connaissances, elle est inébranlable dans sa conduite ; qu'elle mine, qu'elle sappe tous les systèmes. C'est ainsi que, malgré la pathologie et sa théorie, elle administre dans le traitement des blennorrhagies aiguës, de la résine de Copahu, médicament dont une longue expérience lui a fait reconnaître les bons effets en pareil cas.

X.

La physiologie, qui nous a appris à connaître le jeu des organes en santé, nous met à même d'apprécier les modifications que chaque substance médicamenteuse peut apporter dans les tissus malades.

XI.

On ne doit tenter en médecine un nouveau médicament, qu'autant que ceux qui ont été proposés ou employés jusqu'alors ont échoué ou manquent dans le commerce; qu'autant que l'on a affaire à une maladie nouvelle, et que tous les moyens rationnels préalablement employés n'ont pas eu de succès; et comme ces cas se présentent assez souvent, on ne doit pas craindre qu'un pareil précepte nuise aux progrès de la thérapeutique. Bref, le médecin ne doit administrer à ses malades que ce qu'il prendrait lui-même, s'il était atteint de l'affection qu'il est appelé à traiter.

XII.

Ce n'est qu'après avoir été absorbés que les médicaments produisent leur action médiate ou curative.

XIII.

Il est moins important au médecin de connaître le mode d'action d'un médicament que d'en pouvoir déterminer les usages et les propriétés. En effet, que lui demande le malade? que désirent la femme, les nombreux enfants d'un malheureux en proie à une fièvre intermittente pernicieuse, par exemple? la santé, le premier bien de la vie, sans lequel les autres ne sont rien. Hé bien! si je suis assez heureux de pouvoir apporter dans cette famille l'espoir d'une cure prochaine; si, par l'administration du sulfate de quinine, je mets promptement ce père de famille à même de gagner le pain de ses enfants, j'ai ajouté à ma toque doctorale un fleuron de plus, un titre nouveau à la reconnaissance de l'humanité, et peu m'importe le *comment* a agi mon médicament. Si cette manière de raisonner est peu savante, elle est du moins certaine dans ses effets, simple dans son exécution, et la seule capable de fonder la Médecine pratique sur des bases durables.

XIV.

Vouloir raisonner, expliquer le mode d'action des médicaments, c'est s'exposer à commettre une foule d'erreurs, à écrire un grand nombre de volumes inutiles, car cette action doit varier autant qu'il y a de différences dans les malades et les maladies. Guérir d'abord, tenir note du fait, afin d'en faire l'application plus tard, voilà le devoir de tout médecin consciencieux; expliquer ensuite, s'il le peut. Si la science ne gagne rien avec le premier précepte, le malade y gagne beaucoup, et c'est tout ce que notre profession doit à l'humanité.

XV.

La Médecine guérit les maux physiques : la philosophie, la morale, les passions et tout leur cortège.

XVI.

Un excellent moyen de cacher son ignorance en pharmacologie, c'est de nier les propriétés des médicaments, et de tout confier à la nature.

XVII.

L'idée de vouloir expliquer le mode d'action des médicaments par la pathologie est assez naturelle, mais malheureusement elle ne peut être mise à exécution. En effet, comment expliquer l'effet d'une chose sur une cause inconnue? ou, en d'autres termes, comment avoir la clef de la thérapeutique, si nous ne savons pas de quelle manière nos organes sont malades?

XVIII.

Si je voulais expliquer le mode d'action des médicaments, je dirais : Dans toute médication, on doit con-

sidérer l'action *immédiate*, *locale*, *primitive* ou *phy-
siologique*, et l'action *générale*, *sensible*, *médiate*,
secondaire, *curative* ou *thérapeutique* de la substance
employée. Celle-ci modifie d'abord la surface organique
sur laquelle elle est reçue ou appliquée; bientôt, portée
dans le torrent de la circulation, absorbée, elle donne
lieu à des phénomènes nécessairement variables dans
leur intensité. Si l'intensité des phénomènes thérapeutiques est égale à celle des phénomènes morbides, il y a
station, fixité dans les symptômes de la maladie et de
ses effets; au contraire, l'affection persistera, augmentera même, si elle l'emporte sur la médication; enfin
celle-ci triomphera s'il y a disposition inverse.

XIX.

Dans une foule de cas, le médecin doit s'occuper du
malade avant de s'occuper de la maladie.

XX.

Les exemples de guérison d'enfants à la mamelle
atteints de syphilis et nourris par une mère soumise au
traitement antisyphilitique, sont, je pense, l'indice
d'administrer certains médicaments mélangés avec les
aliments.

XXI.

Les médicaments sont au médecin ce que le bistouri,
le trépan, etc., sont au chirurgien, les armes avec lesquels il combat les maladies.

XXII.

Toutes les médications tendent à mettre les malades
dans un état de force ou de faiblesse capable d'opérer
la résolution de l'affection actuellement existante.

XXIII.

Les médicaments n'agissant pas de la même manière sur tous les sujets , sur les sujets sains et les sujets malades , les observations expérimentales ne peuvent prouver grand'chose et faire largement avancer la thérapeutique. Cette proposition aura encore plus de valeur si elle s'applique aux expériences faites sur les animaux. En effet, si on ne peut conclure avec certitude d'un individu à un autre de la même espèce, comment le pourra-t-on d'une espèce à une autre? Cependant il est bon de ne pas rejeter absolument les expériences comparatives.

XXIV.

Trop souvent on nie l'efficacité des médicaments en attribuant à la nature , ou à d'autres causes; la cure des maladies.

XXV.

Dans tout essai thérapeutique , il ne faut pas perdre de vue l'analogie qu'il peut y avoir entre l'affection actuellement existante et une autre plus ancienne ; entre ce que l'on va faire et ce qui a été fait.

XXVI.

La Médecine pratique se base sur des observations faites sur l'homme malade, et non sur des expériences faites sur les animaux ; elle s'enquiert peu comment agissent les médicaments , elle s'assure seulement si ils sont nuisibles ou utiles.

XXVII.

Hoffmann , qui a voulu signaler l'instabilité des médicaments , a dit que le même agent thérapeutique em-

ployé dans la même maladie avec les mêmes précaution
à la même dose, dans le même temps, fait du bien
-l'un, devient inutile à un autre, et souvent nuit à u
troisième. Mais qui peut assurer de l'identité absolu
d'une maladie? qui peut être convaincu que la phthisie
par exemple, est toujours une et invariable dans s
cause, sa marche, sa durée, ses symptômes et sa ter
minaison? N'est-il pas plus raisonnable de croire, a
contraire, que chaque malade est affecté à sa manière
selon son tempérament, son âge, son sexe, ses habi
tudes, etc.; et que dans la sagacité du médecin à bie
préciser cette manière, ce tempérament, etc., réside
le choix et le succès de l'agent thérapeutique.

XXVIII.

Les médicaments n'agissent sur nos organes qu'au
tant que leurs propriétés vitales ne sont pas totalemen
détruites par la maladie ou par l'âge. Ainsi qu'ont
opposer au squirre, au cancer, la thérapeutique, l'hy
giène et la pharmacie? Peu de choses, après les sédatifs
La chirurgie doit alors venir au secours du malade.

XXIX.

L'habitude modifiant l'action des médicaments, il es
nécessaire, ou de les suspendre pour y revenir plus tard
ou d'en augmenter progressivement les doses.

XXX.

Les médicaments ne sont pas identiques dans leur
effets. Ceux-ci varient selon le mode, les doses, etc.
d'administration.

XXXI.

Les médicaments n'agissent qu'autant que les ma-

lades sont éloignés des causes de la maladie dont ils sont
affectés, et que rien ne s'oppose au mode d'action de la
substance employée. C'est ainsi que, comme l'a observé
M. *Magendie*, les spéciaux du système absorbant n'a-
gissent pas si l'économie est dans un état pléthorique.
Les malades doivent aussi être placés dans des conditions hygiéniques convenables. Tous ces préliminaires,
joints à un régime diététique sagement combiné, suffisent assez souvent pour amener la cure de quelques maladies. Souvent même on a attribué à l'action d'un médicament ce qui devait être rapporté à des soins hygiéniques ou à un changement de lieu, ou bien encore à la
terminaison de la maladie.

XXXII.

Le médecin se juge moins par le grand nombre des
médicaments qu'il connaît (qualité qui peut être celle de
tout individu doué d'une heureuse mémoire), que par la
sagacité avec laquelle il juge de l'opportunité de l'indication thérapeutique. L'art de guérir repose donc plus
sur l'intelligence, le génie des choses, que sur la mémoire des mots.

XXXIII.

L'agent thérapeutique convient moins au traitement
d'une maladie, que le mode thérapeutique.

XXXIV.

Le médecin se juge autant par sa thérapeutique, que
par son diagnostic.

XXXV.

Il ne suffit pas de savoir qu'il faut administrer un

médicament, il faut encore savoir quand et comment on
doit le donner, quand et comment on doit le suspendre.

XXXVI.

Tous les hommes n'éprouvent pas de la même manière les symptômes de la même maladie ; il est donc
indispensable, en thérapeutique, que le médecin connaisse parfaitement et le tempérament et l'idiosyncrasie de son malade.

XXXVII.

Une excitation habituelle doit engager le médecin à
donner les médicaments à une dose un peu élevée.

XXXVIII.

La médication ou l'indication thérapeutique, ne suit
pas toujours servilement le diagnostic médical ; elle est
au contraire simple, mobile et variable, comme les actes
vitaux et les phénomènes morbides. C'est ainsi que l'on
saigne quelquefois dans les affections bilieuses, etc.

XXXIX.

La théorie de la médecine homœopathique proposée par Hahnemann, médecin et conseiller aulique du
duc de Gotha, repose sur ces deux principes : 1° Tout
mal se guérit en produisant dans l'économie un effet
semblable, et non une modification contraire : *similia
similibus curantur* ; 2° Les médicaments donnés à des
doses infiniment petites, agissent par une sorte d'ef-
fluve de leurs principes et à la manière des impon-
dérables. En conséquence de ces principes, le docteur Hahnemann donne des vingtillionièmes de grains
de médicaments. Il ne faut pas désespérer de le voir

guérir les malades, en leur passant sous le nez les bocaux des pharmaciens; fussent-ils même vides. Une
telle méthode thérapeutique n'est que la médecine expectante, dont il ne faut pas abuser, car, s'il est dangereux d'agir inutilement, on est coupable de ne pas
agir quand il le faut.

XL.

Les médicaments n'agissant qu'autant qu'ils sont absorbés, et n'étant absorbés qu'autant qu'ils sont pris
sans dégoût et qu'ils ne sont pas rejetés par l'estomac,
le médecin et le pharmacien doivent veiller à ce qu'ils
soient présentés aux malades sous les formes les moins
désagréables possibles.

XLI.

La difficulté que l'on rencontre souvent dans l'administration des médicaments, a donné naissance à la
méthode dite *endermique*.

XLII.

Quoiqu'un médicament soit parfaitement indiqué,
on ne doit pas insister sur son administration, s'il donne
lieu à des accidents, ou s'il ne produit aucun effet
curatif.

XLIII.

En thérapeutique, l'*Étiologie* est de la plus haute importance, sur-tout quand la médecine morale doit être
tout le traitement applicable; *voyez* la Nostalgie.

XLIV.

De ce que les symptômes d'une maladie ont cédé sous
l'influence d'un médicament, il ne faut pas trop promp-

tement suspendre celui-ci ; il faut au contraire le continuer, et cela d'autant plus de temps, que la maladie est
plus ancienne.

XLV.

Les maladies chroniques demandent de la persévé-
rance dans leur traitement, les maladies aiguës de la
promptitude.

XLVI.

Donnés à hautes doses, les médicaments très énergiques agissent comme contro-stimulants ; ce sont au
contraire des stimulants, des irritants, quand on les
administre à petites doses.

XLVII.

L'action des médicaments est tout aussi ignorée en
Allemagne qu'en Angleterre, en Italie qu'en France ;
cependant la découverte de la tolérance des médicaments, une des plus belles de la médecine moderne,
pourra peut-être nous diriger un jour dans ce vaste
labyrinthe.

XLVIII.

On ne doit avoir recours aux médicaments spéciaux
et spécifiques, qu'autant que le traitement des causes a
échoué ; ainsi il serait dangereux d'employer de suite
le quinquina ou ses préparations, si on avait à faire à
une fièvre intermittente dépendante d'une phlegmasie
intestinale.

THÉRAPEUTIQUE.

MALADIES DE L'ENCÉPHALE.

1° *Phrénésie, ou Inflammation des membranes du cerveau. (Méningite, Arachnitis, Arachnoïdite, etc.)*

Dès le début, saignée du pied ou du bras ; la première pourra se pratiquer aux deux pieds, afin de produire une déplétion plus rapide ; mais en général on préfère celle du bras qui sera d'autant plus large que l'inflammation sera plus forte, le sujet plus jeune, plus vigoureux. L'émission sanguine, indiquée chez l'enfant, comme chez l'adulte, aura lieu au moment où la réaction fébrile est la plus forte, pendant le paroxisme ; on la répétera autant de fois qu'il en sera nécessaire, que le pouls conservera de sa force, que la céphalalgie persistera ; on aura recours ensuite aux sangsues (30 à 50 chez l'adulte, 5 à 20 chez l'enfant) à la base du crâne, derrière les oreilles, aux tempes, aux veines jugulaires, à la partie interne des ailes du nez, s'il y a épistaxis, quand les saignées n'auront produit qu'un léger amendement. Cette application de sangsues conviendra sur-tout quand il y aura érysipèle, insolation, ou violence extérieure à la face ou à la tête. On rappellera le flux hémorrhoïdal et menstruel s'il y a lieu, par une application de sangsues à l'anus ou à la vulve ; on rétablira les exanthèmes supprimés ; on combattra les phlegmasies du cuir chevelu par des cataplasmes émollients : à tous ces moyens antiphlo - gistiques, on associera les pédiluves ou manuluves chauds, et rendus plus ou moins irritants par la farine de moutarde, du sel de cuisine, de la potasse, de l'acide hydrochlorique ; on ordonnera des boissons émollientes, tem-

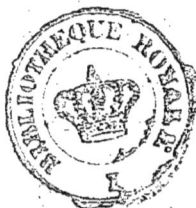

pérantes et laxatives, s'il y a constipation; on éloignera du
malade toutes les causes qui pourraient l'impressionner
vivement au physique et au moral, comme le bruit, la
lumière, les émotions de l'ame, etc.; on lui tiendra la
tête élevée; on combattra par les évacuants les complications bilieuse et saburrale (émétique en lavage, huile
de ricin, eau de sedlitz, etc.); on expulsera les vers
intestinaux par des minoratifs d'abord, puis des anthelmintiques s'il est nécessaire.

Deuxième période. Opposer à l'exaltation mentale,
au trouble des idées, à l'assoupissement, une saignée
de la veine jugulaire, des compresses trempées dans de
l'eau froide, ou de la glace pilée appliquées sur la tête
(on protégera la poitrine à l'aide de serviettes ou d'enveloppes de flannelle); ou bien des affusions fraîches
(14 à 20° Réaumur) sur la tête et sur tout le corps,
à moins que la poitrine ne soit affectée; dans ce cas, le
malade sera placé dans un bain tiède jusqu'au col. Ces
moyens seront continués jusqu'à ce que le malade reste
quelque temps sans se réchauffer.

Troisième période. La sensibilité générale diminue-
t-elle; l'affaissement, l'assoupissement font-ils des progrès; la stupeur est-elle extrême, l'intelligence nulle,
le pouls petit, quoique fréquent? il faut se hâter d'employer les révulsifs sur les membres inférieurs (sinapismes, vésicatoires que l'on promène sur tout le corps),
les purgatifs doux, car la liberté du ventre est peut-être
nécessaire pour conserver celle de l'entendement, et
l'émétique à la dose de 10 à 12 grains dans une tasse
d'eau. La vie se ranime-t-elle? cesser l'émétique, administrer des lavements de quinquina, quelques cuillerées de potions stimulantes, camphrées, éthérées, etc.;
appliquer des cataplasmes chauds sur les pieds; promener
des sinapismes sur les membres inférieurs; frictionner

le ventre, la poitrine, les membres supérieurs avec des teintures aromatiques, des liniments volatils; enfin, si la nature peut seule triompher, cesser tout traitement actif, et la seconder seulement par un vésicatoire au bras, qu'on entretiendra plus ou moins de temps.

Nota. L'assoupissement, le coma cessent-ils avec forte réaction ? recourir de suite aux émissions sanguines, aux pédiluves chauds, aux affusions, aux bains tièdes.

Dès le début de l'affection, observe-t-on de la stupeur, une tendance à une prompte extinction de la vie, sans paralysie, sans coma? n'employer que des affusions d'autant plus froides que les symptômes seront plus prononcés; on réchauffera ensuite le malade en pratiquant des frictions sèches sur tout le corps.

La maladie devient-elle chronique? lui opposer les exutoires, tels qu'un séton à la nuque, un ou plusieurs moxas sur la colonne cervicale, à l'occiput; pratiquer une saignée locale ou générale toutes les fois que la congestion cérébrale se renouvellera; combattre cette dernière par des affusions, des applications froides sur la tête; administrer les laxatifs, les purgatifs, le calomel, s'il y a constipation et si le tube digestif n'est point enflammé.

2° *Hydrocéphale aiguë, Hydrencéphale.*

Dès le début, se comporter à peu près comme dans l'arachnitis: sangsues à la tête, pédiluves ou manuluves irritants, bains tièdes, lavements frais, affusions tempérées, vésicatoires aux membres inférieurs, etc. Les émissions sanguines sont-elles sans résultat avantageux, les symptômes continuent-ils et s'aggravent-ils? chercher à produire une révulsion profonde au moyen d'un séton à la nuque, des cautères ou des moxas au sinciput, aux tempes ou à l'occiput; appliquer derrière les oreilles la graisse ammoniacale; frictionner l'angle de la mâchoire inférieure avec la graisse mercurielle; agir sur le tube digestif s'il n'est point enflammé, avec la rhubarbe, le calomel et les lavements purgatifs. La maladie se pro-

16.

longe-t-elle? soutenir le malade par les toniques, les stimulants diffusibles ou non diffusibles à l'intérieur et à l'extérieur ; rappeler les exanthèmes supprimés et qui peuvent être cause de l'hydrocéphale ; donner des boissons délayantes et légèrement nourrissantes si l'affection se prolonge.

3° *Hydrocéphale chronique.*

L'affection est-elle peu inquiétante pour les jours du malade? se borner à quelques purgatifs, au calomel, pour combattre la constipation; entretenir les éruptions et les évacuations cutanées par des cataplasmes émollients ou par des graisses au garou ; rappeler les exanthèmes, s'il y avait lieu, à l'aide de vésicatoires posés où ceux-là existaient; nourrir le malade avec des aliments de facile digestion ; lui donner quelques cuillerées de vin généreux, des sirops de quinquina, d'absinthe, de gentiane, antiscorbutique, etc.; l'exposer au grand air ; frictionner tout le corps avec les teintures de scille, de digitale ou de quinquina; ne recourir aux vésicants, aux caustiques suppurants qu'autant que cela sera jugé indispensable. La maladie marche-t-elle trop lentement? employer, comme MM. Récamier et Andrieux, des bains d'émétique (1 à 5 onces de sel par bain) qui augmentent la sécrétion urinaire, ou bien le calomel et les baies de genièvre à l'intérieur, et les frictions mercurielles sur le cuir chevelu (méthode de Goelis.) La maladie fait-elle des progrès rapides, le sujet est-il généralement faible? appliquer sur la tête un vésicatoire qu'on laissera séjourner 3 ou 4 jours, et dont on se contentera de percer la vésicule à chaque pansement ; combattre les congestions cérébrales par les saignées locales ou générales, les pédiluves, etc.

Nota. On préviendra cette maladie en ne lavant point la tête des enfants avec de l'eau froide, en leur faisant habiter un lieu sec et élevé, etc.

4° *Apoplexie, Hémorrhagie cérébrale.*

Dès le début, saignée du bras et même des deux bras à la fois, si la déplétion ne se faisait pas avec assez de promptitude; sangsues à la nuque si la saignée n'a pas suffi, ou bien ouvrir l'artère radiale, comme l'a pratiqué avec succès un médecin de Philadelphie; couvrir ensuite de ventouses les piqûres des sangsues; appliquer des compresses d'eau froide, de la glace pilée sur la tête, et des révulsifs aux membres inférieurs; rétablir tous les écoulements sanguins supprimés, à l'aide de sangsues à l'anus, à la vulve ou à la partie interne des cuisses, selon les circonstances. Y a-t-il refroidissement du corps, lipotyhmie prolongée, collapsus considérable, mort imminente? au lieu d'émissions sanguines, appliquer de l'eau bouillante sur l'épigastre, des sinapismes aux pieds, des ventouses sur la nuque, des lavements irritants (non avec le tabac), des frictions ammoniacales, des stimulants à l'intérieur, tels que potions avec musc, éther, camphre, acétate d'ammoniaque, etc., et pratiquer une saignée quand la chaleur de la peau sera rétablie. Soupçonne-t-on, existe-t-il une indigestion? s'occuper d'abord de l'apoplexie, car la saignée à laquelle on doit avoir recours, provoque souvent le vomissement et devient alors très utile. Si le vomissement n'avait pas lieu, le susciter par le titillement de la luette, de l'eau chaude en abondance, et prescrire du reste des boissons délayantes, des lavements simples et purgatifs; donner des diurétiques ou sonder le malade s'il n'urine pas. Le malade revenu à lui-même, lui pratiquer une nouvelle saignée s'il a de la céphalalgie, s'il est jeune, fort et pléthorique, et recourir encore aux sangsues à l'anus ou derrière les oreilles, si la chose est nécessaire.

L'affection a-t-elle été légère? une saignée copieuse et des lavements purgatifs, des boissons laxatives, des pédiluves, la diète suffisent ordinairement.

Si, une fois confirmée, la paralysie quitte un membre pour en atteindre un autre, il faut se hâter de pratiquer une ou deux saignées à peu de distance l'une de l'autre, appliquer la glace sur la tête et mettre des vésicatoires aux jambes.

Le membre semi-paralysé cause-t-il de la douleur, devient-il rigide, y a-t-il de la céphalalgie et de la fièvre, nepeut-on plus tirer de sang? il faut faire des applications froides sur la tête, des affusions tempérées, appliquer des vésicatoires aux cuisses, donner des lavements purgatifs, des stimulants diffusibles, des drastiques, si le canal digestif est sain. L'affection a-t-elle eu pour cause, la rétrocession d'un rhumatisme, de la goutte? recourir, pour le premier cas, aux sudorifiques, aux boissons, aux potions diffusibles et non à la saignée, et pour le second, aux topiques irritants sur le lieu qui était le siége de l'affection arthritique, compléter la thérapeutique par des boissons délayantes, tempérantes, émollientes, laxatives, une alimentation légère; combattre les douleurs que les malades ressentent dans le membre paralysé, par des vésicatoires volants placés vers l'origine des gros troncs nerveux; ne soumettre à l'action du galvanisme que les malades affectés de paralysie incomplète du mouvement : le même moyen réussit beaucoup moins dans les paralysies du sentiment. On rappelle quelquefois le mouvement et le sentiment dans les membres paralysés à l'aide d'un séton, d'un moxa, d'un cautère, d'une ventouse sèche sur le trajet des principaux troncs nerveux ; n'accorder que peu de confiance dans l'emploi de la noix vomique et de l'émétique.

Nota. Une nourriture légère, un usage modéré du vin et des liqueurs alcooliques, des bains pas trop chauds, des bains de pied dans les cas d'étourdissement, de maux de tête ; la liberté du ventre, l'entretien des différents flux sanguins ou autres, une coiffure légère, ne pas s'exposer beaucoup au soleil, ne pas rester dans des lieux très chauds, etc.: tels sont les moyens prophylactiques de l'apoplexie ; mais on n'est pas toujours maître de prévenir cette maladie, qui est héréditaire chez les uns, et que l'on observe sur-tout de 40, 50 à 60 ans.

5° *Encéphalite.*

Première période. Voyez le traitement de l'arachnitis commençante.

Deuxième période. Observe-t-on une contracture ou une rigidité paralytique, des spasmes continus ou intermittents? continuer les anti-phlogistiques auxquels on associera les applications froides sur la tête, des sinapismes aux pieds, des vésicatoires à la nuque et aux cuisses, des boissons laxatives, des lavements purgatifs, des boissons délayantes, tempérantes, émollientes, stimulantes, etc., selon les indications.

Troisième période. Le sujet est-il pâle, la céphalalgie opiniâtre, la circulation lente, le coma progressif, les antiphlogistiques sans effets avantageux? on aura recours aux bains tièdes, aux affusions tempérées, aux stimulants à l'intérieur (musc, camphre, éther), aux frictions aromatiques sur tout le corps, aux ventouses, aux sinapismes, aux vésicatoires. La vie se ranime-t-elle? employer le galvanisme, les vésicatoires, les ventouses, les moxas sur le trajet des troncs nerveux qui se rendent aux parties paralysées ; etc.

6° *Ramollissement du cerveau.*

Antiphlogistiques et tempérants pendant la stimulation et la réaction; affusions fraîches et bains pendant les paroxysmes; saignées générales et locales pour calmer l'effervescence fébrile, révulsifs cutanés ensuite; toniques, stimulants, lavements purgatifs, si la maladie fait des progrès et si le sujet ne permet pas une plus grande perte de sang; traitement expectant quand l'affection reste stationnaire; vésicatoires, moxas, cautère, galvanisme sur le trajet des troncs nerveux, si la paralysie persiste.

Voyez Encéphalite, Arachnitis, Apoplexie.

7° *Épilepsie, Haut-Mal.*

Attaquer l'Épilepsie commençante par des saignées dans l'intervalle ou un peu avant les accès; rappeler les exanthèmes, les flux sanguins qui pourraient être cause de l'affection, ou y suppléer par des exutoires, des saignées locales; enfin, s'opposer par tous les moyens convenables à l'influence de toutes les causes. Existe-t-il une maladie du cœur ou des gros vaisseaux, donner la digitale, l'acide hydrocyanique, le nitre, l'eau de laurier-cerise dans des potions, juleps ou mixtures. Le système nerveux est-il prédominant? on doit administrer des affusions fraîches, des bains froids, ordonner un exercice modéré, faire prendre à l'intérieur les toniques et les stimulants afin de développer davantage les forces musculaires. L'affection est-elle héréditaire? on a recours d'abord aux affusions d'eau froide, aux antispasmodiques, tels que la valériane, le *datura stramonium,* l'assa fœtida, l'oxide de zinc, le musc, le castoréum, etc.,

On a encore employé avec succès le prussiate de fer, le sulfate de cuivre ammoniacal, la strychnine, à la dose de ½ grain par jour, que l'on augmente progressivement jusqu'à 5 et 6 grains; la poudre de racine de *selinium palustre* et celle du *sedum acre*, à la dose de 10 à 24 grains, trois fois par jour, avec p. é. de gomme arabique. On s'est bien trouvé quelquefois de l'application des moxas, ventouses le long de la colonne vertébrale, de la graisse ammoniacale, d'un vésicatoire sur le cuir chevelu, du trépan, etc. On recommandera au malade une légère alimentation, une habitation tempérée et bien aérée, la liberté du ventre; on lui défendra l'abus des liqueurs alcooliques, des plaisirs vénériens, une continence trop rigoureuse, un travail intellectuel trop prolongé, des émotions vives, etc.

On a quelquefois prévenu ou retardé une attaque d'épilepsie, en faisant respirer au malade des odeurs fortes, telles que celles de l'ammoniaque, de l'acide acétique, de l'huile animale de Dippel, etc., ou bien en posant une ligature ou un emplâtre opiacé au dessus du point d'où s'élève *l'aura epileptica.* Pendant l'accès, il faut tenir les malades sur un lit, et éloigner d'eux tout ce qui pourrait les blesser; mettre un linge dans leur bouche afin qu'ils ne se mordent la langue ou les lèvres; faire une saignée du bras si l'attaque a été violente, et si après elle il y a embarras dans les facultés sensoriales, intellectuelles ou locomotrices; remplacer la saignée par des sangsues derrière les oreilles, ou à l'anus, si le sujet est trop faible, et faire ensuite pendant quelques jours des affusions froides.

Traitement du docteur Borie, de Versailles, contre l'Epilepsie symptomatique.

1° *Moyens préparatoires.* Saignée du pied de deux onces; quatre

jours après, un grain d'émétique en lavage; quatre jours après l'émétique, une once d'huile de ricin dans une tasse de bouillon aux herbes;
quatre jours après l'huile de ricin, une pilule de quatre grains de mercure doux, et par dessus une tasse d'infusé de feuilles de fougère
mâle.

2° *Traitement.* Le matin à jeun, vingt gouttes d'eau distillée de
laurier-cerise dans un verre d'eau sucrée; augmenter chaque jour d'une
goutte pour arriver jusqu'à soixante, et s'en tenir là ; le soir en se couchant, deux gros de feuilles d'armoise en poudre, dans une tasse d'infusion de tilleul ; tous les quinze jours un moxa sur la colonne épinière,
en commençant par la région cervicale : six moxas doivent suffire.
Porter habituellement un *bracelet aimanté*, au bras gauche, et le serrer
fortement à l'approche de l'accès; frictionner vivement les extrémités
inférieures avec l'éther, deux fois par jour.

Régime. Porter habituellement de la flanelle sur la peau ; prendre
des bains de rivière ou de mer, en y entrant par la tête; éviter les émotions vives, les emportements de colère, les occupations sérieuses, les
tensions de l'esprit, les lectures obscènes, la fréquentation des spectacles, les contrariétés, les habitudes exténuantes, comme l'onanisme,
le plaisir vénérien, etc.; ne manger que des légumes herbacés et ne
boire que de l'eau. (*Lancette française* du 12 janvier 1830.)

8° *Hystérie.*

L'Hystérie dépend-elle de l'influence des organes de
la génération sur le système nerveux? on appliquera des
sangsues à la vulve ou à la partie interne des cuisses,
sur-tout s'il y a suppression du flux menstruel; on ordonnera les bains de siège et de jambes, des fumigations
aromatiques vers l'utérus, sur-tout à l'époque des règles;
des boissons délayantes et émulsionnées avec quelques
grains de camphre; on surveillera les habitudes du sujet,
etc. Le mariage a souvent fait cesser cette maladie.

L'affection reconnaît-elle pour cause une irritabilité
excessive de l'encéphale et du système nerveux? on conseillera un exercice qui sera en rapport avec les forces du
sujet, des occupations mécaniques qui alterneront avec

des études sérieuses, l'usage des bains frais et des affusions tempérées, une alimentation nourrissante et réglée, les toniques, les ferrugineux, les amers et les stimulants généraux; on pratiquera une saignée si les règles
sont peu abondantes; on emploiera les bains frais, les
compresses trempées dans de l'eau très froide, et appliquées sur le ventre (Dʳ Tournon); on administrera la
digitale, l'acide hydrocyanique, les dérivatifs sur les
membres inférieurs. Si quelque affection du cœur ou des
gros vaisseaux vient compliquer l'Hystérie, on combattra rationnellement toutes les complications et les
causes; on rétablira les exanthèmes et les flux sanguins
ou autres. Pendant les attaques, on administrera les antispasmodiques; on veillera à ce qu'aucun vêtement ne
gêne le malade; on lui aspergera la figure d'un peu d'eau
froide; on le tiendra sur un lit, la tête élevée; on lui
frictionnera l'hypogastre et les membres avec l'éther,
etc. On préviendra la congestion cérébrale imminente
par une saignée ou des sangsues, par des pédiluves
chauds; enfin, on combattra la lipothymie, le refroidissement général, par des frictions aromatiques, ammoniacales ou éthérées, des sinapismes, des ventouses
sur l'épigastre.

9° *Chorée, Danse de Saint-Guy ou de Saint-Witt.*

Dans la Chorée simple et récente, faire usage des bains
froids dans lesquels on plonge le malade la tête la première, et des affusions auxquelles on associe les boissons antispasmodiques. On a encore mis en usage
contre cette maladie, l'électricité, le galvanisme, les
frictions sur la nuque avec la pommade d'Autenrieth,
les applications de sangsues dans la même région, le
nitrate d'argent à l'intérieur, etc.

La Chorée survient-elle à des époques régulières ou irrégulières? on lui oppose le quinquina ou ses préparations. Enfin, cette affection accompagne-t-elle l'hystérie, ou succède-t-elle à l'épilepsie? il faut, dans le premier cas, s'occuper de l'hystérie, dans le second, confier la maladie à la nature pendant quelque temps.

10° *Catalepsie.*

Combattre l'état soporeux, prévenir la congestion cérébrale par une saignée, une application de sangsues au col ou à l'anus, les réfrigérants sur la tête, les révulsifs aux pieds, etc.; prévenir ou faire cesser les attaques par des ventouses sèches ou scarifiées à la nuque, la flagellation, les affusions froides, les sinapismes aux membres; rétablir la respiration et la circulation en plaçant un des conducteurs de la pile de volta vers la colonne épinière, et l'autre à l'épigastre (Andrieux et Martinet); combattre les spasmes par les antispasmodiques, la périodicité des attaques par le quinquina, les complications vermineuses par les anthelmintiques.

11° *Hypochondrie.*

S'attacher d'abord à constater les causes de la maladie et les éloigner. Explorer ensuite avec soin l'état des divers organes; combattre les congestions cérébrales, pulmonaires, et celles qui existent vers le cœur, par une saignée ou mieux une application de sangsues à l'anus, par des pédiluves chauds et des boissons délayantes. Les désordres se font-ils principalement remarquer vers les organes de la digestion? on soumettra le malade à un régime adoucissant; on lui donnera des aliments de facile digestion, et on augmentera la dose peu à peu; point de spiritueux; on lui conseillera l'exercice, la promenade au grand air, l'équitation après les repas; on combattra les phlegmasies chroniques, les dégénérescences organiques par un exutoire placé près du lieu soupçonné malade; aux gommeux et aux délayants, dont on ne prolongera pas trop l'usage, on fera succéder les boissons amères et aromatiques, les sucs d'herbes, les eaux minérales de Vichy, de Spa, de Contrexeville, etc. On a souvent fait cesser les éructations qui tourmentent les hypochondriaques, par l'usage d'une glace après les repas, des infusés de menthe poivrée, de fleurs d'oranger ou autres; les lavements froids, des compresses froides sur le ventre, etc., ont eu les mêmes effets contre les flatuosités. A la constipation on opposera les laxatifs; à la boule hystérique, aux palpitations, aux suffocations, à la lipothymie, aux strangulations, les antispasmodiques, les préparations alcooliques ou éthérées de digitale, les bains frais, les affusions, les frictions sur le corps, etc.

L'Hypochondrie consiste-t-elle dans une aberration des facultés intellectuelles; une idée fixe occupe-t-elle le malade? on conseillera les voyages, la distraction, les exercices du corps, l'équitation, etc.; les émotions morales, vives, inattendues ont quelquefois réussi. A-t-on à combattre, comme cause de l'affection, une exaltation excessive du système nerveux, des excès dans les plaisirs vénériens, la masturbation? il faut recommander les bains froids, les affusions, la cessation de toutes mauvaises habitudes, etc. Enfin le médecin variera le traitement selon les causes, les symptômes, l'idiosyncrasie, etc.

On traite à peu près de même toutes les névroses.

12°. *Manie.*

Saignée dès le début, s'il y a pléthore ; application de sangsues au col ou au pourtour de la tête, pédiluves irritants, affusions froides sur la tête, lavements frais et purgatifs, vésicatoires sur les membres inférieurs ; moxa, séton ou cautère vers la base du crâne, s'il y a congestion cérébrale ; alimentation lactée ou végétale et peu abondante ; éloigner des malades tout ce qui peut les contrarier ou les affecter ; les traiter avec douceur et fermeté en même temps ; les surveiller sans cesse, car la plupart se livrent à la masturbation et veulent se suicider ; les soumettre à une gymnastique bien entendue, à des conversations agréables ; rétablir les exanthèmes, les flux de toute espèce qui auraient pu être supprimés.

L'usage habituel d'un cautère, celui des saignées locales ou générales et des purgatifs à chaque renouvellement de saison ou à chaque apparition de symptômes de congestion vers le cerveau, ont été avantageux chez les sujets qui déjà ont été atteints de manie, et surtout chez ceux qui sont nés de parents maniaques.

13°. *Cauchemar.*

La distraction, la suppression du souper, le soin de se tenir la tête élevée sur un oreiller un peu dur, quelques cuillerées d'une eau aromatique quelconque, ou bien une tasse ou deux de limonade, d'émulsion, etc., préviennent très souvent le cauchemar. Si ces moyens ne suffisent pas, on a recours aux bains tièdes ou aux affusions le soir ; enfin la saignée du bras, les sangsues derrière les oreilles, à l'anus ou à la région précordiale seront employées, s'il y a congestion cérébrale, maladie du cœur ou des gros vaisseaux.

II. MALADIES DE LA MOELLE ÉPINIÈRE.

14°. *Arachnitis spinale.*

Dès le début, saignée générale suivie de une ou plusieurs applications de sangsues, de ventouses sur le
point douloureux ; réfrigérants le long de la colonne vertébrale ; bains tièdes, si.le malade peut êre mis en
mouvement sans accident ; rubéfiants et vésicants sur les
membres inférieurs et supérieurs, s'il y a phlegmasie
du rachis ; révulsifs drastiques sur la canal digestif ; recourir aux stimulants, aux anti-septiques internes et
externes aussitôt que l'inflammation aura cédé aux
antiphlogistiques ; combattre l'état chronique de la maladie, la paralysie d'un des membres, par l'application
de plusieurs moxas ou cautères vers les apophyses trans-
verses du côté affecté ; appliquer le galvanisme, et les
vésicatoires volants le long des principaux troncs nerveux, s'il y a de la douleur dans les membres.

15°. *Hydro-rachis.*

Protéger la tumeur des corps externes ; s'attacher aux
causes et les combattre.

Inflammation et ramollissement de la Moelle Épinière, ou Myélite.

Cette maladie se traite absolument comme l'Arachnitis
spinale.

III. MALADIES DE LA POITRINE.

MALADIES DES VOIES AÉRIENNES.

16°. *Angine gutturale ou tonsillaire, Amygdalite, Ca-*
tarrhe guttural; Angine pharyngienne, Catarrhe
pharyngien; Angine trachéale, Trachélite ou Catar-
rhe trachéal; Angine laryngée, Catarrhe laryngien.

La maladie est-elle légère? se borner à des boissons
mucilagineuses, des fumigations émollientes, des gargarismes sédatifs, des cataplasmes émollients; est-elle
plus violente? une saignée générale, des sangsues sur
les parties latérales du cou, des pédiluves, des sinapismes irritants, etc. seront les moyens auxquels on
devra avoir recours; rappeler les menstrues, les hémorrhoïdes, à l'aide des sangsues à la vulve, à l'anus;
dans quelques circonstances, agir sur le tube digestif
comme moyen révulsif; après s'être rendu maître des
premiers accidents, revenir aux topiques, aux boissons,
aux gargarismes émollients, que l'on rend toniques astringents sur la fin, pour favoriser la résolution. C'est
ainsi que M. Ranque a employé avec succès le pyrothonide, à la dose de 2 à 3 grains par once d'eau miellée.
L'insufflation de l'alun porphyrisé qui a également eu
du succès entre les mains de quelques praticiens, est
proscrite par beaucoup d'autres. Enfin il est quelquefois nécessaire de reséquer la luette, d'enlever les
amygdales, d'ouvrir un abcès purulent formé; de
nourrir le malade à l'aide d'une sonde en gomme
élastique passée dans le pharynx rétréci ou endurci.

17° Angine Gangréneuse ou Maligne.

Proscrire la saignée, les purgatifs et tous les débilitants; employer les toniques et les antiseptiques; favoriser le vomissement par des infusés de camomille romaine, d'anis, d'ipécacuanha, etc.; soutenir les forces du malade par des vins généreux, des potions toniques, des boissons stimulantes, aromatiques, faciliter la chute des eschares et l'écoulement des liquides visqueux et infects qui s'attachent aux parties ulcérées, au moyen des gargarismes stimulants; limiter la gangrène, enlever l'ichor putride, empêcher la déglutition par des injections détersives, toniques, anti-septiques.

18° *Croup, Angine pelliculaire, couenneuse, membraneuse, Diphtérite,* etc.

Prévenir la formation de la fausse membrane en appliquant au devant du larynx des sangsues dont le nombre sera proportionné à la force du sujet, à l'intensité des symptômes; pratiquer une saignée du bras si on a à craindre une congestion cérébrale ou pulmonaire. A-t-on affaire à un adulte? faire une, deux ou trois saignées du bras, selon les circonstances, la force, l'âge du sujet, puis des applications nombreuses et réitérées de sangsues; placer un vésicatoire à la nuque, des ventouses scarifiées sur le sternum; prescrire des manuluves ou pédiluves chauds, des sinapismes aux jambes. Si tous ces moyens antiphlogistiques n'ont point empêché la formation de la fausse membrane, faire vomir le malade avec l'émétique, l'ipécacuanha, le décocté de polygala, ou en titillant la luette avec la barbe d'une plume, afin de provoquer l'expulsion de la pseudo-membrane; retarder le terme fatal par les boissons aromatiques, le vin, les révulsifs sur les membres inférieurs; mettre la plus grande promptitude dans le traitement du croup suffoquant; associer les calmants et les antispasmodi-

ques (opium, musc, éther, etc.) dans le croup spasmo-
dique; enfin pratiquer la bronchotomie, si le mal est
borné au larynx.

Parmi les *spécifiques* du croup, on a vanté et employé tour à tour le sulfure de potasse à l'intérieur, à
la dose de quelques grains, et incorporé avec du miel
ou du sirop; les embrocations dans l'arrière-gorge avec
un soluté d'hydrochlorate d'ammoniaque, ou une mixture préparée avec le vinaigre, le miel et l'alun en poudre, ou bien encore avec l'acide hydrochlorique pur ou
mélangé avec le miel dans les proportions de 2 à 3 p.
de celui-ci sur 1 ou 2 p. d'acide, que l'on applique à
l'aide d'une petite éponge fixée au bout d'une baleine
flexible; des insufflations d'alun pulvérisé à l'aide d'un
tube de bois renflé dans son milieu et présentant dans
ce point une soupape, pour s'opposer au retour de la
poudre; des frictions mercurielles pratiquées dans le
voisinage de la mâchoire inférieure; le calomel à l'intérieur, à la dose de 1 gr., d'heure en heure, etc.

Pendant toute la durée du traitement, on tiendra le
malade dans une douce température; on lui fera respirer un air chargé de vapeurs tièdes et émollientes; on
lui donnera des boissons mucilagineuses; on entretiendra un ou deux vésicatoires aux membres inférieurs
pour éviter les rechutes, etc. Comme moyen prophylactique, on aura grand soin de soustraire les sujets aux
changements brusques de l'atmosphère, de les tenir
chaudement, sur-tout lorsque le croup ou les affections
catarrhales règnent épidémiquement.

19ᵉ *OEdème de la Glotte, Angine œdémateuse.*

Dans cette phlegmasie, qui a beaucoup d'analogie
avec l'angine laryngée, on prévient la suffocation par

la laryngotomie, ou mieux par l'introduction dans le
larynx d'une grosse sonde de gomme élastique, ouverte
à son extrémité inférieure et ayant à peu près la forme
du larynx. On doit ensuite recourir aux vésicatoires sur
les côtés du larynx, à la nuque, à la partie interne des
cuisses, aux sinapismes aux pieds, aux genoux, aux
avant-bras; donner un vomitif; faire des applications
nombreuses et répétées de sangsues autour du col; enfin
agir sur le tube digestif par des lavements purgatifs.
Cette maladie est presque toujours mortelle.

20° Catarrhe pulmonaire, Bronchite, Rhume.

La maladie est-elle aiguë, récente? faire usage, dès le
début, de boissons légèrement diaphorétiques, puis
émollientes, mucilagineuses; fumigations émollientes;
garder le repos au lit, la diète et le silence; prescrire
les loochs avec sirop diacode, les pâtes de jujubes, de
guimauve, de gomme, etc., qui, en tapissant le fond de
la gorge, empêchent l'irritation déterminée sur cette
partie par le contact immédiat de l'air. On s'est quelquefois bien trouvé de l'usage d'un bain chaud ou d'un
bain de vapeurs, d'un petit verre de punch ou de vin
chaud sucré, pris immédiatement avant de se coucher;
mais ce traitement ne peut être employé que chez des
sujets peu irritables, peu disposés aux inflammations et
non affectés d'irritations gastriques.

Le Catarrhe est-il accompagné de fièvre, de toux violente, de gêne dans la respiration, de chaleur dans la
poitrine? outre les boissons ci-dessus, faire une ou
deux saignées du bras, selon la force et l'âge du sujet;
se contenter d'une application de sangsues au-dessous
de chaque clavicule, si la phlegmasie est peu intense et
si le malade est faible ou trop jeune.

17.

Le Catarrhe affecte-t-il les dernières ramifications bronchiques? il ne faut pas craindre d'user de la saignée, par laquelle on doit toujours commencer dans toutes les affections pulmonaires, et la pratiquer quatre, cinq et six fois, dès le début. Il faut ensuite administrer un vomitif, appliquer des vésicatoires aux membres inférieurs et sur les côtés de la poitrine, immédiatement après la première saignée; poser des sangsues sur les lieux où il existe de la douleur, et des ventouses par-dessus les piqûres; couvrir la poitrine de cataplasmes chauds, etc.

Les symptômes inflammatoires persistent-ils avec la même intensité? on administrera 10 ou 12 gr. d'émétique dans 5 onces d'infusion de feuilles d'oranger, et une once de sirop de gomme. Ce julep se donnera par cuillerée à bouche, de deux en deux heures, jusqu'à ce que l'on ait obtenu un amendement bien prononcé; on diminuera aussi peu à peu la dose de l'émétique. A cette médication on associera l'extrait ou la poudre de bella-done, la tridace, le sirop diacode, préférablement à l'opium qui quelquefois augmente la congestion pul-monaire.

Le Catarrhe pulmonaire est-il léger? affecte-t-il les jeunes enfants? on prescrira le sirop d'ipécacuanha à des intervalles assez rapprochés, afin de faciliter l'expecto-ration et de débarrasser l'estomac des mucosités qui le surchargent; on donnera ensuite des laxatifs. Si ces moyens échouent, on appliquera des vésicatoires volants sur le thorax; on fera prendre quelques cuillerées de juleps calmants et 1/8 de grain de poudre de belladone: on augmentera progressivement la dose de cette dernière substance. A-t-on affaire à un vieillard? on administrera l'émétique, comme étant plus propre que l'ipécacuanha à augmenter la sécrétion cutanée, et par conséquent à améliorer le Catarrhe.

Catarrhe chronique. Vésicatoires volants sur le thorax, tisanes de lichen, de polygala, de capillaire, de bourgeons de sapin ; potions calmantes avec opium ou tridace, acide hydrocyanique, acétate de morphine, etc. ; fumigations chlorurées, balsamiques ou résineuses, et légèrement éthérées ; bains sulfureux ; pilules térébinthacées et balsamiques ; juleps avec kermès, sulfure de potasse, etc.; frictions avec la graisse stibiée (pommade d'Autenrieth) sur la région épigastrique, ou application sur le sternum d'un emplâtre de poix de Bourgogne, saupoudré d'émétique, si le sujet n'est point irritable.

Le Catarrhe pulmonaire chronique est-il accompagné de toux très pénible, de quintes régulières ; dépend-il de maladies du cœur ou des gros vaisseaux, d'exanthèmes et de flux sanguins ou purulents répercutés ? résiste-t-il à tous les traitements ? il faut administrer les calmants les plus énergiques, pratiquer des saignées générales, faire usage de la digitale, de l'eau de laitue, de laurier-cerise, du copahu qui a réussi quelquefois ; rappeler les maladies supprimées ou y suppléer par un exutoire.

Comme traitement prophylactique du Catarrhe pulmonaire, on conseillera le séjour dans les pays chauds et d'une température égale; l'usage de la laine sur la peau, et toutes les chaussures capables d'empêcher le refroidissement et l'humidité des pieds.

Catarrhe suffoquant. Un des meilleurs moyens de rétablir, chez le vieillard, l'expectoration dans les Catarrhes chroniques, c'est l'usage, fréquemment réitéré, de l'émétique d'abord, puis des préparations scillitiques, de l'ipécacuanha, de l'acétate d'ammoniaque, etc. On augmentera encore l'action de ces agents thérapeutiques, par les ventouses sèches sur le thorax, les vésicatoires sur les cuisses, les sinapismes aux pieds, les lavements purgatifs, etc.

Le sujet est-il encore assez fort pour supporter une émission sanguine? on pratiquera une ou deux saignées; on fera usage ensuite, pour diminuer le besoin de respirer, de calmants très actifs, comme l'acide hydrocyanique, la belladone, la jusquiame; les vapeurs éthérées sont encore utiles dans ce cas. Enfin, le Catarrhe provient-il de la présence d'un corps étranger dans les bronches, du voisinage d'une tumeur, d'une phlegmasie aiguë de la portion des poumons restée saine, ou vient-il compliquer une phthisie? il faut, dans les premiers cas, abandonner la maladie aux moyens chirurgicaux, et dans le second, pratiquer une saignée du bras, si le sujet peut la supporter, et recourir ensuite aux révulsifs sur la peau et le tube digestif.

21° *Coqueluche.*

Dès le début, pratiquer une saignée du bras, si le sujet est pléthorique, s'il y a de la fièvre ou une douleur locale assez vive; cette dernière peut être combattue par l'application de quelques sangsues au dessous des clavicules; faire usage ensuite de quelques boissons mucilagineuses. Après ces moyens conditionnels, provoquer les vomissements tous les deux ou trois jours, à l'aide du sirop d'ipécacuanha; faire suivre ce traitement, le seul capable de diminuer la violence des quintes de la Coqueluche, et qui doit durer pendant deux septenaires environ, de l'usage des antispasmodiques, des narcotiques les plus énergiques, tels que la poudre de racine de belladone, l'acide hydrocyanique, la tridace, l'acétate de morphine, etc.; des révulsifs sur la peau, tels que la pommade d'Autenrieth sur l'épigastre, les vésicatoires sur les parties latérales et antérieure du thorax, etc. L'oxide de zinc, administré à la dose d'un grain toutes les deux ou trois heures, produit des effets merveilleux, sur-tout chez les très jeunes enfants. Les vésicatoires ne seront mis en usage qu'autant qu'il y aura une douleur vive ou quelque autre signe de phlegmasie pulmonaire. Les toniques conviendront sur la fin de la Coqueluche, le sulfate de quinine, si l'affection est intermittente; on combattra les congestions cérébrales par une application de sangsues au pourtour des oreilles, ou par la saignée; on explorera la poitrine dans le courant de la Coqueluche, afin de s'assurer si quelque affection des poumons ou du cœur se déclare, et pouvoir lui opposer un traitement convenable.

Si la Coqueluche se complique de bronchite, on emploie les antiphlogistiques, et lorsque la fièvre est moins intense, les eaux sulfureuses et les révulsifs; on combattra la pneumonie par les saignées locales ou générales; et si elle résiste, on appliquera les moxas, les cautères et les vésicatoires sur la poitrine. Au développement plus ou moins considérable des ganglions lymphatiques qui coïncident avec la Coqueluche, on oppose le vésicatoire ou la pommade d'Autenrieth entre les épaules, qui procurent une révulsion salutaire. Si la phthisie survient, on applique des cautères sur les points du thorax correspondants au siége des tubercules. Dans les cas de dysenterie, on fait usage de boissons mucilagineuses, de sangsues sur le trajet du colon, d'opiacés; les convulsions se traitent par les sangsues derrière les oreilles, les bains prolongés, les révulsifs sur le canal intestinal, et les antispasmodiques, tels que l'oxide de zinc et l'éther.

Pendant tout le cours de la maladie, on préservera

les enfants du froid et de l'humidité ; on leur donnera
des aliments faciles à digérer et en petite quantité ; on
éloignera avec soin toutes les causes propres à provoquer
les quintes ; quand celles-ci auront lieu, on tiendra le
malade droit, la tête appuyée ; après chaque quinte, on
lui donnera quelques cuillerées d'une potion gommeuse,
afin d'éloigner le retour d'une toux nouvelle.

Le traitement du docteur Kahleiss consiste dans l'emploi des médicaments suivants :

Pr. Poudre de racine de Belladone.   4 gr.
    Poudre de Dower.   10.
    Soufre sublimé et lavé.   96.
    Sucre blanc pulvérisé.   144.

Mêlez et divisez en vingt paquets. Un paquet toutes les trois heures
pour un enfant de deux ans. Entre chaque prise, on administre une
cuillerée à thé de la potion suivante :

Pr. Eau de Camomille   1 once.
    Sirop simple.   2 gros.
    Acide prussique de Vauquelin.   12 gttes.

On augmente les proportions des composants de ces deux mélanges
suivant l'âge et le tempérament des enfants.

M. le docteur Meyer, de Minden, assure avoir fait disparaître, dans
l'espace de quelques jours, tous les symptômes de la Coqueluche par
l'application de la morphine à l'extérieur, d'après la méthode endermique. Il applique tous les soirs sur la surface dénudée demi-grain de
morphine triturée avec un peu d'amidon.

22° *Pleurodynie, Phlegmasie des muscles intercos-*
taux, Affection rhumatismale des muscles qui enve-
loppent la poitrine.

Si la Pleurodynie n'est point due à une vive inflammation de la plèvre, un topique chaud, composé de farine
de lin, de moutarde ou de seigle, de poudre de verveine
et de vinaigre, suffit assez ordinairement ; si, au contraire, la douleur est violente, si elle persiste, on appli-

quera quelques sangsues et des ventouses par dessus les
piqûres ; enfin, on aura recours aux vésicatoires volants
si la maladie ne cède pas. Une boisson diaphorétique,
quelques pédiluves sinapisés, le repos au lit complète-
ront le traitement.

° La Pleurodynie provient-elle de la suppression d'une
attaque de goutte, d'un rhumatisme ? Il faut, dans le
premier cas, rappeler l'affection primitive dans le lieu
qu'elle occupait ; dans le second, administrer les bains
de vapeurs, sulfureux ou non, les douches, ou pratiquer l'acupuncture.

Si la Pleurodynie est devenue chronique, on s'assure
du lieu exact de la douleur ; on la combat par les narcotiques, tels que l'opium ou ses préparations, les
extraits de quinquina, de belladone ; l'acétate de morphine ; par les moxas, les sétons, les cautères, etc. ; et
par d'autres moyens ou d'autres agents, selon la complication, les causes, etc.

23° *Pneumonie, Pleuropneumonie, Péripneumonie.*

Dès le début, pratiquer une large et abondante saignée du bras, et la renouveler pendant les premiers
jours tant que le pouls sera plein et fréquent, que la
poitrine ne sera pas redevenue parfaitement sonore,
qu'il y aura du râle crépitant, que les crachats seront
sanguinolents et la respiration difficile. L'existence des
règles, des lochies, l'âge avancé des sujets, l'enfance,
ne contr'indiquent pas les saignées, quand les affections sont intenses ; seulement elles devront, dans ce
cas comme dans tous ceux où elles sont indispensables,
être proportionnées à l'intensité de la maladie, à la force,
à l'âge, à l'état pléthorique du sujet. Les émissions sanguines sont contr'indiquées ou doivent être modérées

si le sujet est faible, si elles ne procurent pas de soulagement, et sur-tout si l'existence de la suppuration
des vomiques est évidente. On combattra la douleur
locale par quelques sangsues, suivies de ventouses et
d'un vésicatoire sur le côté.

Dans les cas douteux, on fera une saignée explorative, c'est-à-dire, que l'on ne tirera qu'une palette
de sang, et l'on se conduira ensuite selon les changements survenus dans les symptômes, et l'influence
que cette émission sanguine aura exercée sur le pouls
et le cœur : si la saignée produit du soulagement, on
la renouvellera ; dans le cas contraire, on aura recours
aux vésicatoires volants sur les côtés du thorax, et sur
les membres inférieurs.

La phlegmasie pulmonaire est-elle accompagnée de
symptômes bilieux ? on administre un éméto-cathartique, que l'on renouvelle si les résultats obtenus sont
avantageux ; cet évacuant des premières voies sera précédé d'une large saignée si la dyspnée est très marquée,
le pouls très développé ; enfin on emploiera les minoratifs avec avantage sur la fin de ces affections bilieuses.

Si une cause difficile ou impossible à saisir entrave
la marche de la maladie, on prescrira les stimulants diffusibles, les anti-spasmodiques, tels que le vin généreux, les vins et teintures aromatiques, le musc, le
castoréum, le camphre, etc. Le musc tant vanté, n'a
pas réussi entre les mains de tous les praticiens.

Méthode Razorienne. Laënnec administrait le tartre
stibié de la manière suivante : dès le début, saignée de
deux à quatre palettes, si le malade peut la supporter ;
répéter la saignée si le sujet est affecté de maladie du
cœur, menacé d'apoplexie ou de toute autre congestion
sanguine ; après la saignée, donner, dans une petite
tasse (trois onces à peu près), une infusion de feuilles

d'oranger, un grain d'émétique; répéter la même dose toutes les deux heures, si aucun accident grave n'en est la suite; en donner jusqu'à six doses et laisser reposer le malade. Mais si la Pneumonie est avancée, si l'oppression est forte, si un ou les deux poumons sont affectés, on continue l'émétique de deux en deux heures, jusqu'à ce qu'il y ait un amendement; et même on porte la dose de tartre stibié à deux et même trois grains dans la même quantité de liquide. Si l'émétique est supporté, s'il y a *tolérance*, le malade est souvent constipé : alors on lui administre des lavements; si les évacuations stomacales et intestinales, ont encore lieu le second jour, on ajoute une à deux onces de sirop diacode dans le julep stibié. On continue ce traitement, qui peut être employé à toutes les périodes de la maladie, tant qu'il existe quelques traces de râle crépitant.

Pendant toute la durée de la Phlegmasie, on donnera des boissons délayantes, mucilagineuses, acidules s'il y a complication bilieuse et si elles peuvent être supportées; on prescrira des loochs, des juleps calmants; on tiendra le malade dans un appartement dont la température sera douce; on ne lui permettra le lait, ou le bouillon coupé que lorsque la fièvre sera complètement tombée.

Si, pendant la convalescence, une rechute était imminente, on se hâterait de revenir aux antiphlogistiques et à tous les autres moyens convenables.

On traitera la Pneumonie chronique par les boissons émollientes, les exutoires, le repos, le silence, un régime sévère, les saignées locales ou générales, les ventouses, si la douleur de côté, la fièvre reparaissent; on couvrira le malade de flanelle, afin de le soustraire aux influences des changements subits de température; on lui fera des frictions sèches sur tout le corps; on lui fera

prendre des bains de vapeurs sulfureuses, pour augmenter les fonctions de la peau.

24° OEdème des Poumons.

Cette affection est-elle idiopathique, est-elle consé
cutive à la rougeole, coïncide-t-elle avec une hydropisie essentielle? on appliquera un ou plusieurs vésicatoires volants sur les côtés du thorax; on frictionnera la
surface du corps avec un mélange des teintures de scille
et de digitale, ou avec l'éther acétique; on recommandera l'usage du vin blanc, des sels et boissons diurétiques; on produira, de temps en temps, quelques vomissements à l'aide de l'ipécacuanha; on facilitera l'expectoration par des fumigations balsamiques, des potions
ou juleps kermétisés et dans lesquels on fera entrer les
préparations scillitiques, l'acétate d'ammoniaque; enfin,
on entretiendra la liberté du ventre avec des pilules composées avec l'aloès, la rhubarbe, le jalap, etc.

Voyez, pour le traitement de l'œdème des poumons
dépendant des affections du cœur et des gros vaisseaux,
la thérapeutique relative à ces dernières maladies.

25° Gangrène du Poumon.

A la Gangrène commençante du poumon (celle qui
est très étendue est au dessus des ressources de l'art)
dépendante d'un excès d'inflammation pulmonaire, ou
seulement d'une pneumonie légère, il faut se hâter
d'opposer la saignée, une température douce, des vapeurs balsamiques, émollientes et éthérées, des boissons
mucilagineuses, légèrement aromatiques, thérébintha-
cées et chlorurées; des juleps calmants et expectorants

Si la saignée donne un sang rouge et plastique, si elle soulage le malade, on la renouvelle ; si au contraire le sang est diffluent, verdâtre, fétide, si aucun amendement ne s'est manifesté, il faut abandonner le traitement antiphlogistique et recourir aux toniques et aux révulsifs cutanés.

Existe-t-il une douleur thoracique ? les ventouses sèches, puis les vésicatoires seront mis en usage ; on s'opposera aux hémoptysées par l'emploi de 1 à 4 gros de nitrate de potasse, incorporé dans de la conserve de roses ; enfin, pendant les grandes chaleurs principalement, on préviendra la stase du sang dans les parties postérieures des poumons en faisant garder au malade une position verticale.

On administrera les toniques dès que l'état du malade s'améliorera et que les crachats perdront leur couleur et leur odeur gangréneuses ; on fera usage des stimulants les plus actifs, des révulsifs sur les membres inférieurs (pas de vésicatoires qui pourraient se gangréner) aussitôt l'apparition des symptômes de prostration ; enfin, on placera près du lit du malade (cette précaution doit être prise dès le début de l'affection) un vase rempli d'un soluté de chlorure de soude.

26° *Hémoptysie, Exhalation bronchique, Apoplexie pulmonaire.*

L'Hémoptysie est-elle simple, peu abondante, commençante ? une saignée du bras, les boissons mucilagineuses, acidulées et légèrement astringentes, le repos, le silence, la diète, suffisent le plus ordinairement. Mais l'affection est-elle abondante dès le début, accompagnée d'une chaleur dans la poitrine, de toux, de dyspnée, de fièvre ? il faut pratiquer une et quelquefois deux saignées que l'on renouvellera le lendemain, afin de dégager le poumon, et s'opposer à la congestion pulmonaire par l'application de ventouses aux cuisses, par l'usage de demi-once à une once de nitrate de potasse incorporé dans du sirop de gomme, par l'emploi des eaux salines purgatives, des pédiluves irritants; des boissons à la glace, de l'extrait de ratanhia, et par l'inspiration de l'air frais.

L'Hémoptysie a-t-elle pour cause la suppression du flux menstruel, hémorrhoïdal ou autre? on suppléera à ceux-ci par une saignée et une application de sangsues; est-elle la suite de l'apoplexie pulmonaire, le sang a-t-il l'air d'être vomi? on pratiquera de suite une large et abondante saignée que l'on renouvellera si elle est nécessaire; est-elle intermittente? on administrera l'antipériodique par excellence, le sulfate de quinine; enfin est-elle passive? tend-elle à un état scorbutique, asthénique? on lui opposera les stimulants, les ferrugineux, les toniques, les astringents.

27° *Phthisie.*

Arrivée à sa deuxième période, la Phthisie étant ordinairement au dessus des ressources de l'art, nous devrions plutôt nous occuper du traitement prophylactique de cette cruelle maladie que de son traitement curatif. Cependant nous indiquerons l'un et l'autre. On recommandera donc aux personnes disposées à la Phtisie d'aller habiter les pays chauds, ceux où la température est peu variable, qui sont voisins des bords de la mer: Nice, Pise, Naples, sont les lieux les plus convenables; on conseillera l'usage habituel de la flanelle sur toute la surface du corps; les chaussures sèches, des vêtements ni trop chauds ni trop légers, un régime alimentaire substantiel et adoucissant, une gymnastique modérée; on défendra le chant, la déclamation, les conversations longues et animées; on entretiendra un exutoire au bras ou à la cuisse pendant quelque temps, à moins qu'il n'existe déjà un émonctoire naturel, tel que dartre, sueur habituelle, hémorrhagie, etc.; on s'assurera, chez les femmes et les jeunes filles, de l'état normal de la menstruation, et on obviera à ses dérangements par les moyens connus. Les exutoires devront être supprimés à la fin de la deuxième période de la Phthisie: ils épuisent le malade.

Si, malgré tous ces soins hygiéniques et thérapeutiques, la Phthisie se déclare, s'annonce par des hémoptysies, une toux sèche et habituelle, de la dyspnée, de la chaleur dans la poitrine, etc., on prescrira quelques saignées, des pédiluves simples ou irritants, des ventouses sur les cuisses ou les parois du thorax, les boissons gommeuses et nitrées, les laxatifs de temps à autre, les loochs et les juleps calmants; des pilules avec un demi-grain de calomel et un quart de grain d'extrait de jusquiame; si le crachement de sang persiste, on fera usage du nitre à haute dose (3 à 6 gros par jour), de l'extrait de ratanhia incorporés dans un sirop ou de la conserve de roses; on nourrira le malade avec le lait, les fécules, les bouillons de veau, de poulet, les gelées de lichen, etc., etc.

La Phthisie a-t-elle fait des progrès, existe-t-il des tubercules, ceux-ci sont-ils ramollis et se font-ils jour à travers les bronches? il faut recourir aux expectorants, agents capables de favoriser l'expulsion de la matière tuberculeuse ramollie, en activant l'expectoration. On administrera donc l'ipécacuanha à dose vomitive, et on le renouvellera à quatre ou cinq jours d'intervalle, sur-tout s'il y a hémoptysie ou dévoiement chronique; on fera

également usage des préparations scillitiques et balsamiques, des fumigations aromatiques, résineuses, éthérées, chlorurées, des pilules balsamiques et calmantes ;
des loochs anodins, dans lesquels on fera entrer la tridace,
la poudre de racine de belladone, etc., afin de calmer la
toux. Les malades devront éviter un air vif; un air chaud
et humide, le séjour dans les étables, les lieux bas, exposés au midi, leur seront au contraire très avantageux;
on les nourrira d'aliments analeptiques et de facile digestion, tels que le lait d'ânesse, les bouillons pectoraux,
les gelées de lichen, de corne de cerf, etc. ; on les soumettra aux amers, aux antiscorbutiques, aux ferrugineux.
Contre les sueurs colliquatives, la diarrhée, la toux et la
fièvre continuelles, l'aspect purulent des crachats, dernière période de la Phthisie, on administrera l'acétate de
plomb, le quinquina et les amers. Mais, nous devons
l'avouer, tous ces agents sont malheureusement impuis-
sants, et malgré la diète, les émollients, le diascordium,
la thériaque, le ratanhia, l'ipécacuanha, etc., que l'on
associe aux moyens précédents; la maladie fait des progrès effrayants, et le malade arrive au dernier degré du
marasme et ne tarde pas à périr. Cependant M. le docteur Brosius, médecin à Steinfurt, assure avoir employé avec succès le mélange suivant dans plusieurs cas
de Phthisie pulmonaire déclarée :

Sulfate de Quinine.	2 à 3 gr.
Poudre de Digitale.	1/3 à 1/2 gr.
— de Fenouil.	8 gr.

Mêlez. — A prendre quatre doses pareilles dans la journée. M. Brosius donne en outre pour boisson un infusé de *Galeopsis grandiflora*,
plante que quelques médecins allemands ont beaucoup vantée contre la
phthisie pulmonaire. M. le docteur Bertini, de Turin, vante aussi
l'administration de la semence de *phellandrium aquaticum*, à la dose
de 24 à 72 grains par jour, associée avec autant de gomme arabique,
contre la consomption pulmonaire arrivée au dernier degré.

Dans le cours de la Phthisie, on combattra la congestion pulmonaire, les douleurs pleurétiques, par une petite saignée ou par des ventouses sèches, des vésicatoires volants, des pédiluves irritants, des boissons émollientes et laxatives; s'il n'existe pas de diarrhée et si le sujet est trop faible pour supporter une émission sanguine, on suspendra les accès fébriles par quelques grains de sulfate de quinine; contre le catarrhe aigu et intense, la coqueluche, la pneumonie qui viendront compliquer la Phthisie, on emploiera une ou plusieurs saignées (1).

On traite la *Phthisie laryngée* en conservant le silence absolu, les applications réitérées de sangsues au col, l'usage des cataplasmes émollients, des fumigations émollientes, balsamiques dans le larynx, et quelquefois des vésicatoires, cautères ou moxas sur les parties latérales de cet organe.

28° *Emphysème pulmonaire.*

Faire usage de la flanelle, de frictions huileuses sur le corps, de chaussures sèches, de bains sulfureux, de boissons amères et résineuses, de potions diurétiques s'il y a anasarque, de ferrugineux si le sujet est pâle, cachectique, si les menstrues sont peu abondantes; conseiller le séjour dans un pays chaud et peu sujet aux variations brusques de la température; combattre la dyspnée par une saignée du bras, etc.

29° *Pleurésie.*

Le sujet est-il vigoureux et pléthorique, pratiquer,

---

(1) Les saignées ne peuvent ni prévenir ni arrêter le développement des tubercules; elles servent seulement à favoriser la résolution du parenchyme pulmonaire enflammé.

dès le début, une large saignée du bras suivie d'une application de sangsues et de ventouses sur le point douloureux ; revenir aux sangsues, aux ventouses le jour même, et quelquefois à la saignée le lendemain au plus tard, si la douleur ne cède pas, si la fièvre persiste, puis recouvrir les parois du thorax avec un large cataplasme émollient. Si le sujet ne peut supporter les émissions sanguines, on les remplacera par 8 à 12 gr. d'émétique dans un julep de 6 onces ; on suspendra la médication contro-stimulante aussitôt que la fièvre et tous les autres symptômes pleurétiques auront cédé. On rappellera tous les écoulements sanguins ou autres supprimés. Tous ces moyens seront secondés par une diète sévère, des boissons délayantes, gommeuses et légèrement diaphorétiques ; par des loochs calmants et expectorants s'il y a de la toux.

Si la Pleurésie ne cède point à tous ces moyens, si la fièvre continue, si la dyspnée augmente, si enfin un état de stupeur, d'affaissement se déclare, on se hâtera d'appliquer un large vésicatoire sur le côté douloureux, et deux autres sur les membres inférieurs si la prostration devient de plus en plus prononcée.

Quand les émissions sanguines ne produisent aucun résultat avantageux, ce qui ne peut tenir qu'à une disposition individuelle, on la remplace par les vésicatoires, et on administre le musc, le camphre, le bain tiède, etc. M. le professeur Quadri a vanté l'emploi de la teinture d'aconit napel, selon la méthode d'Hanemann, dans une épidémie de pleurésie. En Italie, M. le docteur Pilla administra avec succès l'opium à la dose d'un gr., comme calmant et sudorifique, contre une pleurésie intense qui continuait à faire des progrès malgré le traitement rationnel ordinaire. Déjà Huxham, Sydenham, Sarcone et beaucoup d'autres auteurs ont recommandé avec juste raison l'usage de l'opium dans les pleurésies et les pneumonies accompagnées de délire et autres troubles du système nerveux.

La Pleurésie est-elle épidémique, compliquée d'affection saburrale ou bilieuse? on remplacera la médication antiphlogistique par la médication évacuante (ipécacuanha, émétique en lavage, purgatifs).

Aux émissions sanguines si utiles dès le début de la Pleurésie, il faut préférer les vomitifs répétés à quelques jours de distance, les vésicatoires volants sur le thorax, et mieux le séton et les cautères sur plusieurs points à la fois, quand il y a formation de fausses membranes, épanchement de liquide dans la cavité des plèvres, et qu'enfin la maladie est devenue chronique. La maladie devant alors être fort longue, on soutiendra le malade par des aliments liquides substantiels et de facile digestion; on le frictionnera avec un mélange de teinture de scille et de digitale, ou avec la graisse mercurielle double; on lui fera habiter des appartements chauds; on lui prescrira des boissons diaphorétiques et diurétiques; une petite saignée, quelques purgatifs, pourront également être mis en usage. Enfin, si tous les moyens thérapeutiques échouent, on pratiquera l'opération de l'empième, comme seul moyen de sauver le malade.

La Pleurésie se complique-t-elle d'accès fébriles précédés de frisson, on administrera de suite le sulfate de quinine.

30° Hydro thorax.

Cette affection se traite à peu près comme la Pleurésie chronique. Suivant Hamilton, les drastiques comptent quelques succès; la digitale administrée seule à la dose de 10 à 20 grains par jour, ou associée avec

18.

la scille, le calomel; la crême de tartre, le nitre à haute dose, le vin diurétique amer de la Charité, les vésicatoires, ont également réussi. Il en est de même des fumigations balsamiques et résineuses, des frictions huileuses, mercurielles ou cantharidées, des saignées, si le sujet est jeune, vigoureux et pléthorique, et si l'Hydrothorax tient à une affection du cœur ou des gros vaisseaux, de la ponction, etc.

31° *Pneumo-Thorax.*

Faire des frictions aromatiques et alcooliques qui activent l'absorption des gaz accumulés dans la cavité des plèvres; appliquer ensuite des ventouses scarifiées sur la poitrine, des vésicatoires ou des rubéfiants sur les membres abdominaux; donner au malade une position qui rende la suffocation moins imminente. Mais le malade est-il menacé d'asphyxie? il faut de suite pratiquer la ponction, et donner issue à l'air contenu dans le thorax. L'opération sera suivie de succès, si la maladie tient à une rupture des cellules aériennes; ses avantages seront douteux, si la plèvre est gangrénée, si un foyer tuberculeux communique avec la séreuse, etc.

32° *Asthme.*

Dans un accès d'Asthme, on place le malade à l'air libre; dans une position verticale; on le débarrasse de ses vêtements, on introduit de l'air dans les poumons, à l'aide d'un soufflet fait exprès; on applique des sinapismes aux jambes, des ventouses sèches à la base du thorax; on fait des frictions sur la colonne vertébrale avec des teintures aromatiques. Si ces moyens échouent, on fait prendre quelques cuillerées de

potions, de juleps antispasmodiques; on combat les
flatuosités, le météorisme abdominal par un lavement
froid préparé avec un infusé de camomille et un gros
ou deux d'assa fœtida, et la constipation, par un lavement purgatif. Enfin, si ce traitement ne produit
aucun effet, on a recours au galvanisme, proposé et
employé avec succès par M. Andrieux.

Si le sujet est pléthorique et disposé à l'apoplexie,
si la congestion cérébrale ou pulmonaire est imminente, on ne doit point hésiter de pratiquer une saignée; on favorisera l'expectoration qui, ordinairement
est assez abondante à la fin des accès d'Asthme, par
des boissons aromatiques et légèrement diaphorétiques,
par des potions, des pilules, des juleps, dans lesquels
on fait entrer l'ipécacuanha, la scille, le kermès, des substances balsamiques, résineuses, etc. Quelques tasses
de décocté de racine de *datura fastuosa*, paraissent avoir
réussi en Angleterre, entre les mains du docteur Skip-
ton.

Les moyens à l'aide desquels on peut prévenir les
accès d'Asthme consistent à rechercher les causes afin
de les éloigner. A cet effet, on étudiera l'influence que
le climat, les saisons, les vents, les aliments, les professions, les habitudes physiques et morales du sujet,
ses maladies, etc., peuvent exercer sur le retour de
cette affection. On fera usage ensuite des antispasmodiques, des stimulants généraux, des narcotiques, des
ferrugineux, des antipériodiques, des bains frais, des
affusions, etc., selon les circonstances et les complications.

Le traitement de l'Asthme nerveux, car celui qui est
compliqué de maladies du cœur ou des gros vaisseaux
est plus difficile, varie à l'infini : telle méthode réussit
chez l'un et échoue chez un autre. Dans l'état actuel de

la science, on ne peut affirmer que tel remède agit sur tel tissu, et il est impossible d'arguer *à juvantibus et lædentibus.*

De même que dans presque toutes les maladies, si l'Asthme pouvait tenir à la suppression de quelque flux menstruel, hémorrhoïdal ou autre, il faudrait se hâter de les rétablir.

IV. MALADIES DU COEUR ET DE SES DÉPENDANCES.

33° *Aortite.*

Saignées abondantes, souvent répétées; application de nombreuses sangsues sur le thorax ou sur l'abdomen, selon la portion de l'Aorte enflammée; pédiluves chauds et souvent renouvelés; boissons délayantes et acidules; émulsions nitrées en grande quantité; repos absolu; recourir ensuite à la digitale, au camphre, au nitrate de potasse à haute dose.

34° *Anévrisme de l'Aorte.*

Le traitement de cette maladie est le même que celui de l'hypertrophie du cœur. *Voyez* page 280.

35° *Indurations et végétations des valvules du cœur.*

Saignées générales proportionnées à l'intensité des symptômes, abondantes dans le commencement de l'affection, peu abondantes sur la fin, et toujours en rapport avec l'état plus ou moins satisfaisant du sujet, et les progrès de la diathèse séreuse; pendant l'intervalle des saignées, appliquer des sangsues à l'anus et dans la région du cœur, prescrire les boissons délayantes et le repos. La leucophlegmatie s'est-elle déclarée? recourir aux diurétiques, aux apéritifs de toutes espèces et sous toutes les formes : ainsi on fera boire du petit-lait, des émulsions nitrées, des limonades avec le vin blanc, des infusés de pariétaire, de chiendent, etc.; on donnera des potions camphrées, nitrées, dans lesquelles on fera encore entrer les préparations de scillé ou de digitale, les acétates d'ammoniaque, de potasse où de soude, le sirop des cinq racines, etc.; à la dyspnée très considérable, on opposera la position verticale au lit, le repos absolu, quelques ventouses à la partie interne des cuisses, un vésicatoire sur le sternum; l'état du tube digestif le permettant, on emploiera les purgatifs drastiques ou l'ipécacuanha, comme vomitif.

Si le système nerveux prédomine, si le sujet est très affaibli, on pourra mettre en usage les bains frais; on recommandera au malade de ne se livrer à aucun exercice pénible, de ne pas courir, de vivre sobrement, de se priver de vin, de café, de liqueurs, et de tout ce qui enfin peut agir directement ou indirectement sur le cœur.

36° *Péricardite*.

La Péricardite est-elle accompagnée de fièvre, la douleur est-elle vive? on pratiquera de suite une large saignée du bras, suivie immédiatement d'une application de sangsues, de ventouses, afin de favoriser l'écoulement du sang. On pratiquera une seconde saignée si l'amendement n'est pas suffisant pour tranquilliser sur le sort du malade, et si l'état de celui-ci le permet. Après cette seconde perte de sang on posera un vésicatoire sur le côté gauche du thorax; si enfin les symptômes inflammatoires persistent, on agira sur le canal digestif, au risque même de donner naissance à une gastro-entérite, par l'émétique en lavage pendant deux ou trois jours, ou ce même médicament à très haute dose (12 à 24 gr.)

Une fois maître de la maladie, on entretiendra une révulsion continuelle sur les membres inférieurs à l'aide de vésicatoires volants répétés chaque jour ; on secondera cette révulsion par l'emploi des laxatifs, puis par des boissons délayantes et gommeuses, le repos et une diète absolue tant qu'il y a de la fièvre.

On traite la Péricardite chronique par des frictions mercurielles poussées jusqu'à la salivation, par un séton ou un large cautère sur la région précordiale, par des boissons laxatives, diurétiques ou sudorifiques; par l'ipécacuanha, la poudre de Dower, celle de digitale, administrées en petites quantités; par des fumigations dirigées sur les membres inférieurs; enfin, par la ponction. (*Voyez* Hydropéricarde.)

37° *Hydropéricarde.*

S'assurer de l'existence de cette maladie par une ponction explorative faite avec un trois-quarts très fin que l'on glisse entre les cartilages des sixième et septième côtes gauches, comme le pratiquait Desault; ou bien comme le faisait Laënnec, perforer le sternum à l'aide d'une couronne de trépan. Une fois que l'on aura évacué le liquide contenu dans le péricarde, on injectera dans son intérieur un liquide non irritant et de moins en moins abondant; de cette manière, on préviendra l'introduction de l'air dans le péricarde et tous les accidents graves qui en résulteraient.

38° *Hypertrophie du cœur.*

La méthode de Valsalva et d'Albertini dans le traitement des anévrysmes consiste à pratiquer tous les trois ou quatre jours des saignées d'autant plus abondantes que les accidents de l'Hypertrophie sont plus intenses,

et les palpitations, les battements du cœur plus fréquents; à diminuer les aliments des malades de manière
à ce que ceux-ci perdent toutes leurs forces ; à faire garder le repos au lit et à ne pas permettre l'augmentation
des aliments, à ne retourner dans le monde qu'après un
an de traitement à peu près , ou lorsque les symptômes
de la maladie ont entièrement disparu.

L'Hypertrophie a-t-elle donné lieu à une infiltration
générale? on renouvelle les saignées qui secondent l'action des diurétiques, des purgatifs que l'on met en
usage. Quant au catarrhe et à l'œdème pulmonaires qui
compliquent presque toujours cette maladie, nous avons
indiqué leur traitement.

À l'Hypertrophie du cœur sans dilatation, on n'oppose
la saignée qu'autant qu'elle est absolument nécessaire ;
on fait usage au contraire des amers , des ferrugineux ,
de l'eau de Vichy, des antispasmodiques, des bains
frais , etc.

39ª *Cardite.*

Pratiquer une large saignée; la renouveler et à de
courts intervalles jusqu'à ce que les battements du cœur
soient moins fréquents et moins forts ; appliquer un
grand nombre de sangsues sur la région précordiale ; y
entretenir sans cesse des compresses d'eau froide ou de
la glace pilée renfermée dans une vessie ; agir sur les
membres inférieurs par des révulsifs sinapisés; sur le
gros intestin, par des purgatifs ; enfin, appliquer des
vésicatoires à la partie interne des cuisses, quand la fréquence et la force du pouls seront sensiblement diminuées : c'est ainsi que l'on se rendra maître de la phlegmasie , que l'on préviendra les congestions pulmonaires.

La diète , les boissons délayantes, mucilagineuses,

émulsionnées et nitrées, le repos, le calme de l'âme,
seront d'une nécessité indispensable dans le traitement
de la Cardite.

40° *Palpitations.*

Avant de s'occuper de la thérapeutique des Palpitations, le médecin recherchera les causes et leur opposera un traitement convenable; ainsi il rappellera les
flux sanguins ou autres, la goutte, les rhumatismes,
les dartres, etc., qui auront été supprimés; il emploiera
les antispasmodiques, tels que le camphre, la digitale,
les bains froids, l'acide hydrocyanique, etc. Si le sujet
est nerveux, hystérique, hypochondriaque, etc., il recommandera le repos de corps et d'esprit, l'abstinence,
un régime alimentaire féculent, les boissons aqueuses,
si l'état du malade est dû à des excès de travaux de ca-
binet, à des affections morales, à des passions vives,
à l'abus des plaisirs vénériens, du café, des liqueurs, etc.

41° *Syncope.*

On combat la Syncope essentielle par des aspersions
d'eau froide sur la figure et par le décubitus horizontal,
par la suppression de tous les vêtements qui peuvent
gêner la circulation, tels que cravates, corsets, etc., par
l'exposition à l'air frais, par l'inspiration de liqueurs
fortes, aromatiques, ammoniacales ou éthérées; par
des frictions sur les tempes, les lèvres, les narines,
avec l'eau de Cologne, l'eau de mélisse composée, le
vinaigre, etc. Une fois que la connaissance et les forces
renaîtront, on donnera quelques cuillerées de vin,
d'eau fraîche, de potions stimulantes, de sirop d'é-
ther, etc. Si, malgré tous ces moyens, la Syncope
persiste, et que rien n'indique une hémorrhagie interne,

ce qui nécessiterait une saignée, on fera des frictions sur la région du cœur et le long de la partie interne des membres, avec la teinture de cantharide, le liniment volatil, l'alcoolé camphré, etc.; on administrera des lavements irritants; on appliquera de l'eau bouillante, un moxa sur l'épigastre. On combat la Syncope symptomatique par le traitement des maladies avec lesquelles elle coïncide.

42° Angine de poitrine (1).

Les moyens thérapeutiques auxquels on doit avoir recours au début de cette maladie, sont à peu près ceux que nous avons indiqués pour les palpitations, c'est-à-dire, que l'on recherchera les causes, afin de leur opposer un traitement rationnel; qu'on fera usage des antiphlogistiques et des antispasmodiques; qu'on ne permettra qu'une alimentation légère et de facile digestion; qu'on recommandera le repos, l'abstinence, les boissons délayantes, mucilagineuses, émulsionnées, nitrées, etc. On secondera ce mode de traitement par l'emploi de quelques révulsifs à la base du sternum, comme les pommades d'Autenrieth, de Cyrillo, les vésicatoires volants, les ventouses, etc. On soumettra les sujets débiles aux toniques amers ou aux ferrugineux; on leur permettra des aliments substantiels; on leur prescrira des bains frais. On leur fera prendre, au contraire, des bains de vapeurs, des sudorifiques, s'ils sont tourmentés par des rhumatismes; enfin, si le système nerveux est très irritable, si les poumons sont sains, on emploiera les bains frais, les affusions, les antispasmo-

(1) Pour beaucoup de médecins, l'angine de poitrine est plutôt un symptôme de quelque affection du cœur, des gros vaisseaux ou des poumons, qu'une maladie proprement dite.

diques, et l'on commencera par la saignée, la poudre
de digitale, les boissons émulsionnées et nitrées, si le
malade est pléthorique. On combattra les accès par les
pédiluves irritants, les sinapismes ou le galvanisme ; on
entretiendra la liberté du ventre par les laxatifs et le
petit-lait, l'eau de sedlitz ; on pratiquera une saignée de
temps en temps, on établira un cautère au bras, s'il y
a disposition à l'hypertrophie du cœur ; on nourrira le
malade d'aliments froids, si les digestions sont mauvaises ; on facilitera ces dernières par quelques cuillerées d'une eau distillée aromatique, ou quelques tablettes
alcalines de Darcet, après les repas.

V. MALADIES DE L'ABDOMEN.

MALADIES DU TUBE DIGESTIF.

43° *Stomatite.*

La Phlegmasie est-elle récente, intense ? quelques
sangsues sur le point correspondant de la mâchoire, ou
même sur les gencives enflammées ; des pédiluves chauds
et souvent répétés, des cataplasmes sur les joues, des
gargarismes émollients maintenus long-temps dans la
bouche, la précaution de tenir la tête chaudement,
amènent assez souvent la cessation de la maladie. Si cette
dernière dépend d'une dent cariée, il faut d'abord dissiper la fluxion, puis faire enlever la dent.

On emploiera les collutoires détersifs contre la *Sto-*
matite couenneuse; le nitrate d'argent, taillé en crayon,
sera appliqué sur les surfaces ulcérées, les gargarismes
acidulés contre la *Stomatite pultacée*, et on enlèvera la
matière caséiforme à l'aide de pinces ou de charpie, avec

la précaution de ne point endommager la membrane muqueuse. Dans la *Stomatite gangréneuse*, on lavera la bouche avec un soluté de chlorure de soude, plus ou moins étendu avec un décocté de quinquina ; on aura sur-tout cette précaution chaque fois que le malade voudra boire, afin d'empêcher la matière ichoreuse de pénétrer dans l'estomac ; on enlèvera les lambeaux gangréneux et on lavera les parties sous-jacentes avec le suc de citron, l'acide hydrochlorique pur ou étendu, ou mieux avec le nitrate acide de mercure, et on aura soin de laver ensuite la bouche à grande eau.

On combat l'inflammation de la membrane muqueuse buccale qui dépend de l'usage des mercuriaux et qui est accompagnée d'une abondante salivation, d'une fétidité extrême, par des applications de sangsues au dessous de l'angle de la mâchoire, par des gargarismes préparés avec des substances toniques, astringentes et sur-tout avec la noix de galle ; par des solutés de sulfate de zinc, d'acétate de plomb, de chlorure de soude, on agira aussi sur le tube digestif.

Dans la *Stomatite chronique* on cautérisera complétement les fongosités des gencives, sans quoi elles se renouvelleront sans cesse.

44° *Aphthes.*

Propreté, collutoires détersifs, solutés de chlorure de soude étendus et appliqués à l'aide d'un pinceau. Chez les enfants à la mamelle, on seconde l'action de ces moyens thérapeutiques en donnant une bonne nourrice au petit malade.

45° *Glossite.*

Si la phlegmasie est considérable, s'il y a de la fièvre,

saignée générale, suivie de sangsues autour de la mâchoire, et même sur les côtés de la langue , si cela se peut ; de plus , faire usage des vomitifs et des purgatifs violents , des pédiluves sinapisés. Si tous ces moyens échouent, si la déglutition devient de plus en plus difficile , on prescrira les bains , les lavements, et on touchera la langue avec du suc de citron ; enfin , la suffocation devenant imminente, on pratiquera de profondes scarifications sur l'organe malade , ou la trachéotomie.

La suppuration , la gangrène de la langue réclament les secours de la chirurgie.

46° *Angines tonsillaire et pharyngée* (1).

L'Angine légère cède aux gargarismes émollients , astringents ou acidulés ; aux lavements , aux pédiluves sinapisés, matin et soir, aux cataplasmes émollients et chauds sur le col, aux fumigations aqueuses vers le fond de la gorge.

Dans l'Angine plus aiguë, qui ne tient point à un état bilieux ou saburral (dans le cas contraire, on évacue les premières voies, avec l'ipécacuanha, l'émétique en lavage, ou tout autre médicament spécial du tube digestif), on débute par des sangsues autour du col. On fera précéder celles-ci d'une saignée générale, si les symptômes inflammatoires généraux sont très marqués , s'il y a des signes de pléthore, de congestion vers la tête ; les cataplasmes émollients autour du col, les révulsifs sur les membres inférieurs , des boissons laxatives et acidules , les lave-

---

(1) Déjà nous avons parlé du traitement de l'angine tonsillaire, page 256 ; c'est comme complément que nous y revenons ici. Nous en dirons autant des angines couenneuse, pultacée et gangréneuse.

ments purgatifs, seront mis en usage. On répétera la saignée si l'amendement n'est pas suffisamment marqué.

Quand l'Angine coïncide avec des symptômes inflammatoires et un embarras des premières voies, on dirige le traitement sur celui des deux états pathologiques qui prédomine. Les tonsilles sont-elles tombées en suppuration? donnez issue au pus; l'inflammation du palais et des amygdales est-elle passée à l'état chronique? aux moyens ci-dessus, adjoignez les exutoires à la nuque, et la résection de la luette ou des glandes indurées.

47° Angines couenneuse et pultacée.

Si les symptômes sont violents, on pourra espérer faire avorter la maladie et s'opposer à la formation des fausses membranes, en pratiquant une large saignée du bras, la renouvelant plusieurs fois, si cela est nécessaire, appliquant autour du col un très grand nombre de sangsues (30 à 50) si le sujet est jeune et fort; établissant des exutoires au col, à la nuque, ou sur le devant du thorax; plongeant les pieds dans un bain irritant, et stimulant le canal digestif par des révulsifs drastiques. Si on échoue, on cherchera à hâter l'expulsion des fausses membranes par les vomitifs, en touchant les pseudomembranes avec de l'acide hydrochlorique mêlé à du miel, ou bien en insufflant de l'alun en poudre, ou bien encore avec le nitrate d'argent fondu, comme l'a pratiqué M. Authenac. Si quelques phénomènes nerveux se déclarent, on administrera, en lavements, et par l'intermède du derme dénudé, les antispasmodiques, les calmants les plus énergiques, tels que l'acétate de morphine, les extraits de belladone, de jusquiame, l'acide hydrocyanique, etc.; du reste, des boissons délayantes et mucilagineuses.

Dans l'Angine pultacée, ordinairement moins grave que l'Angine membraneuse, on se contente de nettoyer la bouche avec des tampons de charpie, de recourir aux gargarismes acidulés (acide hydrochlorique pur ou mélangé à du miel), de placer des vésicatoires sur les membres inférieurs, et on ne fait usage de la saignée qu'autant que le sujet est fort, pléthorique, qu'il est menacé de congestion cérébrale, autrement on emploie les toniques, car la diathèse asthénique coïncide ordinairement avec l'Angine pultacée, sur-tout chez les enfants.

48° *Angine gangréneuse.*

Si la maladie est la suite d'une violente inflammation, on fait usage des antiphlogistiques, et on en est bientôt maître; mais s'il n'en est pas ainsi, si déjà il règne une épidémie gangréneuse, si le sujet est faible, épuisé par des maladies ou le séjour dans des lieux encombrés d'individus atteints d'Angine gangréneuse, si le mal de gorge coïncide avec des exanthèmes dont la couleur est livide, loin de recourir à la médication débilitante, on s'opposera à la gangrène, en faisant vomir le malade, en insufflant de l'alun, du calomel dans la gorge; en dirigeant sur les parties des vapeurs éthérées, ammoniacales, chlorurées; en prescrivant des gargarismes toniques, astringents, camphrés ou chlorurés; en appliquant des sinapismes sur les membres inférieurs, et non des vésicatoires qui pourraient se gangréner; en frictionnant tout le corps avec des teintures toniques, aromatiques ou l'eau-de-vie camphrée; en faisant prendre à l'intérieur quelques cuillerées de vin généreux, quelques tasses de limonade minérale, de décocté de quinquina, d'un soluté affaibli de chlorure de soude, etc.

La Gangrène une fois développée dans l'arrière-gorge, on touchera profondément les eschares avec le nitrate acide de mercure, l'acide hydrochlorique, ou tout autre caustique, en ayant soin après de faire laver la bouche du malade avec beaucoup d'eau, ou d'y pratiquer beaucoup d'injections. Enfin, on placera le malade dans des circonstances hygiéniques convenables; l'air de sa chambre sera sec, pur et souvent renouvelé; autour de son lit seront placés des vases contenant un soluté de chlorure de soude.

49° *Indigestion.*

L'Indigestion provient-elle d'une trop grande quantité d'aliments renfermés dans l'estomac? la marche, les boissons délayantes et un peu aromatiques (oranger, camomille, tilleul), un ou deux lavements suffisent ordinairement; dans les cas contraires on provoque le vomissement. . . . .

Si l'Indigestion provient des qualités vicieuses ou délétères des aliments, il faut se hâter de faire vomir, à l'aide de l'émétique, de l'ipécacuanha, ou de la titillation de la luette; ou bien vider l'estomac à l'aide de la sonde œsophagienne, et ensuite faire usage des contre-poisons. Mais l'affection tient-elle simplement à une cause morale? les anti-spasmodiques, les stimulants généraux, diffusibles ou non diffusibles, seront employés avec avantage; enfin si l'Indigestion est symptomatique, on s'occupera de la maladie coïncidente.

5o° *Gastrite.*

La Gastrite légère cède ordinairement à l'usage des boissons émollientes ou acidules, à la diète, en entretenant la liberté du ventre, en rétablissant les fonctions de la peau à l'aide de pédiluves ou de bains. La phlegmasie est-elle plus prononcée, accompagnée de fièvre, de chaleur à la peau, de rougeur, de sécheresse à la langue? outre les moyens ci-dessus, on fera une application de sangsues à l'épigastre, en nombre proportionné à l'intensité des symptômes, à l'âge, à la force, à la constitution, à l'idiosyncrasie du sujet; on reviendra aux sangsues si la maladie l'exige, et on appliquera ensuite des émollients, ou mieux des fomentations émollientes, comme moins pesantes; des compresses froides si la chaleur est brûlante, des boissons froides si la soif est vive, etc. Si la Gastrite est encore plus intense, la fièvre forte, le pouls plein, le sujet pléthorique, sujet aux phlegmasies, on fera précéder les applications de sangsues d'une saignée générale, et on joindra à ce traitement l'usage des bains tièdes. On agirait de même si la Gastrite dépendait d'une cause toxique fortement irritante.

Lorsque les vomissements dépendant essentiellement de la Gastrite ne céderont ni aux sangues, ni aux cataplasmes, ni aux réfrigérants appliqués à l'extérieur, on fera usage des bains; on fera sucer aux malades de la glace, des tranches de citron ou d'orange; on appliquera des vésicatoires sur les membres; on fera boire de l'eau de Seltz, de la limonade gazeuse; on donnera 15 à 30 gouttes de vin d'opium composé, dans un peu d'eau sucrée, etc.

La Gastrite débute-t-elle avec lipothymie, concentration du pouls, gastralgie considérable, refroidissement général? on vide l'estomac à l'aide d'un émétique, de la sonde œsophagienne, ou en titillant la luette; ensuite on agit sur les membres inférieurs avec les sinapismes, sur le ventre avec les cataplasmes, surtout le corps avec des frictions alcooliques et aromatiques. Si par suite de ce traitement, la réaction se rétablit, on a recours à la saignée générale, aux bains, etc.

Devenue chronique, la Gastrite se traite non plus par les antiphlogistiques, mais par les stimulants, les analeptiques et les toniques, et toujours on approprie les boissons et les aliments à l'état de l'estomac du malade ; on cherchera aussi par les frictions sèches ou huileuses sur tout le corps, par l'exercice, les voyages, un exutoire sur les membres, un moxa, etc., à déplacer l'irritation fixée sur l'estomac, et à rétablir la digestion ; on combattra la constipation par les lavements purgatifs ; enfin on a cité des cas désespérés où l'emploi des bains froids, un régime frais et même des affusions tempérées ont eu quelques succès.

51° *Gastralgie.*

La Gastralgie est-elle essentielle ? on parvient à s'en rendre maître à l'aide des opiacés, de l'acide hydrocyanique, des extraits de jusquiame, de laitue, de ciguë, etc., administrés à l'intérieur ou en lavement ; ou enfin par l'épiderme dénudé, selon que l'estomac peut ou non supporter ces agents thérapeutiques ; est-elle consécutive à des névralgies ? on a recours aux antispasmodiques ; est-elle accompagnée de douleurs très violentes ? quelques sangsues, quelques ventouses à l'épigastre, des cataplasmes très chauds, ou des sinapismes à la région dorsale, réussissent très souvent. On combattra la leucorrhée par les ferrugineux, les amers et les toniques ; la magnésie, les eaux gazeuses, les tablettes alcalines de Darcet, les sous-carbonates alcalins, les eaux de Vichy, de Spa, du Mont-d'or, la potion de Rivière, quelques cuillerées de potions éthérées, etc., etc.,

19.

conviennent dans les cas d'aigreurs d'estomac, de vomissements aqueux. Si les vomissements tiennent à une
affection organique, on se hâtera d'établir un exutoire
(cautères, moxa) à l'un des membres. On combattra
la constipation par les suppositoires, le beurre de cacao,
et des injections huileuses (2 à 3 cuillerées d'huile d'a-
mandes douces ou d'olive); on rétablira tous les flux
sanguins ou autres, les éruptions cutanées.

Le malade évitera tous les genres d'excès, se nourrira
de riz, salep, viandes blanches et rôties; de certains
poissons, tels que la sole, la truite, le merlan; de fruits
mûrs, cuits et sucrés; il s'abtiendra d'aliments flatulents; il fera usage de vin de Bordeaux, de Bourgogne,
coupés avec les eaux de Sédlitz, de Vichy, de Spa; il
pourra tenter les aliments frais, les boissons froides,
une glace après le repas; enfin les voyages, les distractions de la campagne, la chasse, l'équitation, etc., lui
seront conseillés.

52° *Squirre, Cancer à l'estomac.*

Les causes supprimées ou rétablies, si le Squirre ou
Cancer tient à la rétrocession d'un exanthème, d'une
hémorrhagie habituelle, on recommandera un régime
sévère, des aliments doux et légers, tels que le lait,
les fécules, les légumes, les viandes blanches; pour
boisson, les Eaux de Seltz, de Vichy, etc. Quelques
praticiens ont remplacé avec avantage l'alimentation
par l'estomac, par l'usage des décoctions blanches, des
bouillons concentrés, des solutés de gélatine, etc., donnés en lavement et en petite quantité. On établira un
cautère au bras ou à l'épigastre; on couvrira la peau de
flanelle, etc. On calmera les douleurs épigastriques par
quelques sangsues, l'insomnie par les opiacés, les vo-

missements et les rapports nidoreux ou fétides, par les toniques, les solutés chlorurés et très étendus, les potions camphrées, toniques, etc.

53° *Hématémèse.*

Saignée générale et locale si le sujet est jeune, vigoureux, pléthorique; si l'Hématémèse survient après la suppression des règles ou des hémorrhoïdes, glace pilée sur l'épigastre, boissons acidulées, ventouses sèches sur les cuisses; si l'hémorragie continue, frictions aromatiques et alcooliques sur toute la surface du corps, sinapismes aux pieds, aux genoux, aux cuisses, eau bouillante sur l'épigastre, lavements stimulants; à l'intérieur décocté de quinquina ou de ratanhia, en cas de lipothymie, de refroidissement général; boissons toniques, acidulées, astringentes, bains frais, frictions stimulantes, si les sujets sont faibles, scorbutiques; diète sévère, boissons adoucissantes pendant la convalescence d'une Hématémèse dépendante du cancer ulcéré de l'estomac; régime adoucissant, boissons acidulées et astringentes pendant quelque temps, pour éviter le retour de l'hémorrhagie.

L'Hématémèse qui dépend de la rupture de quelque tumeur sanguine, ou de quelque gros vaisseau, est au dessus des ressources de l'art.

54° *Gastro-Entérite.*

La Gastro-entérite est-elle récente, légère? une boisson gommeuse ou acidule, le repos et la diète; mais si la phlegmasie est plus violente, si la langue est rouge, sèche, si la soif est vive, la douleur du ventre plus forte, si l'abdomen est brûlant, on se hâtera d'appliquer des sangsues sur le point le plus sensible du ventre ou de l'épigastre suivies de cataplasmes, de lavements émollients; puis revenir à une nouvelle application de sangsues, à l'anus de préférence, si la fièvre et le dévoiement persistent; le sujet est-il jeune, fort, sanguin? la fièvre est-elle ardente, la peau chaude? on fera précéder les applications de sangsues par une saignée générale, plus ou moins abondante, et que l'on renouvellera selon l'intensité des symptômes et la force du malade, et on ordonnera des bains tièdes; on débutera au contraire par un bain tiède, par des affusions fraîches sur la tête, à moins que la poitrine ne soit en mauvais état, si la chaleur est brûlante, la peau aride, le pouls très fréquent, petit et concentré, la langue rouge, sèche; si cette dernière commence à se couvrir d'un enduit fuligineux et si la stupeur tend à se développer. Une fois la réaction établie, et si la maladie date de peu de jours, on pratiquera une saignée du bras, on appliquera des sangsues sur le ventre, on fera usage de cataplasmes émollients, de fomentations, de boissons mucilagineuses. Enfin, si la phlegmasie gastro-intestinale datait de 8 à 10 jours, si elle existait avec stupeur, prostration extrême, fuliginosités buccales, aridité de la peau, fréquence et petitesse excessive du pouls, ulcérations intestinales, etc., on recommandera un bain d'abord, puis des boissons, des potions, des juleps, dont on augmentera progressivement les propriétés toniques, stimulantes, astringentes, antiseptiques; on établira des vésicatoires aux cuisses; on pratiquera des frictions aromatiques et alcooliques sur toute la surface du corps; on fera sucer quelques tranches de citron ou d'orange; on donnera des lavements d'amidon s'il y a du dévoiement; on fera coucher le malade tantôt sur un côté, tantôt sur un autre, afin d'éviter les eschares au sacrum; on aura recours aux affusions fraîches sur la tête, aux sangsues derrière les oreilles, si on redoute quelque congestion cérébrale.

Quelques symptômes graves, tels que céphalalgie, hoquet, vomissements, douleurs de côté, etc., coïncident-ils avec la Gastro-Entérite? l'expérience, plus que le raisonnement, a appris que des vésicatoires volants, des ventouses sèches, un bain, le camphre, le musc, le quinquina, font souvent et facilement dissiper ces épiphénomènes. Le sulfate de quinine, les opiacés, les révulsifs ont également réussi quelquefois.

La Gastralgie reconnaît-elle pour causes des circonstances débilitantes, une alimentation malsaine? atteint elle des individus faibles, lymphatiques, peu irritables? existe-t-elle pendant des temps humides, avec des symptômes saburraux ou bilieux? aux antiphlogisiques il faudra préférer les évacuants des premières voies, et n'user de ceux-ci qu'avec modération, s'il y avait du dévoiement. Ce dernier sera combattu par les lavements d'amidon laudanisés, et par quelques sangsues s'il existait de la douleur. Le traitement sera plutôt légèrement tonique et stimulant que débilitant, si les sujets sont faibles et lymphatiques.

Pendant toute la période d'acuité, le malade atteint de Gastro-Entérite, sera mis à la diète, aux boissons délayantes et gommeuses; on rendra ces dernières de plus en plus nourrissantes; on permettra des crèmes de riz, de fécule, des fruits mûrs et cuits, si la maladie se prolonge et si les symptômes inflammatoires diminuent sensiblement; on évitera avec le plus grand soin les écarts de régime, causes fréquentes de rechutes et dont beaucoup de malades ont été victimes.

On traite la Gastrite chronique par un régime sévère, les bains ordinaires ou sulfureux de temps en

temps qui aident les fonctions de la peau, l'entretien
d'un vésicatoire à l'un des membres, des frictions sur
tout le corps, des boissons mucilagineuses, la décoction
blanche; et si le dévoiement n'est pas accompagné de
fièvre, des eaux de Vichy, de Spa, de Seltz, etc.

55° *Embarras gastrique.*

Favoriser la résolution de la bile par la diète, ou son
évacuation par les émétiques et les purgatifs; varier d'ailleurs le traitement d'après les causes, les symptômes,
les variétés, les accidents, les complications, etc.; ne
point employer les vomitifs dans les cas d'anévrysme,
de hernie étranglée, etc.; suspendre les vomissements
à l'aide des antispasmodiques; combattre les lipothy-
mies par des liqueurs spiritueuses; prévenir l'adynamie
par de légers toniques, etc.

Air pur, diète, sommeil un peu plus prolongé qu'à
l'ordinaire; exercice modéré, sur-tout avant le repas;
boissons acidules, légèrement amères, sur-tout chez
des sujets faibles; tartrate de potasse et d'antimoine,
donné ou non en lavage; sulfate de magnésie, de soude,
tartrate acide de potasse, etc., pour débarrasser les premières voies ou susciter des évacuations alvines. On débute ordinairement par ces derniers agents thérapeutiques, après avoir cependant pris en considération l'état
pléthorique du malade et fait une ou deux saignées selon
les cas. Enfin, aider la convalescence en réveillant ou
stimulant l'appétit par du vin généreux pris en petite
quantité, des infusés de chicorée, de gentiane, de petite centaurée, etc.; tenir le ventre libre par des lavements.

56° *Embarras intestinal.*

Purger avec huile de ricin, crême de tartre, sel d'Epsum, bouillon aux herbes, eau de veau, etc., précédés de débilitants si il y a irritation ou douleurs préexistantes; tenir compte des flux menstruel ou hémorrhoïdal, ou de toute autre hémorrhagie; modérer l'action des agents médicinaux par l'opium, les antispasmodiques; calmer les coliques par des lavements et des fomentations émollientes, etc.

Mêmes soins que ci-dessus pour la convalescence.

57° *Choléra-morbus.*

Calmer l'irritation par des boissons mucilagineuses, émollientes, acidules, gazeuses, des lavements sédatifs; employer ensuite les antispasmodiques, les opiacés dont on augmente et rapproche les doses selon les cas; la glace à l'intérieur et à l'extérieur, les astringents (ratanhia principalement; les lotions et compresses chlorurées dans la chambre et sous le lit du malade, un air frais et pur, des boissons gazeuses et ratanianhisées, après les antispasmodiques et les opiacés, m'ont réussi deux fois, dans les mois de juillet et août 1824.) Ne point administrer les opiacés au début, parce qu'ils s'opposent souvent à l'expulsion des matières morbifiques, à moins que la maladie ne reconnaisse pour cause un violent accès de colère, un abus de purgatifs drastiques ; avoir recours aux dérivatifs quand le Choléra succède à la suppression d'une phlegmasie cutanée ou articulaire; ne mettre en usage les purgatifs laxatifs et les vomitifs qu'autant que l'affection est suivie des symptômes d'un embarras gastrique, ou que des vomissements ou des déjections alvines nécessaires ne puissent avoir lieu; être avare des to-

niques, des stimulants et des diffusibles ; donner le
quinquina quand le Choléra dépend d'une fièvre pernicieuse ; enfin, saigner le malade si il y a pléthore, phlegmasie locale, diathèse inflammatoire, grandes douleurs,
suppression d'évacuations sanguines, etc., rétablir les
forces par des bouillons d'abord coupés, puis purs, par
des crêmes, des aliments légers, et assurer la guérison
par l'usage des toniques et des stimulants.

58° *Entérite*.

Entérite aiguë. Le traitement est à peu près le même
que celui de la Gastrite. Ainsi, dès le début, on fait observer au malade une diète non absolue comme le veulent les
médecins physiologistes, mais une diète en rapport avec
les habitudes, l'âge, le sexe des malades ; on pratique une
saignée générale, on applique des sangsues à l'anus, et
non sur l'abdomen, comme le recommandent quelques
praticiens. L'anatomie, la physiologie, et l'expérience
sur-tout, sont les bases sur lesquels le premier précepte
est fondé. On prescrit des boissons délayantes, des potions mucilagineuses, des fomentations, des bains, des
lavements émollients ; les opiacés sont employés en frictions pour calmer les douleurs ; si ces dernières résis-
tent, on a recours aux pédiluves, aux sinapismes, aux
vésicatoires appliqués sur les membres ; les laxatifs, les
huileux, les lavements, serviront à combattre la constipation. Un peu de rougeur à la langue, si d'ailleurs l'indication existe, ne peut empêcher le médecin d'agir
comme autrefois, et de faire précéder le vomitif des
délayants. Quant aux purgatifs, dont l'usage est tellement prisé par le peuple que presque tous les remèdes
secrets les ont pour base, on les mettra en usage toutes
les fois que les selles seront *fétides, jaunes* ou *vertes*. Sans

doute ou préférera les plus doux; cependant les plus
irritants ne sont pas très dangereux, car on sait avec
quel succès les Anglais emploient habituellement le
calomel, ou un mélange de celui-ci avec l'extrait de
coloquinte, la poudre de jalap ou de rhubarbe. Les vomissements se répètent-ils souvent? administrer des
boissons froides et peu à la fois; combattre le gonflement de l'abdomen par des demi-lavements.

La thérapeutique de l'Entérite chronique, beaucoup plus difficile à traiter, consiste dans l'emploi des
vésicatoires aux membres, des frictions avec la graisse
stibiée au-dessus de l'ombilic, des moxas sur le ventre,
des frictions sèches ou huileuses sur tout le corps, des
bains sulfureux; à faire succéder les boissons légèrement toniques, ferrugineuses, aux boissons mucilagineuses; on donnera au malade quelques cuillerées de
vin généreux, des aliments faciles à digérer; on recommandera l'exercice, le grand air, etc.

A l'Entérite des très jeunes enfants, on opposera le
traitement suivant : 1° bains, cataplasmes émollients,
sangsues sur le ventre; 2° pour alimentation, le sein
de la nourrice; 3° enfin, on a quelquefois eu le soin
de recourir aux sinapismes sur les membres, et aux
vésicatoires.

59° *Diarrhée.*

La Diarrhée est-elle critique? il faut la respecter;
est-elle causée par une indigestion? la diète, ensuite
une nourriture plus légère, moins abondante, sont
nécessaires; est-elle essentielle? les boissons émollientes,
l'eau de riz, de gruau, la décoction blanche de Sydenham,
les lavements d'amidon, suffisent ordinairement, réunis
à la diète, au repos, etc.; enfin est-elle chronique?

on a recours aux tisanes toniques et aux astringents
édulcorés avec les sirops acidules.

6o.° *Dysenterie aiguë.*

Propreté, bains, entretien de la transpiration, exercice modéré, point d'excès, régime sévère, calme d'esprit, air pur, fumigations chlorurées ou acides, mets et
médicaments fortifiants; tels sont les moyens à l'aide
desquels on peut prévénir la Dysenterie aigüe.

Première période. Vomitifs, boissons, potions émollientes, opium, fomentations, et lavements émollients.
M. Obierne, en Angleterre, a employé avec succès un
infusé de tabac (Eau 6 onces, Tabac 3 onces) en fomentation sur l'abdomen. M. Baker et plusieurs autres praticiens français et étrangers emploient les lavements
d'eau très froide, et les réitèrent toutes les demi-heures,
souvent pendant vingt-quatre heures, et même plus
long-temps, si le cas l'exige. Ce mode de traitement
soulage promptement le malade; le ténesme et la fièvre
cessent, et les évacuations deviennent régulières. Sydenham débutait par une saignée au bras, le petit lait
en boisson et en lavement; les médecins physiologistes par les sangsues à l'anus, les boissons émollientes,
la diète, etc. Mais il est évident que le traitement de
cette inflammation, comme celui de toutes les autres,
ne peut se trouver que dans l'application isolée ou com-
binée des deux méthodes, et non dans l'emploi exclusif
de l'une d'elles.

Deuxième période. Expulser les matières qui em-
barassent les intestins par des boissons délayantes, des
laxatifs acidules, des lavements laxatifs; soutenir le malade avec des bouillons de chair de jeunes animaux,
avec des aliments légers, des fruits cuits, des marme-

lades, des gelées, des farineux au gras, au maigre, au sucre, etc.

Troisième période. Boissons légèrement toniques, stimulantes, astringentes ou amères; laxatifs acidules, bouillon aux herbes quand les selles fluides continuent; recourir aux sédatifs, aux opiacés, sur-tout pour calmer les insomnies, les douleurs, les tranchées insupportables; combattre les symptômes gastriques par les émétiques, les laxatifs, les boissons émollientes et acidulées tout à la fois; les symptômes inflammatoires par les saignées, les sangsues à l'anus, les boissons émollientes et acidulées, quelques minoratifs; s'abstenir des purgatifs dans les complications ataxiques et adynamiques; préférer les émétiques si le malade peut les supporter; ordonner ensuite les bains chauds, d'un quart d'heure au plus; le quinquina, le camphre, le vin et tous les toniques et stimulants capables de prévenir la gangrène des intestins; donner des anthelmintiques si l'on soupçonne la présence des vers dans le tube digestif.

61° *Dysenterie chronique.*

Air pur, exercice modéré, bains tièdes et souvent répétés, vêtements de laine pour entretenir la transpiration, usage du lait et des farineux; eau d'orge, de riz ou de gruau, soluté de gomme, émulsion, etc.; quelques laxatifs de temps en temps; quelques astringents et toniques, le quinquina associé aux narcotiques, à la magnésie; une tisane de quassia ou de simarouba; un vin généreux, quelques lavements acidulés et astringents. On traitera cette phlegmasie, chez les enfants, par quelques sangsues sur le ventre, les fomentations, les cataplasmes, les lavements émollients, les bains, etc.; la fièvre est-elle nulle ou légère? sinapismes, vésicatoires sur l'un des membres; lait de la nourrice pour nourriture, boissons gommeuses, potions calmantes, etc. Enfin si le dévoiement accompagne la dentition, et s'il est léger, sans signes d'irritation, le régime seul suffit.

62° Squirres, Cancer des Intestins.

Avec la plupart des moyens de traitement que nous avons indiqués pour le Squirre de l'estomac et l'entérite chronique, il faut employer les boissons laxatives et les lavements huileux, afin de s'opposer à la stase des matières fécales; on calmera les douleurs par les narcotiques, tels que l'opium, l'acétate de morphine, l'extrait de laitue, etc. administrés par l'estomac ou en lavement; on dissipera la phlogose commençante par quelques sangsues sur le ventre ou à l'anus, et par des bains entiers ou de siége; enfin, il sera bon d'établir un exutoire à l'un des membres, ou mieux sur le ventre, au point qui correspond à l'altération organique. Le malade sera nourri avec des aliments doux, non flatulents et pris en petite quantité.

63° Coliques nerveuses (Entéralgies).

Bains, lavements huileux, fomentations émollientes, cataplasmes sur le ventre; potions calmantes, antispasmodiques; infusé de tilleul, de feuilles d'oranger pour boisson; saignée si le sujet est pléthorique, sangsues si le ventre est douloureux, etc.

64° Colique saturnine des Peintres.

Premier jour.

Lavement purgatif des peintres, préparé avec	Séné mondé.	℥β, 1/2 once.
	Eau.	℔j, 1 livre.
	Sulfate de Magnésie.	℥β, 1/2 once.
	Vin émétique.	℥iv, 4 onces.

Dans la journée.

Eau de Casse avec les grains, préparée avec	Pulpe de Casse.	ʒj, 1 once.
	Eau.	℔ij, 2 livres.
	Emétique.	gr. iij.
	Sulfate de Magnésie.	ʒj, 1 once.

Le soir.

Lavement anodin des peintres, préparé avec	Huile de Noix.	ʒiv, 4 onces.
	Vin rouge.	ʒxij, 12 onces.

Après le lavement anodin.

Bol calmant, préparé avec	Thériaque.	ʒj, 1 gros.
	Opium.	gr. j.

Deuxième jour, le matin.

Eau bénite, ou Vomitif préparé avec	Emétique.	gr. vj.
	Eau.	ʒ viij, 8 onces.

A prendre en deux fois, à une heure d'intervalle ; faciliter le vomissement en donnant beaucoup d'eau tiède, ou d'infusé de camomille.

Dans la journée.

Tisane sudorifique, préparée avec	Gayac.	
	Squine.	
	Salsepareille.	añā ʒj, 1 gros.
	Eau.	℔ij, 2 livres.
	Sassafras.	ʒj, 1 once.
	Réglisse.	ʒſs, 1/2 once.

M. le professeur Chomel remplace cette tisane par de l'eau d'orge miellée. Le soir on donne le *bol calmant.*

Troisième jour.

Tisane sudorifique laxative, préparée avec	Tisane sudorifique ci-dessus.	
	Séné.	ʒiv à ʒvj, 4 à 6 gros.

A prendre en quatre doses dans la matinée ; et le reste de la journée on donne la *tisane sudorifique simple* ; le soir, à quatre heures, le *lavement purgatif* ; à six, le *lavement anodin*, et à huit, le *bol calmant.*

Dans la journée, le matin.

Potion purgative des peintres, préparée avec	Séné.	℥ß, 1/2 once.
	Sulfate de Soude.	id.
	Poudre de Jalap.	ʒj, 1 gros.
	Sirop de Nerprun	℥j, 1 once.
	Eau.	℥vj, 6 onces.

On favorise l'action de ce purgatif par du bouillon aux herbes; dans la journée on fait prendre la *tisane sudorifique simple*, le soir le *lavement anodin*, et plus tard le *bol calmant*.

Cinquième jour.

Dans la journée *tisane sudorifique simple*; le soir à quatre heures, le *lavement purgatif*; à six heures, le *lavement anodin*, et à huit, le *bol calmant*.

Quelques praticiens s'attachant davantage à entretenir le cours des évacuations alvines qu'à calmer les douleurs, suppriment le lavement anodin et le bol calmant, et insistent sur le vomitif et le lavement purgatif.

On continue les purgatifs jusqu'au huitième, dixième ou douzième jour, ou jusqu'à ce que le malade, n'ayant pris pendant cinq à six jours que la tisane sudorifique, ne ressente plus de douleur abdominale et aille parfaitement à la selle. Dans les cas où on n'obtiendrait aucune évacuation alvine, et que les purgatifs seraient nuisibles, M. Andrieux propose d'agir sur le canal digestif à l'aide d'un courant galvanique établi d'une extrémité à l'autre de cet organe.

Lorsque des symptômes inflammatoires accompagnent la colique de plomb, on doit recourir de suite à la saignée du bras, aux sangsues (50 à 60) sur le ventre, aux cataplasmes émollients, aux bains prolongés, aux boissons délayantes.

La méthode de traitement de M. le Dr Kapeler, médecin en chef de l'hôpital Saint-Antoine, méthode qui compte également un très grand nombre de succès, est la suivante : *le premier jour* on fait prendre, soir et matin, ʒj (1 gros) d'alun dans un julep gommeux, et pour boisson une tisane de chiendent, d'orge, de guimauve, etc.; *le second jour* la même prescription avec ʒj d'alun de plus par julep; *le troisième jour*, même tisane et même julep dont on augmente encore de ʒj la dose d'alun. M. le docteur Kapeler a fait prendre jusqu'à 8 gros de ce sel dans la journée. Cet habile praticien a supprimé les lavements émollients ou huileux qu'il donnait il y a quelques années, et ses succès ne sont pas moins nombreux.

Enfin, voici la méthode de M. Ranque, médecin de l'Hôtel-Dieu d'Orléans.

Premier jour. Un bain, afin de préparer les fonctions absorbantes de la peau; après le bain, on couvre la totalité du ventre du malade avec l'épithème suivant :

Diachylum.	℥ijß, 2 onces et 1/2.
Onguent solide de ciguë.	℥j , 1 once.
Thériaque.	℥ß , 1/2 once.
Camphre.	ʒj, 1 gros.
Fleurs de Soufre.	ʒß, 1/2 gros.

Faites liquéfier le diachylum et l'onguent, incorporez-y les trois autres substances, étendez le tout sur une toile, et saupoudrez avec

Camphre.	ʒj , 1 gros.
Emétique.	id.
Fleurs de soufre.	ʒß, 1/2 gros.

Ensuite couvrez les lombes à partir de l'avant-dernière vertèbre dorsale jusqu'au sacrum, avec le même épithème saupoudré seulement de ʒij (2 gros) de camphre; frictionnez les cuisses, les membres douloureux, le front et la nuque, avec la moitié, pendant les vingt-quatre heures, du liniment ainsi préparé :

Eau distillée de Laurier-cérise.	℥ij, 2 onces.
Ether sulfurique.	℥j , 1 once.
Extrait de Belladone.	Əij , 2 scrupules.

Combattez la constipation avec un lavement composé avec décocté de graine de lin ou huile d'olive ℥iv (4 onces), teinture éthérée de poudre de feuilles de bella-done xxx gtes , et donné à froid. Enfin, faites observer la diète, et donnez pour boisson le petit-lait, ou un autre liquide adoucissant. On donne encore, dans les crises de douleurs, par cuillerées à bouche, la potion sui-vante :

Pr. Eau de Tilleul.	℥ij 2 onces.
Teinture éthérée de Belladone.	gtes xx.
Sirop d'Orgeat.	℥j , 1 once.

On remplace quelquefois cette potion, que l'on sup-prime de suite si elle ne soulage pas, par un simple mé-lange de vj.gouttes de teinture éthérée de belladone , et d'une cuillerée à bouche de sirop d'orgeat.

M. Ranque a guéri, par les mêmes moyens , les co-liques nerveuses extrêmement intenses , mais apyré-tiques ; le choléra-morbus non inflammatoire , les vo-missements chroniques sans altération d'organes et sans fièvre , le tétanos non traumatique, et l'aliénation men-tale des femmes nouvellement accouchées. Le même pra-ticien regarde sa méthode , qu'il préfère à celle de la Charité, et qui réussit dans l'espace de deux à vingt-cinq jours (l'autre en sept ou huit) , comme *éminemment sédative , bien certainement antinévropathique* et *nulle-ment antiphlogistique.* Ne pourrait-on pas considérer les traitements de la colique saturnine , comme ayant beaucoup d'analogie dans leur mode d'action , avec les contro-stimulants ?

Deuxième jour. Continuer les frictions et les lavements; suivre le même régime, si la constipation persiste.

Troisième jour. La surface du ventre étant couverte
de petits boutons, on enlève l'épithème, et on continue
encore le même régime si le ventre n'est pas libre; dans
le cas où les selles seraient un peu rétablies, on permettra quelques cuillerées de crême de riz. Si la colique
n'a pas diminué, si la peau n'est le siége d'aucune douleur, on applique le même jour un nouvel épithème,
ou on couvre le ventre d'un cataplasme chaud, saupoudré du même mélange employé sur l'épithème.

Quatrième jour. A cette époque, les douleurs ont
ordinairement cessé. On laisse encore cependant séjourner le topique jusqu'à ce que la peau en ressente l'influence; on permet un peu de nourriture, et on s'oppose aux progrès de l'éruption pustuleuse par des lotions froides avec un décocté de feuilles de laurier cerise.
Si les mains et les poignets sont paralysés, on les fric-
tionne avec le liniment ci-dessus; s'il se déclare une
amaurose, si la colique est remplacée par de la céphalalgie,
on frotte les tempes, le front et la nuque avec le même
topique; et on fait usage d'un purgatif laxatif, si après
le sixième jour l'appétit n'est pas revenu.

On combat avantageusement les paralysies consécutives
aux émanations saturnines, par les vésicatoires sur le
trajet des nerfs, par les liniments stimulants, les bains
de vapeurs, l'huile essentielle de térébenthine, lorsqu'il
existe une douleur sciatique et crurale, etc. (Martinet),
le galvanisme (Andrieux), les purgatifs, x à xv gouttes
de teinture de noix vomique (Serres), dans une potion
ou en lavement, etc.

Les ouvriers se préserveront de la colique de plomb
en changeant souvent de linge; en se lavant fréquem-

20.

ment le corps et toujours les mains avant de manger, en plaçant leurs habits hors des ateliers et non exposés à la poussière de ces derniers, comme ils en ont la mauvaise habitude ; en établissant des courants d'air , des fourneaux d'appel dans les lieux où ils travaillent.

Au traitement de la Charité , si simple, si facile, si heureux dans ses résultats, on a proposé, comme plus en rapport avec les idées physiologiques , le traitement antiphlogistique. Il paraît certain qu'on en a obtenu des succès ; mais il faut dire que toutes les fois que la colique est modérée , les malades en sont délivrés en très peu de temps, pourvu qu'ils cessent de manier le plomb. J'ajouterai, avec M. le professeur Andral, que les antiphlogistiques ne font que prolonger une maladie qui cède promptement aux vomitifs, aux purgatifs, aux sudorifiques et aux opiacés.

Non seulement le traitement de la Charité guérit les symptômes de la colique de plomb , mais encore les accidents nerveux qui en sont la suite. Il faut excepter la paralysie confirmée contre laquelle on doit opposer des médicaments capables d'exciter la contractilité musculaire.

M. le professeur Andral a encore observé que le traitement de la colique de plomb réussissait également contre la colique de cuivre, maladie qui diffère de la première par le dévoiement qui l'accompagne et par la grande fréquence de la fièvre.

MM. Chévallier, Rayer et Darcet, ont eu occasion de constater les bons effets de l'eau hydrosulfurée chez les ouvriers qui fabriquent ou emploient la céruse. MM. Bailly , Cayol et plusieurs autres praticiens ont guéri la colique des peintres par le moyen de l'huile de croton tiglium et l'opium.

66° *Iléus.*

S'opposer au vomissement en provoquant des évacuations alvines par le moyen de laxatifs donnés en
potion, en pilules, en lavements, ou sous forme de suppositoires, de vapeurs stimulantes dans le rectum; j'ai
vu faire avaler quatre onces de mercure, et guérir le
malade. On a encore recours aux antispasmodiques, aux
narcotiques associés ou non aux purgatifs; enfin, les
boissons à la glace, les lavements froids, les fomentations froides sur l'abdomen, les vésicatoires sur l'épigastre, ont quelquefois réussi.

67° *Colique végétale, de Poitou.*

Purgatifs quand la constipation prédomine; narcotiques si la douleur est très vive; bains, lavements
émollients, fomentations, etc.

On peut prévenir cette maladie, en s'abstenant de vins
acerbes, de cidres nouveaux, de boissons et d'aliments
qui renfermeront du plomb; en évitant l'air froid et
humide, en portant des vêtements chauds.

68° *Squirrhe et Cancer du rectum.*

Lorsqu'une vive inflammation du rectum doit faire
craindre une prompte dégénérescence de cet organe, il
faut se hâter de recourir aux antiphlogistiques, aux
sangsues à l'anus, aux lavements mucilagineux et narcotiques, aux demi-bains; puis on établit, non loin du
siége du mal, un cautère ou un séton. Si le Squirrhe
est récent, s'il reconnaît pour cause la syphilis ou toute
autre affection, on soumet le malade à un traitement
anti-vénérien, et on introduit des mèches enduites de
graisse mercurielle double dans l'intérieur de l'intestin.

Si la maladie est déclarée, on comprime légèrement
l'organe, comme l'a conseillé et pratiqué M. Récamier,
en introduisant successivement dans le rectum quelques
tampons de charpie enduits ou supportant ou non divers
corps médicamenteux, ou bien des mèches d'éponge cirées
et enduites d'hydriodate de potasse, dont on augmente
graduellement le volume ; on cautérise à l'aide du spéculum et avec le nitrate acide de mercure les ulcérations
qui peuvent exister ; on calme les douleurs au moyen
de cataplasmes émollients et narcotiques que l'on garde
le plus possible ; on n'applique quelques sangsues qu'autant que le sujet est vigoureux et les douleurs très vives.
Ces dernières sont souvent diminuées en faisant usage
de bains de siége, de douches ascendantes, de lavements
narcotiques, de potions ou pilules dans lesquelles on
fait entrer de l'acétate de morphine, de la tridace, le
laudanum, etc. ; en faisant autour de l'anus des frictions
narcotiques, et en appliquant des suppositoires laxatifs
dont on augmentera de plus en plus le volume.

Le régime diététique consistera dans des aliments très
nutritifs, donnés en petite quantité, et dans des boissons
laxatives, afin de s'opposer à la constipation.

69° *Hémorrhoïdes.*

On respectera les Hémorrhoïdes qui ne troublent pas
la santé, qui ne sont que légèrement incommodes, récentes ; on se comportera de même avec celles dites
constitutionnelles ; seulement on les modérera, on les
maintiendra dans de justes bornes. Ainsi, pendant la
durée des Hémorrhoïdes, on soumettra le malade à un
régime doux, composé de végétaux, de viandes blanches,
de fruits acidules, de boissons tempérantes ; on ne permettra que peu de vin, encore sera-t-il coupé avec de

l'eau, ou bien on le remplacera par la bière ; le malade se couchera sur un sommier de crin, s'asseoira sur des siéges de crin, de cuir, de son ou de paille, se donnera de l'exercice. Les bains, les cataplasmes, les lavements mucilagineux, les topiques gras souvent renouvelés, la propreté seront mis en usage, si les Hémorrhoïdes sont accompagnées de chaleur, de douleurs vives ; enfin, on entretiendra la liberté du ventre par des boissons délayantes et les laxatifs. La pommade suivante a été employée avec succès par M. Laborderie :

Cérat simple.	ʒj, 1 once.
Extrait de Belladone.	ʒij, 2 gros.
Acétate de Plomb liquide.	ʒj, 1 gros.

Q. s. pour une mèche de charpie que l'on introduit dans l'anus.

On combattra les Hémorrhoïdes volumineuses, on dégorgera les parties à l'aide d'une application de sangsues précédée d'un bain tiède ; on aura recours ensuite aux lavements froids, aux douches ascendantes, aux topiques frais et à une saignée générale, si le sujet est pléthorique et si l'on a à craindre une congestion vers quelque autre organe.

L'anus est-il rétréci, obstrué par les matières fécales ? on le dilate peu à peu par l'introduction d'une sonde de gomme élastique, de mèches ou d'éponges préparées, de plus en plus volumineuses. Les Hémorrhoïdes font-elles saillie au dehors ? on les fait rentrer avec le doigt enduit d'un corps gras, puis on place au devant de l'anus un tampon de charpie maintenu avec le bandage en T. On se comporte de même pour celles qui sont étranglées au dehors, après avoir préalablement facilité leur réduction au moyen d'un bain tiède ; enfin, si la fluxion hémorrhoïdale est entretenue par la présence des ascarides vermiculaires, on détruira ceux-ci par quelques lavements simples, puis mucilagineux. Mais si les Hémorrhoïdes donnent lieu à de fréquentes pertes de sang, si elles affaiblissent le malade, on en fera l'excision.

Si le flux hémorrhoïdal est passif, si le sujet est faible, cachectique, scorbutique, hydropique, on aura recours aux toniques, aux topiques froids, aux ferrugineux, aux lavements astringents. Les Hémorrhoïdes constituent-elles une véritable hémorrhagie? avec les moyens précédents on emploie le tamponnement.

___

70° *Vers intestinaux, Entozoaires.*

L'existence des vers intestinaux, l'état normal du Jabe digestif étant constatés, on administrera, contre les *ascarides lombricoïdes*, d'abord les anthelmintiques les plus usités, tels que semen-contra, mousse de Corse, fougère, tanaisie, associés aux purgatifs laxatifs; on emploiera encore dans le même cas, l'absinthe, la petite centaurée, la camomille, l'huile animale de Dippel, la valériane, l'assa fœtida, le camphre, etc.; contre les *Ascarides vermiculaires:* 1° lavement d'eau simple pour vider le rectum; 2° un autre, froid, composé d'eau ℥xij (12 onces), sel marin, chlorure de soude affaibli, de chaque ℥ß (1/2 once) et qui devra être gardé le plus long-temps possible; 3° une injection de ℥ij à ℥iij (2 à 3 onces) d'huile ou de mucilage épais de graine de lin, de racine de guimauve. Le second lavement doit faire mourir et expulser les vers qui peuvent encore exister sur les parois du rectum; quant à l'injection huileuse ou mucilagineuse, elle calme la douleur occasionée par les ascarides, et prévient celle qui pourrait être déterminée par ceux qui descendraient de nouveau sur la muqueuse du rectum.

De tous les agents pharmaceutiques vantés pour détruire, expulser le *tænia*, c'est l'écorce de racine de gre-

nadier qui compte le plus de succès; viennent ensuite la
fougere mâle, le croton tiglium, le copahu, la limaille
d'étain bien pur, préconisée par Alston et Bloch, l'éther
sulfurique, les gommes fétides, cinq onces d'huile de
noix mélangée avec douze onces de vin (remède de la
Chapelle), l'huile de térébenthine, etc. En Allemagne
on recommande, comme très efficace, la composition
suivante :

Pr. Térébenthine de Venise.	℥j, 1 once.
Savon de Jalap.	℥ß, 1/2 once.
Extrait de Jusquiame.	gr. iv.
Calomel.	gr. viij.

Mêlez et faites des pilules de ij gr., à prendre quatre
de trois en trois heures. Si le ver n'est pas expulsé, on
continue les pilules pendant deux ou trois jours. Pour
boisson, bouillon coupé, café, thé ou tisane simple.

Comme moyen préservatif du développement des vers
dans les intestins, on conseille une nourriture saine,
l'exercice, l'usage des toniques, des eaux ferrugineuses,
etc., etc.

Nota. Les poisons n'étant pas toujours appliqués directement sur la
membrane muqueuse intestinale, nous traiterons plus tard des empoisonnements qui, en général, peuvent être étudiés avec les maladies
du tube digestif.

VI. MALADIES DU FOIE.

71° *Ictère, Jaunisse.*

La diète, les boissons délayantes et acidules, suffisent quand l'Ictère est récent, et non accompagné de
douleurs, de signes d'irritation. Y a-t-il de la constipation? on a recours aux laxatifs, aux limonades purgatives, au sulfate de magnésie en lavage; enfin s'il
existe de la fièvre, si par la pression, quelques dou-

leurs se font sentir dans la région du foie ou du duo-
dénum, on appliquera quelques sangsues sur les parties
douloureuses ou à l'anus, on prescrira des bains tièdes,
un large cataplasme sur l'hypochondre, etc.

Dans l'Ictère ancien, dépendant d'une dégénérescence
du foie, d'une hépatite chronique, ou d'une oblitéra-
tion du canal cholédoque par un calcul biliaire, on
dirigera d'abord le traitement contre ces dernières maladies.

On traite l'Ictère des nouveau-nés par les bains, des
frictions sur le ventre, des cataplasmes sur l'hypochondre droit, le sirop de rhubarbe composé, mélangé
avec un peu d'huile d'amandes douces, le lait d'une
femme nouvellement accouchée, et la précaution de ne
pas comprimer le foie.

72° *Hépatite.*

Dès le début, saignée générale, plusieurs fois ré-
pétée, mais toujours subordonnée à l'intensité de la
phlegmasie, à la force, à l'âge du sujet; on calme la
douleur locale par une application de sangsues, de ventouses, vers le bord des fausses côtes droites, si c'est
la surface convexe du foie qui est affectée; à l'anus (les
sangsues), si c'est la surface concave, ou si l'Hépatite
est consécutive à une suppression de menstrues ou d'hémorrhoïdes.

On favorise la résolution de l'inflammation par des
bains tièdes prolongés, par des cataplasmes ou fomentations sur l'hypochondre, par des demi ou des quarts de
lavements mucilagineux, par des boissons abondantes,
gommeuses, acidulés, diurétiques; et sur la fin de l'Hépatite, on fait usage des laxatifs, sur-tout s'il y a constipation. La diète sera observée tant qu'il y aura de la

fièvre ; les émulsions camphrées conviendront quand il y aura prostration, stupeur, mollesse du pouls. Enfin, un abcès du foie étant formé, on donnera issue au pus ; ou bien, s'il existe plusieurs foyers purulents, on cherchera à en obtenir la résorption à l'aide de frictions mercurielles sur l'hypochondre ou aux aines ; on va même quelquefois jusqu'à provoquer la salivation. On emploie encore, avec avantage dans ce cas, des pilules préparées avec le calomel, le jalap et le camphre, à moins qu'il n'existe une phlegmasie du canal digestif.

Si le foie est induré, s'il est frappé de phlegmasie chronique, s'il est douloureux au toucher, etc., on fera de temps en temps des saignées locales et générales, on appliquera un large vésicatoire ou plusieurs moxas (selon la méthode de M. Larrey) sur la région du foie ; on donnera des boissons légèrement amères, les eaux de Spa, de Vichy ; on conseillera les pédiluves avec l'acide hydrochlorique, les bains de vapeurs, les fumigations aux extrémités inférieures, les laxatifs, les diurétiques ; on rétablira les exanthèmes, les flux sanguins supprimés, ou on y suppléera par des moyens convenables ; on recommandera l'exercice modéré du cheval, un régime doux et sévère ; enfin, si la membrane muqueuse gastro-intestinale est saine, on administrera les drastiques, qui, dans quelques circonstances, ont été extrêmement utiles.

73° *Squirrhe, Cancer, Tubercules du foie.*

Les accidents sont-ils légers ? on se contentera de boissons mucilagineuses, de bains ; dans le cas contraire, on appliquera, avec beaucoup de modération, quelques sangsues sur l'hypochondre ou vers l'épigastre ; on calmera les douleurs par des bains, des cataplasmes, des narcotiques à l'intérieur ou en lavement si l'estomac ne peut les supporter, un cautère sur l'hypochondre droit, des pédiluves avec l'acide hydrochlorique, un régime convenable et sévère, et toutes les conditions hygiéniques nécessaires en pareil cas.

74° Hydropisies enkystées, Hydatides du foie.

Le diagnostic de ces affections étant bien établi, la présence d'un liquide étant constatée par une ponction explorative, on pratiquera l'ouverture de la tumeur par un petit morceau de potasse caustique appliqué sur le point le plus saillant de cette dernière, et les téguments étant convertis en eschares, on les incisera et on placera dans le fond de la plaie un second morceau de potasse. Le kyste une fois vidé, on injectera dans son intérieur un liquide adoucissant d'abord, puis un soluté de chlorure de soude coupé par la moitié avec un décocté de quinquina, afin de s'opposer à la prompte décomposition du pus et à l'introduction de l'air dans sa cavité.

VII. MALADIES DE LA RATE.

75° Splénite.

Saignée, sangsues sur le point douloureux, bains, boissons mucilagineuses, diète, tant que la maladie est légère. Mais existe-t-il de la fièvre, un engorgement du foie? on continuera les antiphlogistiques, on administrera les fébrifuges, et on se comportera du reste comme nous venons de l'indiquer pour les diverses maladies du foie.

VIII. MALADIES DES VOIES URINAIRES.

76° *Néphrite.*

De même que dans toutes les phlegmasies, le traitement antiphlogistique doit être mis en usage dans la
Néphrite, sur-tout si le sujet est vigoureux, jeune et
pléthorique; et le traitement sera d'autant plus éner-
gique que le malade sera plus fort, et les symptômes inflammatoires plus intenses; ainsi, les sangsues, les ventouses sur les points douloureux; on aura recours ensuite aux bains, aux demi-bains de deux ou trois heures,
aux cataplasmes émollients et laudanisés, aux boissons
mucilagineuses et tempérantes, telles que les émulsions
simples, les macérés de guimauve, de graine de lin, etc.,
donnés en petite quantité; aux fomentations camphrées
sur les lombes, aux liniments narcotiques, aux demi-
lavements laudanisés et camphrés, aux potions sédatives, etc., etc. Bien entendu que dans ce cas, comme
dans tous les autres, on s'assurera si un exanthème, un
écoulement muqueux, sanguin ou autre, n'ont pas été
répercutés, supprimés, et on y suppléera par un exutoire
sur l'un des membres, ou par des saignées locales ou
générales.

A la Néphrite chronique, on opposera le traitement
suivant : sangsues sur la région du rein affecté, bains,
boissons délayantes, cautère ou séton à la région lombaire.

Il est quelques douleurs néphritiques qui cèdent assez
promptement aux antispasmodiques, et à l'usage des
bains. Celles qui résultent de la présence de graviers
ou calculs réclament un léger exercice, les bains,
les limonades hydrochlorique ou nitrique, les eaux
de Vichy, de Seltz, de Contrexeville, de Luxeuil, etc.,

prises sur les lieux; les tisanes dites apéritives et diurétiques, le petit-lait, les émulsions nitrées, et principalement les boissons alcalines qui, avec les précédentes,
non-seulement favorisent la sortie des concrétions, mais
encore préviennent quelquefois leur formation.

Les graveleux doivent, en général, s'abstenir d'aliments azotés, éviter l'humidité, se couvrir de flanelle,
habiter dans des lieux tempérés et dans des appartements
bien aérés.

77° *Diabétes.*

Boissons toniques et sur-tout astringentes; aliments
fortement azotés, proposés par MM. Dupuytren et Thé-
nard; opium à haute dose; 1 gr. jusqu'à 12 progressivement; exercice, frictions sèches ou huileuses, bains
simples ou de vapeur, pour favoriser les fonctions cutanées, etc.; le phosphate de soude, la magnésie calcinée,
ont eu aussi quelques effets avantageux. M. Bally a, je
crois, retiré quelques avantages de l'emploi de la gomme
kino et de l'émétique; ces deux substances agissent en
favorisant l'assimilation et l'absorption. On pratiquera
une saignée si le sujet est pléthorique, ou s'il existe
quelques douleurs dans la région lombaire.

Nota. Le traitement du diabéte sucré par le régime azoté, est fondé
sur quelque chose d'assez plausible : la matière saccharine, qui se trouve
en si grande proportion dans les urines, ne contenant pas d'azote, on
a lieu d'espérer qu'en présentant à l'organe qui la forme des matériaux
chargés de ce principe, on le forcera, pour ainsi dire, à le faire entrer
comme aliment dans le produit de la sécrétion; ou enrayera l'activité
désordonnée avec laquelle il formait un produit insolite, une matière
non azotée.

78° *Cystite, Catarrhe aigu de la vessie.*

Dès le début, saignée, application de sangsues sur

l'hypogastre, au périnée ou à l'anus, suivies de cataplasmes émollients, de demi-lavements, de la diète, de
boissons délayantes, légèrement mucilagineuses et diaphorétiques; recourir au cathétérisme s'il y a rétention
d'urine.

La Cystite dépend-elle de l'administration des cantharides, de la suppression de quelque flux sanguin,
de quelque éruption cutanée ancienne, d'un ulcère,
d'une dartre, de quelque sueur locale habituelle, d'une
diminution de la transpiration? on aura recours, dans
le premier cas, aux moyens ci-dessus indiqués auxquels
on associera le camphre; pour les autres, on rétablira
les affections anciennes, ou on y suppléera par des saignées, un exutoire, des cataplasmes, des bains, des
frictions sèches ou huileuses, des laxatifs, etc.

Contre le Catarrhe chronique de la vessie ou *Cystir-
rhée*, on oppose les pilules balsamiques et térébinthacées, les boissons diurétiques, les eaux minérales alcalines ou sulfureuses, telles que celles de Vichy, de
Plombières, de Contrexeville, de Barèges, de Balaruc,
etc., et les révulsifs à l'hypogastre ou à la partie interne
des cuisses, avec la pommade d'Autenrieth. S'il existe
une vive irritation de la vessie, de la douleur, de la dy-
spepsie, etc., on insistera sur les antiphlogistiques et on
tentera les injections à double courant, recommandées
par M. Jules Cloquet; les injections simples d'eau de
goudron ont également réussi. Enfin, c'est à la chirurgie
que le malade affecté de catarrhe urétral dépendant d'un
rétrécissement de l'urètre ou de la présence d'un calcul
dans la vessie, devra réclamer des soins.

On secondera le traitement de la Cystite par une
nourriture douce, une continence absolue, la flanelle
sur tout le corps, les frictions, les bains, l'habitation
dans des lieux chauds et secs; on évitera le froid aux

pieds, les exercices violents, les voitures mal suspendues, etc.

79° *Hématurie.*

Bains, boissons délayantes et diurétiques ; rechercher ensuite les causes et les supprimer ou les combattre ; calmer la douleur locale par une application de sangsues aux lombes ou à l'hypogastre ; recourir aux astringents, aux réfrigérants sur le ventre, les cuisses, le périnée, aux lavements à la glace, etc., si l'écoulement sanguin est abondant, et si les forces du sujet s'épuisent ; on placera une sonde à demeure si l'Hématurie est la suite de la rupture d'une veine variqueuse ; enfin, on recommandera la continence, un régime doux et sévère, et on fera usage des toniques, des ferrugineux, des amers, si le malade est cacochyme ou scorbutique.

IX. MALADIES DES ORGANES DE LA GÉNÉRATION.

80° *Aménorrhée.*

Si l'Aménorrhée est subite, provoquée par un refroidissement, une impression morale ou toute autre cause analogue, on cherchera à rétablir le flux menstruel par des frictions sèches sur les cuisses, des fomentations chaudes sur l'hypogastre, par des pédiluves irritants, des fumigations avec l'assa fœtida, le cerfeuil et l'armoise, l'aloès, dirigées vers l'utérus, à l'aide d'un entonnoir renversé ; un bain tiède, une boisson aromatique et chaude, etc. Si le sujet est pléthorique, on débutera par une saignée générale, les boissons délayantes, les bains ; on diminuera les aliments, on défendra le vin et les stimulants ; on se comportera d'une manière tout-à-fait opposée chez les personnes lymphatiques, débilitées, habitant des lieux bas et humides. Ainsi on ordonnera des aliments nourrissants, le vin en petite quantité, la flanelle sur tout le corps, l'exercice, les promenades, la danse, les ferrugineux, les fumigations vers l'utérus, les amers, les stimulants. La malade est-elle très irritable, nerveuse, peu abondamment réglée? on emploiera les bains froids, les affusions froides, les boissons antispasmodiques et principalement l'infusé de *nepeta citriodora*; on recommandera l'exercice, les promenades à la campagne, les fumigations vers l'utérus; enfin, le mariage est quelquefois nécessaire, sur-tout quand le rôle que joue l'utérus dans l'économie est presque nul, relativement à l'âge du malade.

L'Aménorrhée consécutive à la gestation doit être respectée; mais il n'est pas toujours facile, sur-tout dans les premiers mois de la grossesse, de s'assurer de la vérité. Le médecin le plus clairvoyant ne peut pas toujours éviter les piéges que lui tendent trop souvent l'intérêt, l'amour-propre, la coquetterie, et plus fréquemment encore une affreuse dépravation morale.

81° *Chlorose.*

Combattre la faiblesse, phénomène caractéristique de la Chlorose, diminuer l'excitation nerveuse, susciter ou faire reparaître les règles, telles sont les indications à remplir. On remplira la première par des moyens hygiéniques et par des moyens pharmaceutiques. A la tête des premiers, se trouvent l'air pur, chaud et sec, une habitation saine et agréable, des vêtements chauds et légers, la flanelle sur la peau, les frictions avec des brosses très douces ou avec des morceaux de flanelle imbibés ou non de vapeurs de teintures aromatiques,

les aliments analeptiques, les viandes rôties, les végétaux frais et aromatiques, le vin généreux, l'exercice
modéré, actif ou passif, les voyages, les distractions
agréables, la promenade, etc. Les agents pharmaceutiques seront pris parmi les toniques, les amers, les
ferrugineux et quelques stimulants. La Chlorose dépend-elle de l'aménorrhée? on mettra en usage les
moyens employés contre cette maladie; reconnaît-
elle pour cause une excitation très marquée du système nerveux? on prescrira les antispasmodiques;
les fonctions sensoriales ou intellectuelles sont-elles peu
développées? avec les moyens ci-dessus on combinera
la fréquentation du monde, des spectacles, des bals;
enfin on conseillera le mariage, si l'âge et la force du
sujet le permettent.

82° *Métrite.*

La femme est-elle jeune, à l'époque de la menstruation? on favorisera cette dernière par des fumigations
vers l'utérus, des bains de siége, des pédiluves sinapisés, quelques ventouses vers l'hypogastre; les lombes
ou la partie interne des cuisses, des sangsues à cette
dernière région ou aux aines. Est-elle adulte, pléthorique? on pratiquera une saignée du bras, suivie de
sangsues à l'hypogastre, au périnée, ou même au col de
l'utérus; on prescrira des bains très prolongés, des cataplasmes émollients, des lavements et des injections
tièdes et mucilagineux, du petit-lait, de la limonade,
l'hydromel, l'émulsion, etc.

La Métrite consécutive à l'accouchement se traitera
d'abord par la saignée que l'on répétera autant de fois
qu'elle sera nécessaire et non nuisible; les douleurs seront poursuivies par de nombreuses applications de

sangsues, par des vésicatoires à la partie interne des cuisses, les bains ou demi-bains long-temps prolongés, les cataplasmes, les fomentations, les lavements, les injections, etc.; si la peau est sèche ou peu humide, on facilitera ses fonctions par des fumigations aromatiques dirigées dans le lit de la malade à l'aide d'un tuyau de fer-blanc.

Si la Métrite est grave, le canal digestif sain, on continuera le traitement antiphlogistique avec l'usage du tartre stibié à haute dose; si elle existe chez une femme qui ne doit pas nourrir, ou qui a fait une fausse couche, si elle est compliquée d'embarras gastrique, on débarrassera les premières voies avec un purgatif, et un éméto-cathartique; enfin, on fera observer une diète absolue, on fera garder le silence, on évitera toute émotion morale. Les frictions mercurielles ont encore été employées avec avantage dans la Métrite puerpérale.

Si la phlegmasie dépend de la présence d'une portion de placenta dans l'utérus, ou si du pus s'écoule de la vulve, si enfin la gangrène est manifeste, on favorise le détachement des débris placentaires, l'écoulement du pus, par des fumigations et des injections émollientes; on détruit la mauvaise odeur par un soluté de chlorure de soude, et on soutient la malade par des toniques.

On combat la Métrite chronique en appliquant un cautère sur les lombes, en pratiquant une saignée générale, en donnant des douches ascendantes, pourvu qu'elles ne provoquent pas de douleurs; en faisant usage d'injections très mucilagineuses et narcotiques, de bains de siége long-temps et fréquemment employés, de cataplasmes émollients laissés pendant quelque temps dans le fond du vagin, et d'un régime doux. Ce traitement devra être secondé par la privation complète du coït.

21.

83ᵉ *Squirrhe, Cancer de l'utérus.*

Au traitement de la métrite chronique, nous ajouterons, pour prévenir et combattre le Squirrhe de l'utérus, qu'il faut établir un large cautère au bras ou à la
partie interne des cuisses pour remplacer l'écoulement
des menstrues qui a cessé ou qui va cesser, et qui le plus
ordinairement est la cause de la maladie; on préviendra
les congestions anormales de l'utérus par des sangsues à
l'anus, ou une saignée du bras si le sujet est pléthorique; on prendra en considération l'état antérieur, la
santé habituelle de la malade, et on la placera dans les
conditions hygiéniques les plus convenables.

Le traitement spécial du Squirrhe confirmé consiste
dans l'emploi des frictions iodées ou iodurées sur la
partie interne des cuisses, ℈ß à ℥j (1/2 gros à un gros,
par jour), ainsi que dans l'application du même médicament sur le col de l'utérus; on donnera, dans les
vingt-quatre heures, ij à iv gtes de teinture d'iode à
l'intérieur, ou deux pilules d'extrait de ciguë de ij gr.; on
augmentera les doses de ces préparations peu à peu; on
prescrira une tisane de squine ou de salsepareille, un
régime alimentaire de deux onces de pain et deux onces
de viande rôtie, deux fois par jour; on veillera les effets
de ce traitement; on le suspendra s'il donne lieu à des
accidents; on le proscrira si le tube digestif est dans un
état anormal, ou plutôt on aura recours à la méthode
endermique, aux topiques dans le vagin, etc. On administrera les mercuriaux si on a lieu de soupçonner une
affection syphilitique, les narcotiques si la malade
ressent de violentes douleurs; les agents thérapeutiques
seront administrés en lavements, en potions, en pommades sur les vésicatoires, selon la disposition particulière du sujet, la nature de l'affection, etc. On calmera

encore les douleurs à l'aide de cataplasmes, de fomentations tièdes sur le ventre et les cuisses, par des embrocations huileuses sur le ventre et les cuisses, par des ventouses sèches aux aines, par une fumigation générale faite dans le lit de la malade à l'aide d'un tuyau de fer-blanc. MM. Récamier et Martinet assurent avoir retiré de très heureux effets de l'application permanente, dans le vagin, de tampons de charpie imbibés de substances narcotiques et fixés à l'aide d'un fil, pour pouvoir les retirer facilement.

Les mêmes moyens seront mis en usage quand le Squirrhe, le Cancer de l'utérus auront nécessité des opérations chirurgicales, telles que la cautérisation du col de l'utérus, l'excision d'une partie de cet organe ; on fera des applications de nitrate acide de mercure quand la malade ne voudra pas être opérée et que les parties seront tombées ou détruites ; enfin, on corrigera, on détruira l'odeur infecte du cancer ulcéré et du ramollissement du col, par des injections de chlorure de soude. On soutiendra les forces avec des aliments doux, légers, pris en petite quantité et choisis par la malade.

82°. *Ménorrhagie.*

La Ménorrhagie est-elle idiopathique, récente, développée chez un sujet pléthorique? saignée, boissons acidules, légèrement astringentes et froides ; saignée nouvelle, ventouses sur le thorax, compresses froides sur l'hypogastre, potion gommeuse avec demi-once à une once de nitrate de potasse, si les symptômes ne s'amendent pas, et pourvu que le canal digestif ne soit pas enflammé ; enfin, injections froides dans le vagin, tamponnement à l'aide du spéculum, si l'hémorrhagie ne cède pas. On calmera la douleur utérine au moyen des cataplasmes narcotiques.

On combattra la Ménorrhagie chronique par l'usage des ferrugineux, des toniques, des astringents, des limonades minérales et sur-tout un bon régime. M. le Dr Schneider loue beaucoup la préparation suivante :

Éther acétique.	ʒjß, 1 gros et 1/2.
Teinture de Cannelle.	℥jß, 1 once et 1/2.
Eau de Cannelle.	℥viij, 8 onces.
Sirop d'Orange.	℥j, 1 once.

A prendre par cuillerée à bouche, de demi-heure en demi-heure.

Les pilules suivantes ont également été employées avec succès en Allemagne par le Dr Feist.

Poudre de feuilles de Sabine.	ʒiij, 3 gros.
Extrait de Sabine.	ʒij, 2 gros.
Huile essentielle de Sabine.	℈j, 1 scrupule.

Faites des pilules de trois grains, dont on prendra 3, 4, puis 5 et jusqu'à 10 par jour.

83° *Leucorrhée.*

Dès le début, combattre les phénomènes d'irritation par les bains généraux, les bains de siége, les injections émollientes, les douches, les boissons délayantes, quelques sangsues à la vulve ou sur la muqueuse vaginale, à l'aide d'un spéculum disposé exprès, c'est-à-dire perforé d'un certain nombre d'ouvertures ; le copahu, dans beaucoup de circonstances, a souvent réussi, même pendant la période d'inflammation. Sur le déclin, le tube digestif étant sain, faire usage des ferrugineux, des térébinthacées, des balsamiques, de l'extrait de ratanhia en pilules, des fumigations avec le succin, des injections astringentes laudanisées, de l'iode ou de ses préparations à l'intérieur et à l'extérieur.

On combattra la Leucorrhée ancienne, constitutionnelle, par les moyens hygiéniques, la nourriture, les
vêtements, l'habitation, le pays, la gymnastique propres aux sujets lymphatiques : ainsi on recommandera
les viandes de boucherie rôties, les végétaux amers et
aromatiques, le vin, la laine sur tout le corps, un appartement vaste, aéré et exposé à l'est ou au midi, un
climat sec et tempéré, la propreté du corps, les frictions
sèches, la promenade, l'entretien d'un vésicatoire ou d'un
cautère; on proscrira l'usage des chaufferettes. Le mariage a souvent fait disparaître les fleurs blanches.

Les fleurs blanches dépendent-elles d'un état pléthorique? les saignées, les délayants, les mucilagineux
suffisent assez ordinairement pour les arrêter; recon-
naissent-elles pour cause la suppression de quelque flux
sanguin, de quelque exanthème, de quelque ulcère,
d'une saignée habituelle, d'une gastro-entérite, de l'im-
perforation du col utérin? on parera à ces diverses indications, avant de s'occuper du traitement de la Leucorrhée.

On calmera les douleurs de l'estomac, on détruira la
teinte jaune pâle, on modérera les courbatures, par les
ferrugineux, les toniques, les amers, les aliments analeptiques.

84° *Blennorrhagie (uréthrite.)*

La Blennorrhagie est-elle aiguë, intense; existe-t-elle
sur un sujet pléthorique disposé aux phlegmasies; est-
elle accompagnée d'une forte fièvre; les organes voisins
prennent-ils part à l'inflammation? on pratiquera une
saignée générale; est-elle moins violente? on se bornera aux applications de sangsues au périnée et le long
du canal, aux bains locaux, de siége ou généraux,

prolongés et souvent répétés, aux cataplasmes émollients, aux boissons abondantes et mucilagineuses,
d'émulsion simple ou nitrée, au petit-lait; on recommandera le repos, on diminuera la fréquence des érec-
tions, des pollutions nocturnes, qui ont lieu très souvent, par des tisanes délayantes, calmantes, émulsionnées et camphrées; par des potions antispasmodiques
et sédatives, par des lavements laudanisés, en laissant
la verge séjourner pendant la nuit, dans une vessie
pleine d'un liquide mucilagineux, ou comme le conseille M. le docteur Haynes, des injections préparées
avec acide prussique de Scheele, un drachme, eau, deux
onces; de petites doses de sulfate de magnésie, dans
le courant de la journée, et quelques jours après, de la
résine de copahu.

Dans l'inflammation légère de la membrane muqueuse
de l'urètre, on se contente de simples boissons diurétiques, de bains; on s'abstient de café, de vin pur, de
liqueurs, d'aliments épicés. La potion, ou plutôt l'é-
mulsion suivante a été employée avec beaucoup de
succès par le docteur Édouard Groefe.

Chlorure de Chaux.	℥j, 1 gros.
Emulsion simple.	℥vij, 7 onces.
Sirop d'Orgeat.	℥j, 1 onc.

A prendre une cuillerée à bouche de trois heures en
trois heures.

Les symptômes inflammatoires ayant cessé, on administre les térébinthacées, les balsamiques, le copahu, le
poivre cubèbe à l'intérieur, sous forme de pilules, ou en
lavements, les tisanes de ratanhia, de colombo, etc.

On fait souvent avorter l'uréthrite, en prescrivant, dès
le début de l'inflammation, le copahu, depuis deux
gros jusqu'à une once en bols, ou pilules ou en lavements; mais on en cessera l'usage s'il donne lieu à des

nausées, à des vomissements, à des coliques, à un dévoiement considérable, au lieu d'agir comme révulsif et de déterminer quelques garde-robes. On le remplacera par la térébenthine molle de Venise, le poivre cubèbe en poudre, l'extrait de ratanhia, l'huile de croton tiglium (M. Tavernier), etc., dont on surveillera également les effets, et on les continuera, de même que le copahu, jusqu'à ce que la guérison soit parfaitement consolidée. Les injections astringentes, proposées dans le même cas, sont presque généralement abandonnées et remplacées par des sinapismes ou des vésicatoires volants aux cuisses.

Quant aux antisyphilitiques, quand doit-on les associer aux agents thérapeutiques dont nous venons de parler? lorsqu'il existe des symptômes vénériens bien évidents. Cependant quelques praticiens terminent toujours par précaution, disent-ils, le traitement de la Blennorrhagie par l'usage de quelques mercuriaux.

Lorsqu'une Blennorrhagie dépend d'une affection dartreuse, de l'usage de la bierre récente, d'un calcul dans la vessie, de l'onanisme, qu'elle alterne, ou est consécutive à un rhumatisme, elle cesse avec la cause qui l'a provoquée.

On fera cesser l'ophthalmie, l'inflammation des testicules, ou tout autre maladie consécutive à la suppression subite de la Blennorrhagie, en rappelant l'écoulement à son siége primitif, par le moyen d'une injection irritante ou d'une bougie placée dans le canal de l'urèthre. On prévient assez souvent ces métastases, en engageant le maladé à porter un suspensoir, précaution qui doit être prise dès le début, et continuée jusqu'à la fin de la Blennorrhagie.

85° *Inflammation du Testicule.*

Dès le début, et quand la phlegmasie est encore légère, bains prolongés, cataplasmes émollients et narcotiques, repos au lit; la douleur est-elle vive, le gonflement prononcé? applications nombreuses et réitérées de sangsues, suivies quelquefois d'une saignée, sur-tout si le sujet est pléthorique; bains locaux, de siége et généraux, afin d'éviter les pollutions nocturnes, complication toujours nuisible; soutenir constamment les testicules à l'aide de suspensoir; remplacer les bains par des cataplasmes, des fomentations, des sangsues, des boissons délayantes, si le bain est douloureux, soit à cause des mouvements que l'on est obligé d'imprimer au malade, soit à cause du poids du liquide.

On prévient la constipation en tenant le ventre libre par l'usage des boissons délayantes et laxatives; on place un oreiller très doux entre les cuisses du malade, afin de préserver les testicules qui pourraient être comprimés dans les mouvements que le malade exécute la nuit ou le jour.

Quand l'engorgement de l'épididyme, qui a lieu souvent avec une rapidité extraordinaire et qui se dissipe de même quelquefois, persiste malgré les cataplasmes, les bains, la résine de copahu, le cubèbe, les frictions, les topiques, iodés ou iodurés, mercuriels, etc., on l'abandonne aux efforts de la nature; mais s'il fait craindre quelques dangers, si le sujet est sous l'influence d'une diathèse cancéreuse, il est prudent alors d'établir un exutoire (cautère ou séton) dans le voisinage de l'organe malade. Enfin on conseillera l'usage habituel du suspensoir, à cause de la disposition dans laquelle se trouvent les testicules à s'enflammer par la moindre cause.

X. MALADIES DU PÉRITOINE.

86° *Péritonite.*

Dès le début, deux ou trois larges saignées, sur-tout si le sujet est jeune, vigoureux, pléthorique, la douleur vive, le sang riche, couenneux; sangsues nombreuses, et plusieurs fois répétées sur les régions douloureuses; fomentations, cataplasmes sur l'abdomen, à moins qu'ils ne puissent être supportés; bains long-temps prolongés (2 à 8 heures).

Si, malgré toute l'énergie, la promptitude avec laquelle on a mis en usage les moyens ci-dessus, le traitement antiphlogistique échoue ou ne peut suffire ; si le sujet est faible et qu'il ne puisse supporter les émissions sanguines, on mettra en usage la méthode contro-stimulante; on donnera l'émétique à la dose de 8 à 12 grains, dans cinq onces de potion. L'émétique ne sera pas contr'indiqué, lors même que des vomissements sympthatiques accompagneraient l'inflammation du péritoine; seulement, pour qu'il ne soit pas administré en pure perte, on l'associera à l'opium. On emploiera au contraire les laxatifs, s'il y a un état saburral des premières voies, et, à l'exemple de Doulcet, ancien médecin de l'Hôtel-Dieu de Paris, on retirera de très bons effets dans certaines circonstances (fièvre puerpérale principalement), de l'ipécacuanha, donné à dose vomitive.

On seconde les méthodes ci-dessus par les boissons délayantes, tempérantes, gommeuses et légèrement laxatives; on ne fera usage des lavements que vers le déclin de la Péritonite, et quand il y a de la constipation. Le calomel à l'intérieur, seul ou uni à l'opium ou à l'extrait de jusquiame, donné à la dose de xij

à xv gr. , en trois ou quatre prises dans la journée;
les frictions faites sur l'abdomen et les cuisses , avec la
graisse mercurielle double , de manière à déterminer
la salivation , ont eu quelques succès , conjointement
avec la saignée et les sangsues.

On préviendra la Péritonite puerpérale en évitant tout
refroidissement , toute suppression des lochies , toute
commotion morale , en favorisant l'allaitement et en dé-
fendant tous les stimulants ; une fois développée on la
combattra, celle qui est sporadique, par des antiphlogistiques locaux et généraux , mais plutôt par la saignée à
cause de l'obligation où l'on est, pour appliquer les
sangsues, de découvrir les malades; on peut faire la
même objection aux cataplasmes et aux fomentations.
Dans la Péritonite épidémique , les émissions sanguines
seront faites avec les plus grands ménagements , les vomitifs seront utiles , les drastiques jamais , les mercuriaux très souvent, ainsi que les opiacés à l'intérieur,
les réfrigérants à l'extérieur , etc. En Allemagne , on
met en usage les saignées , les compresses très froides ,
la glace même sur l'abdomen, les boissons froides ; en
Italie, la scamonée, et les sangsues en grand nombre.

On se bornera au repos absolu dans la Péritonite qui
sera la suite d'une perforation spontanée de l'intestin ;
des tranches de citron pour étancher la soif , des frictions mercurielles sur les aines, dans le creux de l'ais-
selle ; et se confier dans les efforts de la nature , si une
entérite en était la cause; les diurétiques , les laxatifs ,
s'il y a épanchement et point de phlegmasie du tube digestif; les bains de vapeurs , les frictions sèches , l'usage
de la flanelle pour activer les fonctions de la peau ; enfin
M. Martinet assure que l'usage habituel de la compression du ventre à l'aide d'un bandage de corps lacé, que

l'on augmente graduellement, a guéri des péritonites anciennes.

87° *Ascite.*

S'assurer de l'état des organes abdominaux, des causes de l'Ascite, afin d'appliquer le traitement convenable. L'Ascite est-elle symptomatique, reconnaît-elle pour cause une maladie du cœur, du foie, une Péritonite chronique, une fièvre intermittente ancienne, une altération de l'estomac, des reins, de l'utérus, de la rate? on se bornera à un traitement palliatif; est-elle idiopathique, s'observe-t-elle chez un sujet pléthorique, pas trop affaibli par des saignées ou une maladie ultérieure, le malade accuse-t-il une douleur locale? on pratiquera une petite saignée, que l'on renouvellera si elle est suivie d'effets avantageux; on agira de même si la leucophlegmatie succède à l'Ascite, et si toutes deux sont aiguës et développées sur des sujets naguères bien portants. On rétablira les fonctions de la peau, car on a vu des ascites guérir par des sueurs abondantes, et on activera l'absorption à l'aide d'un émétique (ipécacuanha) donné tous les deux ou trois jours; on n'administrera les purgatifs, assez efficaces ordinairement, qu'avec beaucoup de prudence et qu'autant qu'ils produiront quelque soulagement.

On combat l'Ascite simple, existant sans fièvre, par le moyen des moxas sur le ventre; des frictions avec la teinture de digitale, de scille, sur l'abdomen; des vésicatoires entre les cuisses; des boissons, des potions, des juleps diurétiques et diaphorétiques; par les ferrugineux et le quinquina, si la maladie s'est développée à la suite d'une fièvre intermittente, par le rétablissement d'une affection cutanée, rhumatismale ou goutteuse, d'un écoulement sanguin ou purulent; enfin par l'usage habituel d'une ceinture lacée que l'on serrera de plus en plus et que l'on portera quelque temps encore après la guérison. M. le Dʳ Gassand a administré avec succès les bains de vapeurs sulfureuses dans quatre cas d'Ascite consécutive, la première à une fièvre tierce, la seconde à une hépatite ; la troisième à une affection de poitrine, et la quatrième était compliquée d'œdème des membres.

De tous les traitemens employés dans les hydropisies, la méthode iatraleptique est la plus avantageuse ; les médicaments ainsi administrés agissent par une plus grande surface et ne fatiguent pas l'estomac. Cependant il est toujours utile d'y associer les médicaments internes. M. le Dʳ Guibert, emploie depuis long-temps le liniment et les pilules suivantes :

Teinture de Scille.
— de Digitale.
— de Semences de Colchique. (1) } ana ʒ ß, 1/2 once.
Huile camphrée et ammoniacée.　　　ʒjß, 1 once et 1/2.

On fait deux ou trois frictions par jour sur le bas-ventre ou les cuisses et les jambes ; chaque friction doit durer de cinq à vingt minutes.

Tridace.　　　　　　　　　　　　　ʒj, 1 gros.
Poudre de Scille.
— de Digitale.　} ana Əij , 2 scrupules.
Nitrate de Potasse.

Faites 72 pilules dont le malade prend 2, 4, 6, 8, 10 et 12 par jour, graduellement.

Si les différents moyens de traitement que nous ve-

---

(1) Je lis dans la Lancette française 1831, que dans une des dernières séances de la société médicale de Westminster, les docteurs Granville et Thomson firent part à l'assemblée de quelques accidents graves, de la mort même, causés par l'emploi du colchique. Cette communication doit engager tous les praticiens à être très prudents dans l'administration de ce médicament.

nons de rapporter échouent, si la dyspnée est considérable, on pratiquera la ponction et on emploiera encore la ceinture compressive. Enfin, si le malade est sous l'influence d'une fièvre consomptive, on se bornera aux boissons douces et nutritives (lait, décoction blanche, eau d'orge, de gruau, etc.), et on calmera les douleurs à l'aide des narcotiques.

M. le Dr Lhomme, médecin à Château-Thierry, a proposé et employé avec succès, contre l'Ascite chronique, la vapeur du vin introduite dans l'abdomen.

Les hydropisies enkystées se traitent par les moyens généraux dont nous venons de parler et par des opérations spéciales qui sont tout-à-fait du ressort de la Chirurgie.

XI. MALADIES DES TISSUS.

MALADIES DE LA PEAU ET DES TISSUS CELLULAIRE ET MUQUEUX.

88° *Anasarque. Leucophlegmasie.*

Dans l'Anasarque simple, celle dans laquelle il n'y a ni excès, ni diminution des forces, on se contente de provoquer des évacuations, afin de diminuer la sécrétion de sérosité qui se fait dans le tissu cellulaire sous-cutané, et d'obtenir la résorption de celle qui est déjà accumulée, et pour cela on prescrit les diurétiques, les laxatifs et les diaphorétiques : on a encore favorisé l'obtention du même résultat par des frictions faites tour à tour sur l'épigastre et aux membres inférieurs avec un soluté d'émétique.

On combat l'Anasarque active par les antiphlogistiques, les émissions sanguines locales et générales, puis les laxatifs, les fumigations aqueuses. Quant à

l'Anasarque passive, on lui oppose les boissons diaphorétiques et légèrement aromatiques, les purgatifs drastiques, les fumigations balsamiques, les frictions alcooliques avec les teintures de scille, de digitale, les vésicants et les scarifications ; enfin on étudie les causes
qui peuvent entretenir la maladie, et on se conduit en
conséquence.

89° *Furoncle. Anthrax.*

Dès le début, l'inflammation, la douleur étant légères,
on se hâtera de faire avorter le furoncle, en le cautérisant à son sommet avec le nitrate d'argent fondu; dans
le cas contraire, on appliquera un grand nombre de
sangsues sur la tumeur, ou on l'incisera profondément
et crucialement. Si le malade ne veut pas se soumettre à
cette opération, on couvrira les parties de cataplasmes
maturatifs, de pulpes d'oignon, etc., afin d'activer la
suppuration et déterminer la sortie du bourbillon, matière blanche, filamenteuse, tenace et gangrénée. On
entretiendra la suppuration avec les onguents digestif ou
styrax, et on lavera la plaie avec un soluté de chlorure
de chaux.

Le Furoncle et l'Anthrax sont-ils peu volumineux,
dépendent-ils d'un embarras gastrique? on administrera
un éméto-cathartique.

Nota. M. le docteur Ferramosca remplace la cautérisation par des
frictions faites avec la graisse mercurielle double, et regarde ce mode
de traitement comme héroïque.

90° *Pustule maligne. Charbon.*

Dès le début, avant que la peau ne soit frappée de
gangrène, cautériser avec le nitrate acide de mercure,
le deuto-chlorure d'antimoine ou le fer rouge, etc.; de

cette manière on concentre le principe toxique et on garantit les parties voisines. La gangrène est-elle développée? on scarifiera profondément la tumeur, avec la précaution cependant de ne point intéresser quelque vaisseau; on enlèvera les parties gangrénées, puis on promènera le même caustique dans le fond de la plaie. Après la cautérisation, qui ne fit disparaître aucun symptôme, M. le Dr Godard cite un cas où la compression continuée pendant quelque temps dissipa la tuméfaction et guérit complétement. On fera le pansement avec de la charpie et des compresses trempées dans un décocté de quinquina, dans un soluté de chlorure de chaux, et on placera sur l'eschare un cataplasme antiseptique préparé avec la poudre d'écorce de chêne, de quinquina, de camphre, etc. A ce traitement externe local, on associera les toniques, les stimulants, les antiseptiques, les diffusibles à l'intérieur; on fera boire des limonades minérales, des solutés très étendus de chlorure de chaux, des infusés diaphorétiques avec l'acétate d'ammoniaque, la serpentaire de Virginie, etc.

Comme traitement préservatif, les personnes exposées par état à cette terrible maladie (les bouchers, les bergers, les cardeurs de matelas, les mégissiers, les tanneurs, etc.), doivent être esclaves des soins de propreté; ils ne toucheront jamais à des débris d'animaux sans se laver aussitôt après dans de l'eau de lessive ou dans un soluté de chlorure de chaux.

91° *Érysipèle.*

Érysipèle simple. Régime doux et sévère, boissons acidulées ou délayantes, telles que les limonades, l'oxicrat, le décocté d'orge miellé, etc.; ne jamais employer de topiques humides, gras et répercussifs; cependant M. Meigs loue beaucoup les frictions faites plusieurs

fois dans la journée avec le liniment de Kentish, mélange d'onguent basilic et d'huile de térébenthine; permettre quelquefois des lotions avec l'infusé de sureau,
et saupoudrer la partie de farine d'avoine ou de froment; rétablir l'évacuation sanguine, l'exanthème qui
sont supprimés et qui peuvent être la cause de l'affection;
recourir à la saignée, aux dérivatifs, en cas de pléthore,
de jaunisse, d'érysipèle à la tête; traiter les embarras
gastriques par les vomitifs ordinaires, les sels neutres.
Si l'érysipèle est phlegmoneux, employer les cataplasmes
émollients, se hâter d'ouvrir les dépôts afin d'éviter les
clapiers et la résorption du pus; ouvrir également les
vessies de l'érysipèle phlycténoïde, sans enlever l'épiderme; opposer à la gangrène les toniques à l'intérieur,
la poudre et le décocté de quinquina rouge, l'onguent
de styrax à l'extérieur; enfin, combattre par des lotions,
des douches et des bains sulfureux l'engorgement con-
sécutif de la peau et du tissu cellulaire.

Dans l'Érysipèle ambulant, on prévient l'inflammation des différents viscères et particulièrement des membranes séreuses par la saignée, les laxatifs, les vésicatoires aux membres ou même au centre de l'Érysipèle.
M. Larrey loue beaucoup l'usage du cautère actuel,
contre l'Érysipèle traumatique.

Indépendamment des antiphlogistiques, divers moyens
ont été imaginés pour enrayer la marche de l'Érysipèle
phlegmoneux. Le Dr Lorentz préconise les incisions;
mais comment oser mutiler un membre pour une affection qui peut être légère? Dans ces derniers temps, on
a encore beaucoup vanté la compression méthodique.

92° *Zona* ou *Zoster*.

Se comporter à peu près comme dans l'érysipèle, et
modifier le traitement selon les circonstances, les com-

plications gastrique, adynamique, ataxique ou autres;
proscrire les toniques; empêcher les vêtements de frotter
sur les parties enflammées; toucher ces dernières avec
un soluté de nitrate d'argent; ne permettre qu'une nourriture légère. On parvient quelquefois à faire avorter
le Zona en ouvrant les vésicules à mesure qu'elles se forment, et touchant légèrement le fond de chacune d'elles
avec un morceau de pierre infernale taillé en crayon (méthode ectrotique.)

93° Urticaire.

La maladie dépend-elle de l'ingestion de moules, de
homards, d'huîtres, de crabes, d'écrevisses, de fraises, etc.?
on fait vomir le malade, et on donne ensuite quelques
tasses de boissons délayantes et acidulées : dans le cas
contraire, on modère la chaleur, les démangeaisons qui
accompagnent cette affection, par les antiphlogistiques,
les lotions froides alcoolisées ou aqueuses. S'il y a de la
fièvre, la diète, le repos au lit, les délayants suffisent
ordinairement; si la disparition subite de l'éruption est
suivie de quelque accident grave, on la rétablira à l'aide
de l'urtication. Enfin, on combat l'Urticaire chronique,
qui est souvent très rebelle, par les bains simples, sulfureux et de vapeurs, les diaphorétiques et les purgatifs.

94° Pemphigus.

Prescrire les délayants, les rafraîchissants, la propreté; veiller à ce qu'aucun corps étranger n'irrite la
plaie; ouvrir les vésicules sans détacher l'épiderme, les
panser avec soin avec du linge enduit de cérat, etc.
M. Velpeau cautérise le fond de ces phlyctènes avec le
nitrate d'argent. Il applique même le caustique sur les
taches non bulleuses, et la guérison s'obtient aussi

22.

promptement que dans le zona. Telle est là conduite à tenir dans le Pemphigus simple et peu intense. Si, au contraire, l'inflammation est violente, s'il y a de la fièvre, on pratique une saignée, et on continue les boissons émollientes.

On combat le Pemphigus chronique par les bains émollients, les fomentations, les liniments huileux et narcotiques ; un régime doux, quelques laxatifs, si le canal digestif est sain. Enfin, si le sujet est vieux, débile, si les parties sont menacées de gangrène, on fait usage des toniques, des amers, du camphre, etc. Du reste on combattra toutes les complications.

95° *Dartres.*

Le traitement des Dartres est extrêmement variable ; on le modifie suivant les causes, l'ancienneté, les caractères particuliers et les complications de l'affection. Les unes se guérissent facilement, les autres avec plus ou moins de difficulté ; enfin, il y en a que l'on doit respecter.

En général, on doit ordonner aux dartreux des boissons délayantes, tempérantes, un régime doux et végétal, des viandes blanches, un air pur, un exercice modéré, le repos de l'ame et de l'esprit ; répercuter les dartres communiquées, récentes et peu étendues, traiter lentement celles qui sont plus graves, et respecter celles qui sont anciennes et invétérées ; combattre par les antiphlogistiques, les saignées, les sangsues, celles qui s'accompagnent d'une chaleur, de douleurs vives et brûlantes ; en général, il est avantageux d'agir sur le canal digestif, d'établir un vésicatoire ou un cautère ; remonter, autant que possible, aux causes de l'affection et les combattre ; changer la constitution du sujet par un régime doux et long-temps continué; attaquer les dartres anciennes par les sulfureux, les mercuriaux, les antimoniaux, les arsenicaux, les végétaux amers, les purgatifs, les délayants, les émollients, les narcotiques et les toniques. La compression a été employée avec succès par M. Biett, contre une dartre rongeante de la face avec hypertrophie. Les premiers agents, les sulfureux, que l'on administre à l'intérieur et à l'extérieur, en frictions, en douches, en bains, etc. conviennent toutes les fois que les dartres dépendent de l'atonie des systèmes cutané et lymphatique, que le sujet n'est pas très irritable, qu'il n'a point éprouvé d'attaques de goutte, d'épilepsie, qu'il n'a aucun vice intérieur grave. Les lotions, les frictions avec les solutés de deutochlorure de mercure, en stimulant l'absorption, font disparaître les dartres anciennes et rebelles, et principalement celles qui sont causées et entretenues par le vice syphilitique. D'après M. le professeur Alibert, les antimoniaux n'agissent que par le soufre qu'ils contiennent. Les tisanes de houblon, de douce-amère, de patience, de fumeterre, détruisent l'atonie des systèmes lymphatique et dermoïde, combattent la diathèse scrofuleuse, le vice syphilitique. Ces boissons sont souvent associées aux petit-lait, aux sucs de cresson, de cochléaria, aux tisanes de salsepareille, de gayac, etc. Les purgatifs complètent le traitement. Les boissons délayantes, émollientes, tempérantes, emportées dans le torrent de la circulation, allongent le sang, diminuent ses propriétés irritantes, qui sont souvent la cause de l'éruption herpétique. Les cataplasmes émollients, narcotiques, adoucissent les surfaces phlogosées, tempèrent les douleurs plus ou moins cuisantes causées par la maladie, rappellent le sommeil et éloignent, pour quelque temps du moins, le cancer des parties affectées et la perte du sujet.

Enfin, à l'aide des toniques, des amers, des stimulants et des caustiques, on parvient souvent à guérir
des sujets débilités par la misère, la débauche ou des
maladies antécédentes. Un vésicatoire appliqué sur le
siège du mal a souvent produit de bons effets, en rame-
nant à son état primitif la surface de la peau qui avait
été plus ou moins désorganisée.

96° *Teigne.*

Dès le début, favoriser la chute des croûtes, en appliquant des cataplasmes émollients et des lotions mucilagineuses sur la tête ; combattre la rougeur, la chaleur et le prurit par quelques sangsues sur le cuir chevelu ; faire usage des lotions ou graisses sulfureuses si
la peau est peu irritable. La Teigne a-t-elle envahi les
follicules pileux ? on arrachera les cheveux un à un
avec des pinces, ou tous à la fois à l'aide d'un emplâtre
agglutinatif. Cette méthode ancienne, cruelle, il faut le
dire, qui était employée autrefois et qui l'est peut-être
encore aujourd'hui par quelques praticiens, consistait
à appliquer sur la tête un mélange de poix noire, de farine de seigle et de vinaigre, à adapter par dessus un
morceau de toile neuve taillé en croix de Malte ou de
toute autre manière pour bien envelopper le cuir chevelu, et à enlever le tout quelques jours après, assez brusquement pour détacher toutes les croûtes et les cheveux.
On panse ensuite le patient avec un décocté mucilagineux et on fait une seconde application, si elle est nécessaire. Un mode de traitement beaucoup plus doux,
consiste à calmer l'irritation du cuir chevelu, et à le
ramener à son état normal. On remplit la première indication en recommandant la propreté, en rasant la
tête, la brossant, la lavant avec un infusé de sureau,

et la recouvrant de topiques gras et mucilagineux. On combat ensuite les accidents en donnant des boissons préparées avec le houblon, la douce-amère, la gentiane, etc. ; en faisant des frictions avec l'axonge associée au soufre, au calomel, etc. On a recours à l'iode, au sous-carbonate de potasse à l'intérieur, dans la Teigne qui a pour cause les vices scrofuleux ou syphilitiques; au charbon pulvérisé pour diminuer la fétidité de l'humeur qui s'écoule, pour s'opposer aux ulcérations, et enfin pour favoriser une terminaison heureuse. La Teigne est-elle ancienne? on change les propriétés vitales du cuir chevelu, on fait usage d'un mélange d'axonge, de carbonate de chaux et de potasse du commerce, topique qui ne tarde pas à faire tomber les cheveux. (*Voyez* la méthode des frères Mahon.) A-t-on à redouter un engorgement glanduleux, une métastase fâcheuse? on oppose au premier les amers et les évacuants, à la seconde, les évacuants et les exutoires.

La Teigne dépurative des enfants très jeunes doit être respectée jusqu'au sevrage au moins, ou seulement limitée pour qu'elle guérisse spontanément.

Méthode des frères Mahon. On coupe les cheveux à deux pouces du cuir chevelu, on les enlève avec le peigne, on détache les croûtes à l'aide de l'axonge et de cataplasmes de farine de graine de lin, et on lave la tête avec de l'eau de savon. Une fois le cuir chevelu nettoyé, ce qui demande quatre à cinq jours, on procède à l'évulsion des cheveux avec des onctions faites pendant quarante-cinq à soixante jours avec un topique composé de ℥iv (4 onces) d'axonge et d'une poudre n. 1. D'après M. Chevalier, cette poudre dépilatoire paraît composée de chaux éteinte et presque carbonatée, de silice, d'alumine, d'oxide de fer, d'un dixième de charbon et d'une petite quantité de sous-carbonate de potasse; et suivant M. Braconnot, de Nancy, elle est formée de cendres de bois de chauffage ordinaire et de charbon. De temps en temps on passe un peigne fin dans les cheveux qui alors se détachent facilement. Quinze jours après ces pansements, on saupoudre la tête d'une poudre n. 2, qui ne diffère de la première que par une proportion plus petite de charbon. Lelendemain et pendant les trois ou quatre jours suivants, on détache une nouvelle quantité de cheveux à l'aide d'un peigne imprégné d'huile ou d'axonge, et que l'on promène légèrement. Après trente à quarante jours de nouveaux pansements, on remplace la première pommade par une autre faite avec ℥iv (4 onces) d'axonge et une poudre n. 3 (composée, d'après M. Braconnot, de cendres de bois de chauffage et de gravier rougeâtre), et avec laquelle on pratique pendant quinze ou trente jours de nouvelles onctions sur les points affectés. Peu à peu on diminue le nombre des onctions ; on n'en fait plus que deux par semaine ; on les continue jusqu'à ce que la peau soit redevenue à son état normal , et les jours où on ne fait pas de frictions, on peigne une ou deux fois le malade.

Dans notre premier volume nous avons donné la formule de la poudre stibiée que le docteur Jemma emploie contre la teigne.

97° *Gale.*

Simple et récente, la Gale se traite par des frictions faites avec les graisses soufrées ou mercurielles, le sulfure de chaux avec excès de soufre, préparé, d'après M. Fontaneilles, avec 10 p. de soufre en canon et 1 p. de chaux; l'huile d'olive, la menthe poivrée fraîche ; les ablutions sulfureuses, alcalines, acidulées : celle de Rasori consiste dans un mélange de, un gros d'acide sulfurique et sept à huit onces d'eau; un décocté de tabac ; des fumigations sulfureuses, etc. Le malade sera saigné s'il est pléthorique, jeune et vigoureux; dès le début, on lui administrera des évacuants, s'il y a embarras gastrique ; sur la fin de la maladie on aura recours aux mêmes moyens qui agiront alors comme dérivatifs. Une Gale ancienne et invétérée demande un traitement plus sage, plus circonspect. Il faut, dans ce cas, débuter par les évacuants associés aux amers, afin de prévenir les métastases et favoriser le succès du traitement local. Enfin , si à la guérison de la Gale succédait une affection dangereuse, il faudrait se hâter de la rappeler par une inoculation nouvelle.

Pommade d'Helmerich.

Soufre sublimé.	1 p.	Trois frictions par jour, devant un bon feu, avec une once de pommade, et précédées d'un bain savonneux. On termine le traitement par un autre bain savonneux, afin de nettoyer la peau.
Potasse purifiée.	1	
Axonge.	8	
M. F. A.		

Liniment de Pihorel.

Huile.	16 p.	Frictions sur la peau des mains, matin et soir, avec une once de mélange.
Sulfure de Chaux.	1	
M. F. A.		

Après le traitement, les malades prendront des bains de propreté, et ne porteront leurs habits qu'après les avoir soumis à la vapeur du soufre.

98° *Psydracia.*

Cette espèce de gale non contagieuse se traite par les dépuratifs, les sudorifiques, les bains, les évacuants, etc., selon les causes, les symptômes, les complications, etc.

99° *Plique.*

Cette maladie a-t-elle pour cause la malpropreté? faire raser la tête et la nettoyer avec soin; est-elle ancienne? une cure radicale trop prompte peut faire courir des dangers aux malades. Doit-on couper une Plique? il faut attendre, dit M. Delafontaine, qu'elle soit en très grande partie détachée et qu'elle n'adhère plus aux téguments que par quelques cheveux sains et nouvellement repoussés; enfin, on facilitera la sortie de la matière morbide, on calmera l'irritation du cuir chevelu par des applications émollientes, ou bien on stimulera les parties par des topiques irritants, attractifs ou vésicants, etc.

A l'intérieur, on prescrira les antimoniaux, les délayants, les tempérants, les toniques, selon les circonstances, les mercuriaux , s'il y a des symptômes syphilitiques.

100° Épidémie de Paris.

Contre cette épidémie, qui a reçu différents noms (1), et que l'on a combattue par un grand nombre de moyens, la saignée a été quelquefois utile dès le début; plus tard, elle a été nulle, et quelquefois elle a aggravé l'état des malades. Les sangsues sur le ventre, pour calmer les coliques et la diarrhée, et sur le bord des pieds, ont également été sans succès. M. Bally a été plus heureux en les appliquant en grand nombre sur le trajet de la colonne vertébrale. Les ventouses scarifiées, les moxas le long du rachis, ont secondé les applications de sangsues. Les bains simples ou aromatiques, de vapeurs simples ou sulfureuses, ont été d'un grand avantage à

(1) M. Cayol l'a appelée *Rachialgie épidémique*, M. Bally *Chiropodalgie*, nom qui exprime la sensation douloureuse des pieds et des mains , symptôme le plus constant de cette maladie. (C'est pour cette raison que nous l'avons placée parmi les maladies des tissus, bien qu'elle porte encore sur l'appareil locomoteur et le tube digestif). M. Chardon fils l'a nommée *Acrodynie*, de οδυνη , douleur ; et ακρεο , employé spécialement par les médecins grecs pour désigner les pieds et les mains ; *Mal des pieds et des mains* (nom vulgaire). M. Marjolin l'a nommée *Épidermite*; M. Biett, *Exanthème cutané*, et M. Broussais, *Affection gastro-cutanée.*

Cette maladie a été comparée à la *colique végétale* ou *colique de Poitou* (épidémie qui ne se jugeait qu'après des selles copieuses et spontanées , ou par un flux menstruel ou hemorrhoïdal abondant), aux diverses maladies convulsives, à la *Pellagre de Lombardie*, au *Raphania*, affection épidémique que Linnée attribua au mélange du *Raphanus raphanistrum* avec la farine ; à la *Pédionalgie* ou névralgie plantaire ; et au rhumatisme articulaire des Antilles ou *girafe.* Mais ces deux dernières comparaisons sont loin d'être exactes.

l'Hôpital Saint-Louis et à la Charité. On a retiré peu
de succès des sinapismes et des pédiluves irritants ; les
lotions astringentes, les topiques gras, les vésicatoires
dessus ou auprès des parties douloureuses, ont souvent
soulagé les malades.

A l'intérieur, l'émétique a souvent été d'un grand secours ; nous en dirons autant du *traitement des peintres*
employé par M. Cayol. Ce praticien donnait les deux
premiers jours deux grains d'émétique le matin, et six
gros de sirop diacode le soir. Les jours suivants, l'é-
métique était remplacé le matin par une bouteille d'eau
de Setlz, et le soir par un julep. L'huile de croton tiglium a réussi, à la dose de deux gouttes, entre les
mains de M. le docteur Duchesne. Les antispasmodiques, les narcotiques, ont eu peu de succès. M. Récamier a eu à se louer du suc d'oseille ; les médecins de
l'Hôpital Saint-Antoine, de la poudre de Dower. Dans
la plupart des cas où la maladie avait revêtu une forme
périodique, le sulfate de quinine a échoué, quoique
administré à la dose de 20, 30 et 45 grains par jour.
Mais il n'en a pas toujours été ainsi ; MM. Andral et
Adelon, l'ont donné une fois avec succès. Enfin, pour
nous résumer, nous dirons que cette épidémie se représentant de nouveau, on aura recours à une saignée pro-
portionnée à la force du sujet, à la gravité des symptômes, s'il y a pléthore et fièvre ; au repos, aux bains
généraux, aux pédiluves résolutifs, si l'affection est légère ; aux frictions sur les membres avec des corps gras
(le suif principalement), si la sensibilité est très grande ;
à la diète et aux boissons acidules.

101° *Éléphantiasis des Arabes.*

Propreté, nourriture saine, exercice du corps, vé-

tements chauds, boissons délayantes et diaphorétiques,
vins généreux avec modération, laxatifs, etc.; la saignée n'a pas toujours été suivie de bons résultats, même
pendant la période inflammatoire; les vomitifs, la compression, les répercussifs à l'intérieur, ont quelquefois
été utiles, ainsi que les bains froids et sur-tout les bains
de mer. De tous les moyens mis en usage contre cette
maladie, ce sont les mouchetures qui ont donné les
résultats les plus avantageux. Je me rappelle avoir vu
en 1829, à la Charité, dans les salles de M. Rullier,
une femme sur laquelle on avait pratiqué en plusieurs
fois 15446 mouchetures. Chaque moucheture a ordinairement trois à quatre lignes de longueur, et elles doivent
être assez distantes l'une de l'autre, pour que les cercles
inflammatoires qui en résultent, ne se confondent pas.

102° *Éléphantiasis des Grecs ou Lèpre.*

Aliments doux, végétaux, bouillons de tortue, de
vipère, le lait, sucs d'herbes, fumigations émollientes,
bains de vapeurs aqueuses ou sulfureuses, boissons sudorifiques, préparations mercurielles ou antimoniales
à l'intérieur et à l'extérieur, etc.

103° *Ophthalmie, Catarrhe oculaire.*

Si l'affection est aiguë et légère, on soustraira les
yeux à l'action de la lumière et du feu, on les bassinera
avec des collyres émollients et narcotiques (Eau de laitue
1 once, Tridace 2 à 3 grains); on prescrira des pediluves
irritants, des boissons délayantes et laxatives; on
défendra le vin, les liqueurs fortes, le café et les aliments stimulants; on appliquera sur le globe oculaire
de la pulpe de pomme de reinette; des cataplasmes mucilagineux; on tiendra la tête du malade élevée, etc.

L'œil est-il bien sensible, la pupile resserrée? on fera quelques frictions à la base, de l'oreille avec de l'extrait de belladone; on pourra même en instiller entre les paupières quelques grains dissous dans de l'eau.

On pratiquera de suite une saignée si l'Ophthalmie est très intense, douloureuse; on la répétera le lendemain si la fièvre est forte, si le sujet est jeune, vigoureux, pléthorique et sous l'influence de la diathèse inflammatoire; ensuite on agira sur le canal digestif à l'aide des purgatifs; on appliquera autant de fois qu'il le faudra des sangsues aux tempes, à la nuque, derrière les oreilles, des ventouses scarifiées, afin de se rendre maître de l'inflammation et modérer la rougeur de la conjonctive. La fièvre et la douleur étant calmées, on appliquera un vésicatoire à la nuque.

On combattra l'Ophthalmie purulente avec des lotions émollientes et narcotiques s'il y a un peu de douleur; dans le cas contraire, on fera usage de collyres astringents, résolutifs et quelquefois laudanisés; on privera complétement les malades de la lumière; on leur recommandera de s'abstenir de toute lecture, de tout travail, sur-tout le soir, et d'éviter les foyers ardents, les aliments stimulants. M. le docteur Varlez, des Pays-Bas, assure avoir retiré des effets merveilleux de trois ou quatre instillations par jour, de deux à trois gouttes du mélange suivant: Eau 1 once, Chlorure de chaux liquide, 10 gouttes.

La conjonctive est-elle boursoufflée, variqueuse, surmontée de végétations, ou bien est-elle lésée par quelques corps étrangers? on pratiquera les opérations convenables. L'Ophthalmie est-elle syphilitique, dartreuse, scrofuleuse (On cite un cas de guérison d'Ophthalmie scrofuleuse après la vaccination)? est-elle due à la suppression de quelques flux sanguins, ulcéreux? etc. on commencera par traiter ces différentes maladies; est-elle blennorrhagique? on débutera par des saignées locales et générales, et on cherchera à rétablir l'écoulement en introduisant dans le canal de l'urètre des bougies imprégnées de la matière fournie par la conjonctive; on insufflera chaque matin dans l'œil du calomel préparé à la vapeur; on instillera tous les soirs quelques gouttes de laudanum de Sydenham; on administrera à l'intérieur des pilules ou un électuaire de poivre cubèbe en poudre (à peu près une once par jour).

Au traitement indiqué pour l'Ophthalmie simple, aiguë, on associera le repos, l'usage habituel des lunettes dont les verres sont colorés en vert ou en bleu; les purgatifs, les frictions sèches sur la peau, les bains de vapeurs, les exutoires (séton) à la nuque, les frictions légères sur le bord libre des paupières avec les collyres mous (pommades) de Régent, de Janin, de Desault, etc.; les insufflations de poudre impalpables (collyres secs) de tuthie, de calomel, de sucre candi, etc., les instillations de laudanum, etc. quand on aura à traiter une Ophthalmie chronique. M. Larrey lave les yeux avec de l'eau de laitue contenant un grain d'opium par once, et applique des ventouses scarifiées aux tempes et à la nuque. Enfin le catarrhe oculaire est-il intermittent, compliqué d'insomnies, d'agitation? on aura recours au sulfate de quinine, aux narcotiques, aux antispasmodiques.

M. le docteur Mackensie, qui distingue l'ophthalmie en *catarrhale, rhumatique* et *catarrho-rhumatique*, traite la première par la saignée, si elle date de plusieurs jours, s'il existe une vive inflammation; autrement il se borne aux émollients; par la scarification de la conjonctive, s'il y a chemosis et sécrétion puriforme; par l'usage du calomel, du jalap et d'un sel neutre, de temps en temps par les diaphorétiques et les délayants, par un vésicatoire à la nuque ou derrière les oreilles;

dans les cas graves; jamais par les collyres astringents, mais par les suivants : Eau 1 once, Nitrate d'argent 2 à 4 gr.; ou Eau 8 onces, Deuto-Chlorure de Mercure 1 gr.; par de légères frictions faites le soir, au moment du coucher, avec gros comme la tête d'une épingle du mélange suivant : Précipité rouge 1 p., Axonge 8.

Dans la deuxième, le même praticien a recours à la saignée locale et générale, sur-tout si le sujet est jeune, vigoureux, pléthorique et si le pouls est dur et plein; au calomel (2 gr.) uni à l'opium (1 gr) pour calmer la douleur circum-orbitaire, rétablir les fonctions digestives et pousser légèrement à la peau; quelques frictions autour de l'orbite avec le laudanum chaud avant le retour du paroxysme de la douleur, avec le laudanum et la teinture de cantharides, si l'affection est devenue chronique; aux vésicatoires volants derrière les oreilles ou aux tempes, et sur-tout à la nuque; à l'insufflation de quelques gouttes de laudanum entre les paupières, en place du soluté de nitrate d'argent, qui dans ce cas n'est pas sans danger; aux frictions légères et répétées chaque soir sur les sourcils et les paupières avec l'extrait de belladone seul ou mêlé au laudanum; aux lavements, et à un des sels neutres purgatifs pour combattre la constipation que l'opium pourrait produire; aux bains de pieds, aux boissons émollientes et diaphorétiques; enfin aux toniques, aux limonades minérales, si l'affection est chronique; au soluté arsenical de Fowler, à la dose de 8 à 12 gouttes trois fois par jour, si elle est rebelle.

Le traitement de l'Ophthalmie catarrho-rhumatique consiste dans la combinaison rationelle des moyens et des agents thérapeutiques propres aux deux premières affections.

104° *Corysa.*

Si le Corysa est peu intense, une boisson légèrement sudorifique, le séjour à la chambre, la précaution de ne pas se laisser refroidir, suffisent pour guérir; dans le cas contraire, les pédiluves très chauds, les fomentations, les fumigations émollientes, quelques sangsues dans chaque narine, le repos au lit, la diète, doivent être mis en usage. Si le sujet est encore à la mamelle, on ne le fera boire qu'à la cuillère ou au biberon, car le Corysa lui rend la respiration difficile, si ce n'est impossible, par les fosses nasales.

Le Corysa est-il chronique? se renouvelle-t-il sou=
vent et par le plus léger refroidissement? on conseillera
l'usage habituel de la laine sur tout le corps, les frictions sèches, et les chaussures imperméables. Enfin, si
une maladie plus ou moins grave se développait par
suite de la guérison ou de la suppression du Corysa, on
rappelerait celui-ci, ou on y suppléerait par un exutoire.

105° *Otite.*

L'Otite ne tenant à la présence d'aucun corps étranger dans le conduit auditif, on la traitera dès son début,
par la saignée et les fumigations, les topiques émollients,
huileux et narcotiques, si les douleurs sont très vives;
on prescrira ensuite des boissons diaphorétiques, des
pédiluves irritants, des lavements purgatifs. Tous ces
moyens échouent-ils? la suppuration est-elle manifeste?
on favorisera l'écoulement du pus à l'aide d'injections,
ou en perforant la membrane du tympan, si l'Otite est
interne. On combattra l'Otite chronique, celle qui est
scrofuleuse ou entretenue par la carie des os, à l'aide
d'un cautère au voisinage de l'oreille, d'un séton à la
nuque, d'injections dans le conduit auditif avec l'eau
tiède miellée d'abord, puis de l'eau de chaux ou un décocté de quinquina, quand les liquides pourront commencer à diminuer. Enfin, on portera son attention sur
les complications existantes ou imminentes; on gar-
nira de coton l'intérieur du conduit auditif, si la membrane du tympan a été perforée, afin de modérer l'intensité des saisons, de prévenir le contact de l'air froid, et
empêcher l'écoulement continuel de la matière purulente; on cherchera à rétablir ou à suppléer aux exanthèmes, aux flux sanguins ou autres qui pourraient
être cause de l'Otite chronique.

106° *Tétanos.*

Le Tétanos est-il symptomatique ? il faut combattre les maladies qui lui ont donné lieu ; est-il idiopathique ? quoiqu'il offre peu de chances de guérison, il faut se hâter d'administrer l'opium à haute dose, le laudanum de Sydenham depuis 25 jusqu'à 150 gouttes dans un lavement simple, le musc, le quinquina et les autres substances toniques, le castoréum, l'assa fœtida, la valériane, les purgatifs drastiques, l'ammoniaque, l'émétique à la dose de 12 à 24 grains dans la journée, les frictions mercurielles poussées jusqu'à la salivation, les affusions froides, les bains de vapeurs, les bains tièdes long-temps prolongés, le traitement du docteur Ranque contre la colique de plomb, le galvanisme, la saignée, les sangsues en grand nombre, etc. Si tous ces agents ou moyens thérapeutiques ne réussissent pas toujours, quelques-uns peuvent être utiles ; et il ne faut pas négliger de les mettre en usage. Du reste, on modifiera le traitement du Tétanos, selon les diverses circonstances dans lesquelles se trouvera le sujet.

La *Lancette française* du 23 juillet 1829 rapporte le traitement suivant, mis en usage dans les îles de l'Océan pacifique contre le Tétanos traumatique. On commence par produire une irritation violente dans le canal de l'urètre ; et lorsque le Tétanos est très violent, on passe une corde le long de l'urètre à travers le périnée. Les deux extrémités de cette corde sont alternativement poussées et repoussées : ces frottements occasionent une vive douleur et une hémorrhagie abondante, avec une tuméfaction considérable et l'inflammation de la verge.

Le gaz acide carbonique a été proposé par M. le docteur Faure.

107° *Rhumatisme articulaire.*

Aussitôt le début d'une inflammation articulaire simple, on pourra espérer voir avorter la maladie si on applique autour de l'articulation, un nombre suffisant de sangsues, si on recouvre les piqûres de ces dernières avec des cataplasmes émollients et narcotiques, si on donne quelques tasses de boissons sudorifiques, et si on seconde l'action de cette médication par l'emploi, à l'intérieur, des extraits de jusquiame ou d'aconit, ou plutôt de l'opium brut à la dose d'un demi-grain à un grain toutes les heures. Mais la fièvre a-t-elle précédé la phlegmasie? le sujet est-il jeune, vigoureux, pléthorique? on pratiquera une ou deux saignées suivies d'une application de sangsues, dont le nombre est subordonné à la force du malade, à l'intensité, à l'étendue de l'inflammation, etc.

Existe-t-il un état saburral, bilieux? on administrera un éméto-cathartique. Dans le cas contraire, et plusieurs articulations étant affectées à la fois, on mettra en usage l'émétique à la dose de six, huit, dix, douze et vingt-quatre grains, dans une potion dans laquelle on fera entrer une demi-once à une once de sirop diacode, et on ne cessera l'emploi de ce médicament qu'autant qu'après six à huit jours on n'en aurait retiré aucun amendement notable : du reste, eau gommeuse pour boisson, saignée du bras si la violence de la fièvre l'exige; sangsues, ventouses, vésicatoires au dessus et au dessous de l'articulation qui serait violemment affectée, et bains long-temps prolongés, cataplasmes émollients et narcotiques, acétate de morphine d'après la méthode endermique, etc.

On a encore employé, avec plus ou moins de succès, contre le rhumatisme articulaire, le rob de sureau, l'ammoniaque, l'acétate d'ammoniaque, l'essence de térébenthine, le nitrate de potasse, les vésicatoires, les moxas, les cautères, et sur les surfaces affectées, des corps idio-électriques, tels que le coton, la flanelle, le taffetas gommé, préalablement saupoudrés de substances résineuses (méthode du professeur Hildenbrand, de Pavie, qui regarde cette affection comme le résultat d'un défaut d'équilibre entre la chaleur et l'électricité du corps et celle de l'atmosphère.)

Traitement du Rhumatisme aigu, du D^r. Hildenbrand.

Avant de traiter le Rhumatisme aigu, le Dr Hildenbrand a recours, avant tout, à des moyens capables de rétablir l'équilibre entre le calorique et l'électricité du corps et ceux de l'atmosphère, d'empêcher l'influence nuisible des agents extérieurs, jusqu'à ce que la nature procure une distribution égale du principe vital, et rétablisse l'harmonie. Ces agents, qui guérissent souvent seuls, sont les frictions prolongées avec la flanelle, l'étoupe, le coton, le taffetas gommé, etc. Avec ces corps que l'on rend encore plus idio-électriques en les imbibant de vapeurs balsamiques et résineuses, le même praticien prescrit des boissons légèrement diaphorétiques. Mais le Rhumatisme est-il opiniâtre ? M. Hildenbrand applique des vésicatoires volants pour calmer les douleurs et pour prévenir les épanchements séreux. Enfin, il met en usage les résolutifs les plus efficaces, les altérants, les anodins et les narcotico-âcres, quand l'affection se prolonge, qu'elle est invétérée et habituelle, et qu'elle coïncide avec un état dynamique et organique.

―――――

108° *Rhumatisme musculaire et fibreux.*

A cette phlegmasie, qui prend les noms de *torticolis,* quand elle a lieu dans les muscles du cou, *pleurodynie,* pour les parties latérales du thorax ; *diaphragmatique,* pour le diaphragme ; *lombago*, pour les muscles des lombes et la partie postérieure des cuisses ; enfin *sciatique* quand la douleur suit le trajet du nerf sciatique, on oppose, quand elle est aiguë, des saignées générales, si le sujet est jeune, vigoureux et pléthorique ; des sangsues, des bains, des fomentations, des cataplasmes, des fumigations émollientes dans le cas contraire ; on donne, dès le début, des boissons tempérantes et acidulées ; sur le déclin, des diaphorétiques ; on combat la roideur des articulations par les douches martiales ou sulfureuses.

23.

M. le Dr Aliès, de Coulommiers, a lu l'année dernière à
l'Académie de médecine, des observations qui tendent à
prouver l'efficacité des décoctés concentrés de gayac dans
le traitement des affections rhumatismales et goutteuses
(10, 12 ou 16 onces de gayac dans 4 livres d'eau que l'on
réduit d'un tiers et que l'on donne en trois doses dans la
journée.) *Rhumatisme chronique*, frictions rubéfiantes
avec des liniments volatils camphrés ou non camphrés,
avec la teinture de cantharide, l'éther acétique, etc.;
sinapismes, vésicatoires, moxas, cautères, bains sulfureux, etc. À l'intérieur, tisanes stimulantes et sudorifiques; potions avec teinture de semences de colchique,
douze gouttes à un gros par jour, vin de semences de
colchique, demi-gros à deux gros, camphre, préparations sulfureuses, terre foliée de tartre, etc., sur le corps,
flanelle permanente; taffetas gommé sur les parties malades, vêtements chauds et secs, habitation au midi et
au levant, exercice journalier. L'acupuncture, les saignées, les préparations de colchique, ont été employées avec succès contre le Rhumatisme goutteux.

Nota. Les affections rhumatismales, comme toutes celles dont la
spécificité est irrécusable, semblent avoir une série de périodes, une
marche que l'art a beaucoup de peine à entraver. Le rôle du médecin
doit se borner, dans le plus grand nombre des cas, à observer cette
marche et à la favoriser; toute autre prétention serait déraisonnable et
pourrait devenir funeste.

109° *Goutte, Arthritis.*

L'exercice modéré, les aliments végétaux, point de
boissons alcooliques, les vêtements de flanelle, les bains
long-temps prolongés, les frictions sèches, etc., par-
viennent quelquefois à éloigner les accès de cette douloureuse et dangereuse maladie.

Si le sujet est pléthorique, on pourra pratiquer une

saignée dès le début de l'accès ; on couvrira ensuite les parties de sangsues, de cataplasmes émollients et narcotiques ; on tiendra le ventre libre au moyen des laxatifs et on engagera le malade à ne pas se laisser refroidir.

De tous les topiques vantés contre la goutte, celui de Pradier a eu le plus de succès. Il consiste en de larges cataplasmes de farine de lin, dont on enveloppe les membres, que l'on renouvelle toutes les vingt-quatre heures, et que l'on arrose avec le mélange suivant : *Teinture d'opobalsamum ou de baume de la Mecque composée*(1), trois livres ; *Eau de chaux*, deux livres. On a encore beaucoup préconisé, comme antiarthritique, *l'Eau médicinale de Husson*, qui n'est autre chose, d'après M. Want, que la teinture de colchique d'automne (2). Cette teinture s'administre à la dose de v à vj gouttes dans une cuillerée d'eau. Enfin, MM. Godier et Gendrin, assurent avoir employé avec succès, contre la Goutte régulière et fixe, les préparations iodées suivantes :

Eau distillée. . . . . ʒjß., 1 once et 1/2.
Hydriodate de Potasse. ʒj , 1 gros.
Iode. x gr.
F. S. S. A. A prendre 30 à 40 gouttes dans une tasse de tisane sudorifique.

---

(1) Cette teinture se prépare avec :
Quinquina rouge.
Salsepareille coupée. } ana ʒj , 1 once.
Sauge id.
Safran. ʒiv , 4 gros.
Alcool à 32°. ℔iij , 3 livres.
Faites digérer pendant huit jours, passez, exprimez, et ajoutez :
Opobalsamum , ou Baume de la Mecque. ʒvj , 6 gros.
Faites dissoudre, et filtrez.

(2) Racine récente de Colchique d'automne 1 p.
Alcool à 36°. 2

Axonge.
Huile narcotique.
Hydriodate de Potasse.   ᴣj , 1 gros.
Iode.   Əj , 1 scrupule.

} ana ᴣß , 1/2 once.

M. S. A. Une cuillerée à café, soir et matin, en friction sur les parties malades.

On garantira les parties affectées de la Goutte de l'humidité et du froid extérieurs, en les enveloppant de flanelle, de peaux de lapin, etc. Quand l'attaque sera à son plus haut degré de violence, on cherchera à fixer la Goutte sur l'articulation au moyen d'un morceau de taffetas gommé; on cherchera à calmer les douleurs trop fortes par des frictions avec des liniments camphrés ou opiacés; enfin, vers le déclin, on dissipera les restes de la rougeur et de la tuméfaction en brossant, en percutant légèrement les parties soigneusement enveloppées. Dans le cas de métastase goutteuse, on donnera à l'intérieur une potion fortement éthérée, et l'on se hâtera de rappeler le mal à son siége primitif par l'usage des topiques irritants, et de celui de Pradier principalement.

110° *Phlébite.*

Il faut se hâter de combattre cette phlegmasie, qui tend toujours à se propager dans la direction du cœur, par des cataplasmes émollients et narcotiques, des bains locaux prolongés, des applications nombreuses et réitérées de sangsues, la saignée pratiquée de bonne heure où même la section de la veine, si celle-ci est peu considérable et si on a à redouter un phlegmon érysipélateux, ainsi que les suppurations profondes qui en sont souvent la conséquence. J. Hunter et le docteur Goupil ont exercé dans ce cas, avec succès, la compression au-dessus de la partie enflammée. M. Velpeau, qui a publié dans

la Revue Médicale (juin 1829, pag. 390.), un mémoire
extrêmement intéressant sur les avantages du bandage
compressif dans le traitement de la Phlébite, de l'érysipèle phlegmoneux, des blessures des anatomistes, considère ce moyen thérapeutique, comme héroïque contre
toute espèce d'inflammation diffuse des membres et des
autres parties du corps qui en permettent l'application
exacte.

<hr>

111° *Névralgies.*

Sont-elles idiopathiques? les nerfs sont-ils sains dans
leur structure? on administre les antispasmodiques de
tous les genres et sous toutes les formes, les narcotiques
et principalement l'acétate de morphine; le carbonate de
fer a été également préconisé. L'estomac ne peut-il
supporter ces agents thérapeutiques? on aura recours à
la méthode endermique, ou bien on les donnera en lavements. Le premier moyen est ordinairement constant
dans ses effets avantageux.

On mettra encore en usage les frictions sèches ou avec
un liniment huileux simple ou volatil, opiacé ou camphré, avec un soluté aqueux d'extrait de belladone,
l'huile essentielle de térébenthine, l'éther, le laudanum, le baume opodeldoch, la teinture de cantharides, le galvanisme, l'électricité (Andrieux); les ca-
tasplasmes chauds et opiacés, les sinapismes sur le lieu
douloureux, les réfrigérants sur la tête s'il y a de la
céphalalgie; les ventouses scarifiées, l'acupuncture, l'é-
lectro-puncture (J. Cloquet), la compression, un petit
vésicatoire, des compresses froides ou à la glace, aromatiques ou alcooliques, les douches, les fumigations
éthérées, aromatiques, sulfureuses, mercurielles, la
flanelle ou le taffetas ciré sur le trajet nerveux, l'approche du cautère actuel, etc.

On combattra les Névralgies brachiale, sciatique, crurale, etc., en promenant des vésicatoires sur les membres dans toute la longueur du trajet nerveux ; on calmera les douleurs violentes, on diminuera la fréquence des paroxysmes, en donnant à l'intérieur les préparations de térébenthine qui ont été employées avec succès par MM. Récamier et Martinet, et que nous avons rapportées dans notre premier volume, page 633, à l'aide de vésicatoires établis avec de la graisse ammoniacale et pansées avec du cérat contenant par gros un huitième, un quart ou un demi-grain d'acétate de morphine ; en mettant les malades dans des bains de vapeurs, des bains sulfureux ou aromatiques, ou bien en appliquant des moxas sur les régions du membre les plus douloureuses, et sur celles où le nerf est le plus superficiel. M. le docteur Dupuy améliora beaucoup une névralgie faciale, en administrant, matin et soir, un demi-grain d'hydrocyanate de fer mêlé à du sucre.

A l'intermittence de la Névralgie, on opposera le quinquina, le café, la ligature du membre affecté, les ventouses sur les parties douloureuses, l'acétate de morphine sur ces mêmes parties dénudées ; enfin, les saignées, les ventouses scarifiées, la saignée, si le sujet est pléthorique. Chaussier a beaucoup préconisé l'usage long-temps continué des bols suivants :

Rhubarbe.
Sel ammoniac.
} ana ℥ß, 1/2 gros.
Quinquina.   ℥iv, 4 gros.
Sirop de fleurs de pêcher, quantité suffisante.
Mêlez et faites quatre bols, que le malade prendra dans la journée, de trois en trois heures.

112° Névrite.

Saignée de la veine, sangsues en grand nombre le long du trajet du nerf douloureux, cataplasmes émol-

lients et narcotiques sur le membre, bains tièdes long-
temps prolongés, opium ou acétate de morphine à l'intérieur, révulsion à l'aide des purgatifs si le canal digestif est sain, frictions irritantes, stimulantes, moxas,
etc.

XII. MALADIES GÉNÉRALES.

113º *Scorbut, Stomatite, Stomacace, voyez* Stomatite.

Habitation aérée, exercice modéré, vêtements propres et secs ; pour nourriture, végétaux frais, acides et
aromatiques ; fruits mûrs, viandes fraîches ou rôties,
poissons frais, bierre, vin ; pour boissons, limonades
végétales, petit-lait seul ou uni au suc des crucifères, ou
des amers, eaux ferrugineuses pures ou coupées avec
un infusé de houblon ou de gentiane, à moins qu'il n'y
ait engorgement des poumons : alors on préfère les préparations scillitiques ; le lait pur s'il y a tendance à la
phthisie, au marasme, à la fièvre hectique ; gaîté, distraction, promenades, etc. , tels sont les moyens que
l'on doit long-temps mettre en usage, et à l'aide desquels l'hygiène s'oppose au développement du Scorbut
ou le guérit s'il existe déjà. On combat les hémorrhagies,
le flux dysentérique par les limonades minérales, les astringents végétaux ; la diarrhée avec un macératé d'ipécacuanha ; on lave les ulcères avec l'eau vinaigrée, l'a-
cide hydrochlorique étendu d'eau, un décocté de quinquina aiguisé d'eau de Rabel, un soluté de nitrate d'argent ou de borate de soude ; on touche les gencives avec
un plumasseau imbibé d'un mélange de miel et de soluté
de chlorure de chaux, ou d'acide hydrochlorique étendu
d'eau ; enfin, on comprime les parties si leur état le

permet, et on défend aux malades de se gratter la peau, car elle est très disposée aux ulcères.

M. le D' Bluhm assure avoir obtenu des résultats très heureux de l'usage de la tisane suivante, administrée pendant quinze jours ou trois semaines :

Ményanthe.
Raifort sauvage. ⟩ ana M. j. une poignée.
Oseille.
Eau. ℔ iij, trois livres.

Faites infuser pendant 24 heures, passez, édulcorez, et faites boire dans la journée.

M. le D' Cameron préconise la préparation suivante :

Nitrate de potasse. ℥ viij, 8 onces.
Vinaigre. ℔ iij ℥ vj, 3 livres 6 onces.
Sucre. quantité suffisante.
Alcoolat de Menthe poivrée. gouttes iv.

A prendre une once par jour; on a été jusqu'à 8, sans que les malades éprouvent d'accidents.

114° Syphilis.

Bien qu'on ait vanté le traitement antiphlogistique contre la Syphilis ; bien que l'on ait imprimé que la rapidité et la sûreté de la guérison étaient en rapport direct avec le repos, la diète et la propreté que l'on fait observer au malade, le traitement mercuriel est encore celui qui est préféré et employé par le plus grand nombre des praticiens. Le vice syphilitique étant donc avéré, on administre le mercure sous toutes les formes, ordinairement associé à l'opium, et d'une foule de manières différentes (frictions, pilules, liqueur, etc.), précédé ou non de quelques antiphlogistiques, comme la saignée générale ou locale, les délayants, les tempérants, selon les circonstances auxquelles on a affaire. On tiendra également compte de l'état fonctionnel des organes; on secondera les propriétés du spécifique par un régime diététique léger et doux, en mettant le malade à l'abri du froid et de l'humidité, en le couvrant de flanelle, sur-tout s'il emploie les frictions, les bains de sublimé ou de vapeurs mercurielles ; on prescrira des boissons avec la salsepareille, la squine, le gayac, le sassafras, édulcorées avec le sirop de Cuisinier, etc.

Quelques praticiens, et entre autres M. Chrestien, ont remplacé le mercure et ses diverses préparations par l'hydrochlorate d'or uni à une poudre inerte, sous forme de frictions sur la langue, les gencives; à cet effet, on frotte les parties pendant une minute au moins avec un seizième de grain de la préparation aurifère, et la première friction étant terminée, on en recommence une seconde, une troisième, etc., jusqu'à ce que le grain soit épuisé. Peu à peu la dose de chaque friction est portée jusqu'à deux, trois, quatre, cinq seizièmes de grain, etc.

En général, on continue le traitement antisyphilitique autant de temps après la cessation des symptômes, qu'il en a fallu pour amener cette cessation.

Traitement anti-syphilitique de M. le professeur Dupuytren.

Tisane.	Salsepareille. Gayac. Squine.	ana $\mathfrak{Z}\beta$ à $\mathfrak{Z}j$, 1/2 once à 1 once.
	Sirop sudorifique.	$\mathfrak{Z}ij$, 2 onces.
	Eau.	℔ij, 2 livres.

Une à deux pintes par jour.

Pilule.	Sublimé.	1/8 à 1/6 de grain.
	Extrait aqueux d'Opium.	1/3 à 1/2 gr.
	Extrait de Gayac.	3 gr.

Deux à trois pilules semblables par jour.

Ce traitement devra être suivi pendant cinq et six semaines pour une syphilis récente ; deux, trois, et même quatre mois pour celle qui sera constitutionnelle.

Traitement des symptômes.

Blennorrhagie. Chercher à la faire avorter dès l'invasion par de puissants dérivatifs ; une fois développée, la combattre par les émollients, le copahu, le cubèbe, etc. *Chancre.* Cautériser avec le nitrate d'argent fondu, panser avec la graisse mercurielle double, laver avec l'eau phagédénique, etc. *Bubons.* Sangsues, frictions mercurielles, emplâtre de vigo, de ciguë, graisse iodée, etc. Le pus est-il formé ? recourir aux caustiques ou à l'incision pour lui donner issue. *Pustules.* Ouvrir les pustules, les frictionner avec les graisses mercurielle ou iodée, les laver avec l'eau phagédénique, les solutés de zinc, etc. *Taches syphilitiques.* Bains généraux, tisanes sudorifiques ; lotions mercurielles, iodées. *Végétations tuberculeuses, crêtes, condylômes, choux-fleurs.* Les cautériser, les exciser ou les détruire par la ligature. *Fissures* ou *Rhagades.* Frictions mercurielles. *Ophthalmies mercurielles.* Collyre avec deuto-chlorure de mercure, iode, deuto-oxide de mercure, etc. *Douleurs ostéocopes.* Traitement général de M. Dupuytren, bains sudorifiques et narcotiques. *Périostoses, exostoses.* Au traitement des douleurs ostéocopes, associer les emplâtres de vigo, de ciguë, etc. *Carie, nécrose.* Traitement général et topiques mercuriels. *Salivation.* Cesser les mercuriaux pendant quelques jours, y revenir ensuite ; pendant l'intervalle, gargarismes astringents, ceux préparés avec la noix de galle principalement.

115° *Scrofules, Goîtres.*

Le traitement anti-scrofuleux doit être hygiénique, et doit toujours tendre à modérer l'action du système lymphatique. On pourra donc espérer guérir ou prévenir cette maladie par l'exercice, la propreté, les vêtements secs et chauds, les frictions aromatiques, les bains froids, les logements aérés, l'exposition au soleil, les aliments nutritifs et stimulants, tels que les viandes rôties, les légumes frais et aromatiques ; le vin, la bière, les infusés de quinquina, de gentiane, de houblon, etc., pour boissons. Les Goîtres, les Scrofules guérissent souvent par le seul changement de climat. On combattra ensuite les engorgements, les ulcères, etc., par l'iode et ses diverses préparations. Le chlore liquide, proposé par M. Boucingault, a également été employé avec succès par M. Roulin.

116° *Carreau.*

Les moyens à l'aide desquels on combat les scrofules seront mis en usage dans la première période du Carreau. Ensuite on prescrira les toniques, les amers, les préparations ferrugineuses, alcooliques, iodées, diurétiques à l'intérieur; sur l'abdomen, les frictions sèches mercurielles; les douches sulfureuses; on pourra encore ordonner les bains froids et ceux de mer. Du reste, combattre les complications.

117° *Rachitis.*

Air chaud et sec, flanelle sur tout le corps, exercice modéré, en plein air; exposition au soleil avec la précaution de préserver la tête de l'action de ce dernier; matelas d'herbes aromatiques, frictions sèches ou avec des vapeurs balsamiques, bains de mer, aromatiques, sulfureux naturels ou artificiels; pour aliments, lait d'une bonne nourrice, bouillons gras, viandes rôties, noires, végétaux frais et aromatiques, vin généreux en petite quantité; pour médicaments, les amers et les aromatiques, les préparations ferrugineuses, etc. Avec tous ces moyens hygiéniques et pharmaceutiques, la Chirurgie moderne emploie des moyens mécaniques à l'aide desquels elle parvient à faire disparaître ou à corriger les difformités commençantes; mais les secours puissants de l'orthopédie doivent être réclamés de bonne heure, quand le tissu osseux n'a pas encore acquis toute sa solidité. Ainsi ont été imaginés par les orthopédistes et les bandagistes, des corsets en baleine, des bottines, des couchettes, etc., pour rétablir la direction naturelle.

XIII. FIÈVRES EXANTHÉMATIQUES.

118° *Scarlatine. Rougeole.*

Première et deuxième périodes. On se bornera, si la maladie est simple, aux boissons délayantes, gommeuses, diaphorétiques; aux pédiluves sinapisés pour favoriser l'éruption, aux loochs, aux juleps anodins pour calmer la toux; aux cataplasmes émollients, aux gargarismes acidules pour combattre le mal de gorge. Si le tube digestif n'est que légèrement affecté, on mettra les laxatifs en usage un peu avant la terminaison de l'inflammation, afin de hâter la fin du catarrhe pulmonaire et de prévenir l'anasarque. Pendant la convalescence, les malades éviteront avec le plus grand soin l'influence des divers changements de température, porteront de la flanelle sur tout le corps, et feront usage de frictions sèches et de bains.

Une congestion cérébrale, une vive agitation, un malaise général, de la suffocation, de la fièvre, de la céphalalgie, une prostration avec ou sans réaction viennent-ils compliquer la maladie et rendre le diagnostic plus difficile? on examinera tous les organes avec soin, on prendra les maladies régnantes en considération, on se comportera avec prudence, et on se contentera de la médecine des symptômes; on combattra l'arachnitis, l'angine, la bronchite, etc., par des applications de sangsues derrière les oreilles, à la gorge, au dessous des clavicules; l'excès de la réaction générale par la saignée; la prostration par les sinapismes, les affusions

fraîches et quelques stimulants à l'intérieur. Ces phénomènes sympathiques n'ayant pas lieu, et d'ailleurs ils
ne sont pas aussi à redouter que le pensent les physiologistes, on attendra que la maladie soit caractérisée, et
on se bornera à favoriser la diaphorèse par des pédiluves,
des bains chauds, et des boissons délayantes qui suffisent
ordinairement pour amener les fièvres exanthématiques
à une terminaison heureuse.

La rougeole, la scarlatine disparaissent-elles subitement? on les rappellera par un bain chaud, ou par un
bain de vapeur.

Malgré la propriété préservatrice que les médecins
Allemands ont cru trouver dans l'extrait de belladone,
contre les exanthèmes, rougeole et scarlatine, il est
toujours prudent d'isoler les sujets et de recourir aux
lotions chlorurées, sur-tout si l'affection est grave et
épidémique. Le soufre a également été préconisé comme
préservatif de la rougeole.

119.° *Miliaire*

Les boissons délayantes, gommeuses, diaphorétiques, les pédiluves sinapisés suffisent si l'affection est
simple; est-elle épidémique? on s'en préservera par
l'isolement, les lotions chlorurées dans les appartements;
enfin est-elle compliquée de congestions cérébrales,
d'embarras des premières voies, de gêne dans la respiration? on agira contre les maladies des cavités splan-
chniques, et comme nous venons de l'indiquer pour
la rougeole et la scarlatine.

120.° *Variole.*

De même que dans la rougeole et la scarlatine, on
préservera les organes intérieurs, et en particulier
ceux de la respiration et de la digestion, par des sang-

sues en grand nombre, des cataplasmes sur le ventre et
à la gorge; par des boissons émollientes, des loochs,
des juleps gommeux, etc.; par des gargarismes et des
lavements émollients; par une saignée du bras si la
fièvre est forte. Quelques praticiens ont fait avorter la
variole en cautérisant les boutons, dès le premier ou
le second jour de l'éruption, avec un stilet trempé dans
un soluté de nitrate d'argent; mais est-il toujours prudent de s'opposer au développement, à la marche de
cette maladie? ne vaut-il pas mieux, au contraire, com-
biner les moyens thérapeutiques, avec les efforts de la
nature, et aider la maladie à parcourir sans danger ses
diverses périodes? Si nous devons en croire l'expérience et la pratique de MM. Bretonneau, Serres, Velpeau, Lenoble, Damiron, les dangers d'une pareille
méthode sont imaginaires. En effet, si la cautérisation
n'a pas toujours prévenu l'encéphalite, une des plus
graves complications de la Variole confluente, elle l'a
beaucoup modérée. La méthode ectrotique a encore l'a-
vantage, disent les habiles praticiens que nous venons de
citer, de diminuer le nombre des pustules, d'en prévenir les traces, et cela d'autant plus facilement, que
les boutons sont moins nombreux. S'ils sont très nombreux, avec du temps, de la patience et des soins, on
les cautérise, et ils se cicatrisent tous.

La Variole est-elle confluente? on diminuera la fièvre
de résorption en ouvrant les pustules et évacuant le pus
qu'elles contiennent; est-elle bénigne? on fera usage
des délayants, des acidules et des laxatifs. Ces derniers
médicaments ont été préconisés de tout temps dans le
traitement de la Variole. Sydenham, Stoll, etc., les
ont vantés; mais il ne faut pas en abuser. On les administre quand la première période est passée, qu'il n'y a
pas eu de réaction vive, que les pustules pâlissent, et

qu'on craint l'adynamie ; on les prescrit encore dans la
seconde période, quand il y a eu métastase intestinale,
et que le sang peut être gorgé des matières déposées sur
la peau ; il est bon alors d'activer l'action sécrétoire des
membranes muqueuses, et d'en débarrasser le sang.
Enfin, survient-il des abcès pendant la convalescence ?
on en fera de suite l'ouverture.

121° *Varicelle, Variole discrète.*

Favoriser l'éruption par des boissons légèrement
diaphorétiques, gommeuses, miellées, les pédiluves
chauds, la diète, le repos au lit, etc. ; existe-t-il de la
fièvre, de la céphalalgie, etc.? agir contre les complications.

XIV. FIÈVRES.

122° *Fièvres intermittentes et rémittentes.*

Pendant les accès, diminuer la durée ou la violence
des symptômes ; dans les intervalles, examiner les influences qu'ils exercent sur la constitution ou sur les
maladies antérieures, et abandonner l'affection à elle-
même, ou lui opposer promptement les remèdes convenables ; examiner si l'administration de ces derniers doit
être prompte ou différée jusqu'à ce que l'on ait rempli
quelque indication préalable ; prévenir le retour des accès
par des moyens qui doivent être en rapport avec les phénomènes consécutifs qu'ils laissent après eux ; enfin,
prévenir le développement de ces fièvres, soit chez des
individus isolément, soit chez tous les habitans d'un
même pays.

L'appareil ou l'organe souffrant étant connu, ainsi

que les causes de l'intermittence qui peuvent dépendre
du malade lui-même, ou ce qui est le plus ordinaire,
de certaines constitutions atmosphériques et miasma-
tiques, on dirigera le traitement et sur l'organe malade
et sur les causes. On conseillera donc, dans tous les cas
de fièvre de ce genre, accompagnée de douleurs plus
ou moins vives dans un organe, d'altérations de fonctions plus ou moins prononcées; on conseillera, dis-je,
une saignée locale ou générale, pratiquée pendant la période de la chaleur. La Fièvre dépend-elle seulement
d'une phlegmasie locale? on détruira celle-ci avant de
recourir aux spécifiques; est-elle idiopathique? point
de délai, administrer de suite le sulfate de quinine. La
salicine, les poudres de feuilles de houx, de feuilles
d'olivier, de quinquina jaune, de quinquina rouge, de
gentiane, de petite centaurée, de café, de quassia amara,
de simarouba, de petit chêne, de sulfate de fer, d'hydrochlorate d'ammoniaque, d'écorce de lilas, etc., ont
encore été préconisées par quelques praticiens; mais ces
spécifiques sont encore loin de mériter les éloges qu'on
a bien voulu leur donner. Dans une épidémie de fièvre
intermittente qui a régné à Gustrow, au printemps de
1827, M. le Dr Hasse assure avoir employé avec succès
le prussiate de fer, à la dose de 1 gr. toutes les quatre
heures, pendant l'intermission.

Le sulfate de quinine s'administre pendant l'apyrexie,
à des doses qui sont d'autant plus élevées (12 à 40 gr.), et
d'autant plus rapprochées, que les accès sont plus violents et plus éloignés les uns des autres, que la saison
sera plus froide, et le sujet plus avancé en âge et moins
irritable. On le donne en bols, en pilules, en potions,
juleps, etc., ou bien en lavement, par la méthode endermique, quand l'estomac ne peut le supporter. Dans
ce cas on devra associer le sulfate de quinine avec l'o-

pium, le musc, le camphre, la cannelle, la serpentaire de Virginie, la cascarille ou toute autre substance, afin de prévenir le vomissement. M. le professeur Chomel, qui a fait de nombreuses expériences sur l'administration du sulfate de quinine, conclut que pour réussir à couper une fièvre intermittente, il faut donner le spécifique dix-huit ou vingt-quatre heures avant l'accès. Dans les fièvres quotidiennes, les accès étant trop rapprochés pour agir ainsi, il arrive assez souvent que l'accès a lieu le jour même où le médicament a été administré, mais celui du lendemain ne vient pas.

Observe-t-on des symptômes graves ou pernicieux? on augmentera de suite la dose du spécifique, car le troisième accès est souvent mortel. Les accès deviennent-ils subintrants? on cherchera à obtenir des intermissions à l'aide des bains tièdes, ou mieux des affusions fraîches; mais pour cela il faut que la chaleur soit forte et la poitrine saine; pendant ce temps on administre le fébrifuge.

On est encore parvenu à arrêter les accès en donnant toutes les heures une cuillerée à bouche d'une potion fortement laudanisée (xx à xxx gouttes), en appliquant quelques ventouses sur l'épigastre et dans le dos, en plaçant une ligature sur chacun des membres, en déplaçant le malade, l'envoyant dans un pays plus sain, moins disposé au développement de la Fièvre. Ce fait explique la facilité avec laquelle on peut augmenter le nombre des fébrifuges, puisqu'il suffit souvent de faire coïncider telle ou telle médication avec le changement de lieu d'un malade, pour guérir une Fièvre intermittente.

On favorisera le succès du traitement en tenant le malade au lit; en lui donnant une boisson aromatique et chaude, aussitôt le stade du froid; une boisson acidule et gommeuse pendant la période de chaleur, et une boisson légèrement sudorifique lors de la sueur; on ne permettra que très peu d'aliments pendant l'apyrexie.

Pendant la convalescence, les malades éviteront l'impression du froid et de l'humidité, un écart de régime, les émotions vives, les changements brusques de température; ils se couvriront de laine, et ne passeront jamais la nuit dans des lieux mal sains.

***

123° *Fièvres intermittentes et rémittentes pernicieuses.*

Dès le début, sulfate de quinine à haute dose (xx à xl gr. et plus) pendant l'apyrexie; on le donnera en plusieurs fois, et on s'arrangera de manière à ce que la dernière dose soit prise deux heures au moins avant le retour du nouvel accès. Du reste, on opposera aux accidents locaux ou généraux qui pourraient survenir vers le cerveau, la moelle épinière, le cœur, les poumons, le tube digestif, la peau, etc., les moyens thérapeutiques propres à chacune de ces complications.

***

124° *Typhus, Fièvres typhoïdes, Fièvres graves, Dotthinenterie, Fièvres entéro-mésentériques, Peste, Fièvre jaune, Fièvre des camps, Fièvre des prisons, Fièvre adynamique, Fièvre ataxique, Fièvre putride, iléo-diclidite, etc., etc.*

Dans le traitement de toutes ces fièvres, qui ne sont que des variétés du même genre, il ne faut admettre aucune méthode exclusive; il faut, dit M. Chomel, chercher à aider les efforts de la nature, et agir tantôt en modérant, tantôt en activant le déploiement de ses forces. Cette méthode, dite rationelle, et qui puise ses moyens

dans l'indication fournie, d'un côté, par la constitution
du malade, et d'un autre, par l'aspect des phénomènes
morbides, a, de tout temps, été observée par les meilleurs praticiens.

Dans la *première période* de cet ordre de fièvres, où
tout dénote un état inflammatoire, il faut recourir, mais
sobrement cependant, aux antiphlogistiques, aux affusions, aux bains frais, à moins d'affection pulmonaire,
et aux révulsifs cutanés ; on préférera les sangsues à
la phlébotomie. M. Louis a démontré que généralement
une seule saignée suffisait. On insistera davantage sur
les boissons délayantes, telles que le petit-lait avec tamarin, les limonades, et vers la fin de l'eau vineuse.

Deuxième période. Relever les forces par l'usage des
toniques les plus énergiques. Le quinquina, le camphre
seul ou uni au sel de nitre, les vins les plus généreux,
le musc, le castoréum, la serpentaire de Virginie, le
camphre, l'éther, l'acétate d'ammoniaque liquide, les
solutés de chlorure de soude ou de chaux à l'intérieur,
les fomentations sur le corps avec les liqueurs chlorurées, les lotions vinaigrées chaudes, les frictions avec
les teintures aromatiques, les lavements stimulants, etc.,
ont parfois produit les plus heureux effets. M. le professeur Andral a publié des exemples où ce traitement a
parfaitement réussi. M. Chomel recommande en outre
les limonades minérales et parmi elles spécialement celle
qui est préparée avec l'acide hydrochlorique, acide plus
propre que tout autre, selon lui, à cicatriser les ulcérations intestinales, et que l'on emploie d'ailleurs avec
avantage contre les ulcères de la bouche, du pharinx et
du voile du palais.

La maladie prend-elle une forme rémittente ou intermittente? on la combat par les moyens employés dans les
fièvres du même nom.

La méthode anglaise, qui consiste à donner aux malades des boissons gazeuses, a eu d'abord des résultats extrêmement heureux, mais peu à peu elle laissa succomber autant de malades que toute autre.

M. Chomel n'emploie jamais que des vésicatoires volants. Cet habile praticien a vu que la vésication suppurante donnait souvent lieu à des ulcérations interminables. On peut encore remplacer les vésicatoires par des sinapismes.

Aux accidents tétaniques, à la diarrhée, à la dysenterie, aux dispositions scorbutiques, à l'atonie des intestins, on apposera les affusions froides sur tout le corps, jusqu'à ce que le malade éprouve un léger frisson, l'opium, le ratanhia, la menthe poivrée, etc. Le ratanhia a été préconisé, ainsi que ses diverses préparations, par M. Foureau de Beauregard, dans le traitement de la Fièvre jaune, qu'il considère comme une affection essentiellement hémorrhagique. Déjà cet agent thérapeutique a réussi à la Véra-Cruz, entre les mains de M. le Dr Chabert.

Le médecin éloignera de la contagion les personnes bien portantes, isolera les malades les uns des autres, veillera à ce que l'écoulement des eaux ait lieu; recommandera la propreté la plus minutieuse; fera détruire les miasmes, les odeurs putrides par des fumigations, des lotions chlorurées; conseillera les toniques, les stimulants, mais modérément, les ablutions acides, huileuses, les fumigations désinfectantes aux personnes chargées de visiter, de soigner les malades.

XV. EMPOISONNEMENTS.

Généralités. On pourra soupçonner un empoisonnement toutes les fois qu'appelé près d'un malade, celui-ci se plaindra d'une odeur nauséabonde et infecte, ou d'une saveur désagréable, acide, alcaline, âcre, styptique ou amère; d'une chaleur âcre ou brûlante dans le gosier et l'estomac; que la bouche sera sèche ou écumeuse, la gorge frappée de constriction, la langue et les gencives livides, d'un jaune citron, blanches, rouges ou noires, l'haleine fétide; qu'une douleur plus ou moins vive, plus ou moins fixe, se fera sentir le long du tube digestif ou dans l'un de ses points plus que dans tout autre; qu'il y aura des rapports, des nausées, des vomissements plus ou moins fréquents de matières muqueuses, bilieuses ou sanguinolentes, blanches, jaunes, vertes, bleues, rouges ou brunâtres, bouillant sur le carreau, rougissant ou verdissant la couleur de tournesol; qu'on observera des hoquets, de la constipation ou des déjections alvines plus ou moins abondantes, avec ou sans ténesme, de couleur et de nature différentes; que la respiration sera difficile, le pouls fréquent, petit, serré, irrégulier, souvent insensible, ou fort et régulier, la soif ardente, les frissons fréquents, la peau et les membres inférieurs glacés, ou dévorés par une chaleur brûlante, une éruption douloureuse; que les sueurs seront froides et gluantes, l'émission des urines difficile, très rare ou brûlante, et les boissons rejetées hors de l'estomac aussitôt qu'elles auront été ingérées. On tiendra compte encore de l'altération de la physionomie, de la couleur pâle, livide ou plombée de la face, de la perte de la vue et de l'ouie; de la rougeur et de la siccité des yeux; de la contraction ou de la couleur de la pupille, de l'agitation générale, des cris, du délire, des convulsions générales ou locales, des contorsions, du rire sardonique, du trismus, de la stupeur, de la syncope, de la pesanteur de tête, de la somnolence, des vertiges, des paralysies locales ou générales, de la prostration des forces, de l'altération de la voix, du priapisme, etc. Enfin, le médecin constatera s'il y a cessation, retour plus ou moins régulier des différents symptômes que nous venons d'énumérer.

Traitement. *Généralités.* Les médications à remplir varient selon le temps qui s'est écoulé depuis l'empoisonnement. Ainsi, le poison est-il avalé depuis peu de temps, se trouve-t-il encore dans l'estomac, ou en d'autres termes, est-on appelé à la *première époque* des accidents? on cherchera à chasser le poison, soit par le haut, soit par le bas, à l'aide des *évacuants,* ou bien on neutralisera ses propriétés vénéneuses en le combinant avec une substance appelée *contre-poison.* La substance délétère a-t-elle été avalée depuis un certain laps de temps, les symptômes de l'empoisonnement sont-ils manifestes? on combattra la maladie par des moyens généraux appropriés à la nature des symptômes, à l'état du sujet et des organes affectés, au genre de poison, etc., après avoir eu la précaution, toutefois, de s'assurer si toute la substance vénéneuse a été rejetée par les vomissements.

Les évacuants mis en usage dans la première période d'empoisonnement, sont l'émétique, le sulfate de zinc, la titillation de la luette, les boissons aqueuses, mucilagineuses, adoucissantes, etc.

Les contre-poisons ou *antidotes* sont des substances capables de décomposer ou de neutraliser les poisons en se combinant avec eux. A la tête de ces substances, que l'on doit pouvoir prendre en grande quantité sans danger, et dont l'action doit être prompte et indépendante des sucs gastriques, muqueux, bilieux, etc., renfermés dans l'estomac, sont :

Les solutés de sulfate de soude.	Le décocté de quinquina.
—　　　　　　　　de magnésie.	Le lait.

Le soluté d'hydrochlorate de soude. | Le blanc d'œuf.
La magnésie délayée dans l'eau. | L'eau de savon.
L'infusé de noix de galle.

A. POISONS IRRITANTS.

1° *Acides minéraux et végétaux.*

Antidotes. Magnésie calcinée délayée dans l'eau, macératé de graine de lin ou de guimauve, eau de savon, lavements émollients, etc.

Traitement. Le vomissement n'ayant pas eu lieu, ce qui est extrêmement rare, on titillera la luette avec les barbes d'une plume; le poison qui n'a pas encore agi étant neutralisé, on aura recours aux antiphlogistiques, aux fomentations émollientes sur l'abdomen, aux bains tièdes; à une saignée du bras, aux sangsues, si les premiers moyens ne suffisent pas; aux boissons mucilagineuses, aux sangsues au col si la déglutition ne peut se faire.

Une fois maître des accidents, on prescrira quelques tasses d'eau de veau, de bouillon de poulet; on favorisera la convalescence par l'usage du gruau, des fécules, des crèmes de riz, des bouillons gras; on évitera le vin, les spiritueux et les aliments solides; enfin, la convalescence étant confirmée, on permettra des aliments solides, peu à la fois, et d'une digestion facile.

Si, par une cause quelconque, le malade ne peut avaler aucun des médicaments prescrits, on videra l'estomac à l'aide de la sonde de Boërhaave, modifiée par MM. Dupuytren et Renault et perfectionnée par M. Charrière.

2° *Alcalis concentrés.*

Antidotes. Vinaigre, suc de citron étendus d'eau

(deux cuillerées à café pour un verre d'eau); pas de vomitifs proprement dits (émétique, ipécacuanha); boissons, fomentations émollientes, cataplasmes, sangsues, etc., si les accidents ne cèdent pas. *Voyez* Acides.

3° *Préparations mercurielles.*

Antidotes. Eau albumineuse, lait étendu d'eau,
farine délayée dans de l'eau : la farine agira par son
gluten.

Traitement. Voyez Acides.

4° *Préparations arsenicales.*

Antidotes. Eau sucrée pure ou coupée avec un tiers
d'eau de chaux; eau tiède ou froide.

Traitement. Décoctés émollients, eau de veau, de
poulet, etc. *Voyez* Acides.

5° *Préparations cuivreuses.*

Antidotes. Eau albumineuse, farine de froment délayée dans de l'eau; on comptera peu sur l'eau sucrée.

Traitement. Voyez Acides et préparations mercurielles.

6° *Préparations antimoniales.*

Antidotes. Le vomissement n'a-t-il pas lieu? plusieurs tasses d'infusé de noix de galle, de décocté de
quinquina, d'écorce de chêne, de saule.

Traitement. On combattra le vomissement en donnant
de l'eau sucrée, plusieurs verres d'eau tenant en solution un grain d'opium on une once de sirop diacode. On
pourra remplacer ce liquide par un décocté de trois ou

quatre capsules de pavot dans deux verres d'eau édul-
corée avec le sucre. Les vomissements, les douleurs
persistent-ils? quelques sangsues sur l'estomac, ou autour du cou si la déglutition est difficile. Enfin, on se
comportera comme dans l'empoisonnement par les acides
si des douleurs intestinales persistent ou augmentent.

7° Préparations d'Étain, de Bismuth et d'Or.

Antidote. Lait coupé avec de l'eau.
Traitement. *Voyez* Acides et préparations arseni-
cales.

8° Préparations d'Argent.

Antidote. Soluté de sel de cuisine préparé dans les
proportions suivantes : Hydrochlorate de soude, une
cuillerée à café ; eau, quatre pintes.
Traitement. *Voyez* Acides.

9° Nitrate de Potasse.

Antidote. Eau de chaux.
Traitement. *Voyez* Acides.

10° Hydrochlorate d'Ammoniaque.

Antidotes et *Traitement.* Provoquer de suite le vomissement à l'aide de l'eau sucrée, de l'eau tiède en
grande quantité, ou en introduisant les doigts dans la
bouche, ou en chatouillant le gosier avec les barbes d'une
plume ; calmants, antispasmodiques, émollients, émissions sanguines, etc.

11° Foie de soufre.

Antidotes et *Traitement.* Favoriser le vomissement

à l'aide d'une grande quantité de boissons mucilagineuses; calmer les douleurs de ventre par des sangsues,
et se comporter ensuite comme pour les acides.

12° *Eau de Javelle.*

Antidotes et *Traitement.* Provoquer le vomissement
et se conduire comme nous l'avons indiqué pour les
acides.

13° *Préparation de Baryte.*

Antidotes. Eau de puits (contenant du sulfate de
chaux), solutés de sulfate de soude , de sulfate de magnésie (deux gros de l'un de ces sels dans une pinte
d'eau.)
Traitement. Eau sucrée , boissons émollientes, etc.
Voyez Acides.

14° *Phosphore.*

Voyez Acides.

15° *Cantharides et ses préparations.*

Antidotes et *Traitement.* Eau tiède et macératé de
graine de lin , de racine de guimauve , etc., en assez
grande quantité pour produire le vomissement ; injecter
dans la vessie des liquides mucilagineux ; frictionner la
partie interne des cuisses et des jambes avec de l'huile
camphrée, si l'ardeur de vessie et la difficulté d'uriner
persistent ; ne point provoquer le vomissement, se contenter de quelques verres d'eau sucrée , d'un bain général, de frictions huileuses camphrées , de quelques
sangsues, de fomentations émollientes sur les points
douloureux , etc. , si les Cantharides n'ont point été

administrées à l'intérieur, mais seulement appliquées sur la peau ou sur des plaies.

16° *Verre, Émail.*

Antidotes et *Traitement.* Gorger le malade d'aliments féculants, afin d'envelopper le poison et de diminuer son action sur la membrane muqueuse de l'estomac; recourir ensuite au vomissement, puis aux mucilagineux, aux adoucissants, aux fomentations, aux bains émollients, aux sangsues sur les points douloureux.

17° *Préparations de plomb.*

Antidotes. Solutés de sulfate de magnésie, de sulfate de soude, eau de puits.

Traitement. *Voyez* Colique de plomb, page 302.

18° *Substances végétales.*

Anémone.	Clématites.	Chélidoine.
Bois gentil.	Coloquinte.	Euphorbe.
Bryone.	Concombre sauvage.	Garou.
Gomme gutte.	Gratiole.	Herbe aux poux.
Pignon d'Inde.	Ricin.	Renoncule.
Rhus toxicodendron.	Sabine.	Mancenillier.

Antidotes et *Traitement.* Boissons émollientes, bains et fomentations; les douleurs abdominales sont-elles nulles ou peu intenses, les vomissements fréquents, l'abattement et la sensibilité très remarquables? on donne quelques tasses d'infusé de café (eau 2 livres, café en poudre 8 onces.) Dans le cas contraire, on se comporte comme nous l'avons dit pour le sublimé et les acides.

B. POISONS NARCOTIQUES.

1° *Jusquiame, Solanum, If, Morviaux, Laitue vireuse, Ers.*

Antidotes et *Traitement.* Provoquer le vomissement à l'aide de 4 ou 5 grains d'émétique, de 20 à 24 grains de sulfate de zinc, ou de 3 ou 4 grains de sulfate de cuivre, dissous dans un verre d'eau, et favoriser le succès de l'un ou l'autre de ces remèdes en introduisant les doigts dans la gorge, ou en chatouillant le gosier avec les barbes d'une plume; donner, après le vomissement, des boissons acidules préparées avec le suc de citron, le vinaigre, les acides végétaux, le tartrate acide de potasse, etc.; l'infusé de café, dont nous avons déjà donné la formule; les frictions sèches sur les membres et sur tout le corps sont encore très utiles, ainsi que la saignée du bras ou mieux de la jugulaire, si le malade est comme frappé d'apoplexie et si les moyens ordinaires n'ont procuré aucun soulagement.

A part les vomitifs dont il faut s'abstenir quand le poison a été appliqué à l'extérieur, on se comportera de même.

2° *Opium et ses préparations; Morphine et ses sels, Narcotine.*

Antidotes et *Traitement.* Décocté de noix de galle, mais en petite quantité, car un excès dissout le composé *peu vénéneux* qui se forme entre l'opium, les sels de morphine et l'antidote employé; extraire les liquides contenus dans l'estomac, à l'aide de la seringue de Boërhaave, ou susciter le vomissement, et se conduire du reste comme dans l'empoisonnement par la jusquiame, etc.

3° *Acide prussique, Cyanure de mercure.*

Antidotes et *Traitement.* Faire vomir, faire respirer de l'eau chlorée (4 p. d'eau et 1 p. de chlore liquide), de l'eau ammoniacale (1 p. ammoniaque liquide des pharmacies, et 12 p. d'eau); affusions d'eau très froide sur la tête, la nuque et tout le trajet de la colonne vertébrale, glace sur la tête, saignée de la jugulaire ou du bras, sangsues derrière les oreilles, frictions sur les tempes avec la teinture de cantharides et l'ammoniaque, sinapismes aux pieds.

C. POISONS NARCOTICO-ACRES.

1° *Champignons vénéneux.*

Fausse oronge.
Oronge, ciguë verte.
— jaunâtre.
— blanche.
— souris.
— croix-de-Malte.
OEil de corneille.
— de l'olivier.
Blanc d'ivoire.
Grand moutardier.

Agaric bulbeux.
— printannier.
— meurtrier.
— acre.
— caustique.
— styptique.
Tête de Méduse.
Laiteux pointu rougissant.
Entonnoir creux et vénéneux.

Antidotes et *Traitement.* Faire vomir promptement le malade avec l'émétique, puis administrer les purgatifs suivants :

Huile de ricin.	℥j , 1 once.
Sirop de fleurs de pêcher.	℥jß , 1 once et demie.

A prendre une cuillerée à bouche toutes les demi-heures.

Casse brisée.	℥ij , 2 onces.
Séné mondé.	, 1/2 gros.
Sulfate de magnésie.	℥ß , 1/2 once.
Eau.	℔ij , 2 livres.

A prendre en lavement. On répète cet évacuant deux

ou trois fois, et s'il ne donne lieu à aucun effet, on le remplace par un décocté de tabac préparé avec une once de tabac pour deux livres d'eau. Après le vomissement, presque toujours occasioné par les lavements de tabac, on donne quelques cuillerées de la potion suivante :

Eau de fleur d'oranger.	℥iv, 4 onces.
Éther ou liqueur d'Hoffmann.	ℨij, 2 gros.
Sirop de sucre.	℥ij, 2 onces.

Les accidents font-ils des progrès? on administrera de l'eau sucrée, un soluté de gomme, un macératé de graine de lin, de racine de guimauve; on appliquera des fomentations émollientes sur les points douloureux; on mettra le malade dans un bain; on posera quelques sangsues; enfin, on se comportera selon la nature et la violence des symptômes.

Les secours sont-ils réclamés trop tard, la fièvre est-elle très forte, le ventre enflé, très douloureux, etc.? on s'abstiendra des purgatifs, on saignera le malade, on appliquera des sangsues, des fomentations émollientes sur les points douloureux, etc.

2° *Noix vomique.*	*Upas tieuté.*
Fève de Saint-Ignace.	— *antiar.*
Strychnine.	*Fausse angusture.*
Poisons américains.	*Brucine.*
Coque du Levant.	*Camphre.*

Antidote et *traitement.* Provoquer les vomissements par les moyens déjà indiqués; prévenir l'asphyxie en insufflant de l'air dans les poumons (*voyez* Asphyxie); donner quelques cuillerées de potion préparée avec :

Eau.	℥ij, 2 onces.
Éther.	ℨij, 2 gros.
Essence de Térébenthine.	ℨij, 2 gros.
Sirop de Sucre.	℥ß, 1/2 once.

Le poison a-t-il été appliqué sur une plaie, introduit à l'aide d'une flèche, d'un instrument piquant, etc.? retirer les corps étrangers; cautériser les blessures et agir comme ci-dessus, en exceptant toutefois les vomissements.

3° Tabac.	Stramonium.	Digitale.
Belladone.	Laurier rosé.	Rue.
Ciguë.	Ivraie.	Aconit.
Ellébore.	Colchique.	Scille.

Antidotes, Traitement. Vomitifs, purgatifs, saignée de la jugulaire pour combattre l'état comateux; après le vomissement, boissons acidules; enfin antiphlogistiques.

4° *Seigle ergoté.*

Les accidents sont-ils légers? on se bornera à donner de l'eau vinaigrée ou de l'eau dans laquelle on aura exprimé le suc d'un citron; la gangrène est-elle imminente? on placera le malade dans un appartement sec et chaud, sur un lit bien propre, dont on renouvellera souvent les couvertures, etc. *Voyez* 1ᵉʳ volume, page 646.

5° *Cyanure d'Iode.*

Antidotes, Traitement. Provoquer les vomissements par des boissons mucilagineuses abondantes; calmer les mouvements convulsifs par des frictions alcooliques, ammoniacales ou éthérées sur les tempes, ou en faisant aspirer ces mêmes topiques; s'opposer au développement des accidents inflammatoires par des émissions sanguines locales ou générales.

D. POISONS SEPTIQUES OU PUTRÉFIANTS.

1° Morsure des Vipères et des Serpents.

Traitement externe. Pratiquez aussitôt une ligature, pas trop serrée, au dessus de la plaie ; supprimez celle-ci si elle donne lieu à des accidents ; laissez saigner la plaie, comprimez-la pour faciliter la sortie du sang, ou couvrez-la de plusieurs ventouses ; lavez la plaie si cela est possible. Les accidents sont-ils plus graves, l'enflure, les douleurs très considérables ? ayez de suite recours à la cautérisation pratiquée avec le fer rouge, le nitrate d'argent fondu, la potasse à la chaux, le deuto-chlorure d'antimoine, la graisse ammoniacale de Gondret, le moxa, etc.

Traitement interne. Calmants, sudorifiques, quelques stimulants diffusibles ; potions avec la teinture de quinquina ; quelques gouttes d'ammoniaque liquide, etc.

2° Morsure du Scorpion.

Traitement. Boissons et potions calmantes, diaphorétiques ; sur la plaie, cataplasmes émollients arrosés avec quelques gouttes d'ammoniaque liquide.

3° Piqûres faites par les :

Abeilles.	Bourdons.	Frelons.
Guêpes.	Taons.	Mouches.
Tarentules.	Araignées.	Cousins.

Traitement. La douleur, l'enflure, la fièvre, sont-elles légères ? on frottera les parties piquées avec un mélange de 2 p. d'huile d'amandes douces et 1 p. d'ammoniaque liquide ; on prescrira une boisson diaphorétique. Mais les symptômes sont-ils plus graves, la température très élevée, l'insecte a-t-il sucé des plantes vénéneuses, des cadavres putréfiés ou des animaux morts de maladies pestilentielles? on appliquera l'un des caustiques proposés pour la morsure de la vipère, après avoir eu la précaution de visiter la plaie et d'enlever, à l'aide de pinces, l'aiguillon qui pourrait y être implanté. Dans quelques cas peu graves, on se contentera de laver la plaie avec de l'eau froide, de l'eau salée, ou un liniment fait avec p. é. d'huile et d'ammoniaque. Le malade a-t-il été assailli par une troupe de cousins? on le fera coucher, et on lui donnera une boisson diaphorétique avec quelques gouttes d'ammoniaque liquide.

4° Empoisonnements par certains animaux.

Dorade ou Dauphin.   Clupé cailleux tassart.
Congre ou Scombre.   Moules.

Traitement. Émétiques, purgatifs, éther sur du sucre, potion antispasmodique avec éther ou liqueur d'Hoffmann, vin d'opium composé, etc.; boissons acidules; combattre les douleurs de l'estomac par quelques sangsues, etc.

5° Morsure des animaux enragés.

Hydrophobie.

Traitement. On commencera par déshabiller le malade, on lavera ses habits s'ils ont été salis par la bave ; si la plaie est récente, encore saignante, on la pressera dans tous les sens pour la faire bien saigner, on la lavera ensuite avec de l'eau ordinaire, de l'eau de savon, ou de l'eau salée : la morsure est-elle sinueuse, profonde? on l'agrandira avec le bistouri, on en fera sortir le sang à l'aide de la pression, ou à

l'aide de la ventouse, puis on la cautérisera très profondément, ainsi que toutes les écorchures qui pourraient
exister, et on aura soin dans tous les cas de ménager
les gros vaisseaux; 7 ou 8 heures après avoir pratiqué
la cautérisation, on couvrira l'eschare d'un large vésicatoire que l'on pansera ensuite avec du cérat ou tout
autre corps gras très frais.

La plaie est-elle à la tête? on rase tous les cheveux,
afin de cautériser plus exactement. La cautérisation
est-elle suivie de gonflement, d'inflammation? on applique des fomentations émollientes et résolutives. Les
paupières, les lèvres, les joues ont-elles été mordues?
on les cautérise de même avec la précaution sur-tout
de ménager le globe oculaire; ce dernier a-t-il été tou-
ché par la bave? on passera légèrement dessus un pinceau imbibé de caustique; on lavera ensuite l'œil avec
un liquide mucilagineux, si cela devient nécessaire.
La morsure est-elle ancienne, cicatrisée même, et faite
bien certainement par un animal enragé? on l'ouvre,
on la cautérise et on la fait suppurer. Aperçoit-on les
pustules sublinguales signalées par le docteur Maro-
chetti? on se hâtera de les ouvrir et de les cautériser;
mais ces observations sont-elles bien exactes?

Quant au décocté de genêt, au calomel, à l'opium,
aux frictions mercurielles, au camphre, aux bains
froids par surprise, à la saignée, au chlore, etc., etc.,
vantés pour guérir l'hydrophobie, il faut leur préférer, comme spécifique, la cautérisation, et ne les employer que comme moyens accessoires.

125° Asphyxie.

Les personnes asphyxiées par la *vapeur de charbon,*
celle des fours à chaux, des cuves de raisin, des

vins ou autres liquides en fermentation, des marais, des mines de charbon, par défaut d'air respirable, ou enfin par l'acide carbonique et le gaz oxide de carbone, seront exposées au grand air, déshabillées, couchées sur le dos, la tête et la poitrine un peu élevées; on leur fera avaler quelques cuillerées d'eau vinaigrée; on aspergera le visage et la poitrine du même liquide; on frictionnera le corps avec des liqueurs alcooliques et aromatiques, puis on essuiera les parties mouillées avec des serviettes chaudes; on irritera la plante des pieds, la paume des mains et l'épine avec une brosse de crin; on donnera un premier lavement d'eau froide mêlée avec un tiers de vinaigre, un second d'eau froide également, avec deux ou trois onces de sel de cuisine, et une once de sel d'Epsum; on fera respirer, avec quelque précaution, de l'acide sulfureux (une alumette qui commence à brûler), de l'ammoniaque liquide : enfin, on insufflera de l'air dans les poumons, à l'aide du *tube laryngien* de Chaussier.

Tous ces moyens échouent-ils? le sujet reste-t-il plongé dans l'assoupissement? ses yeux sont-ils saillants, ses lèvres gonflées, son visage rouge? on pratiquera une saignée du pied ou mieux de la jugulaire.

Le sujet est-il revenu à lui-même? on le placera dans un lit chaud, dans un appartement vaste et aéré, dont les fenêtres seront ouvertes; on éloignera toutes les personnes inutiles; on administrera quelques cuillerées de vin généreux, de vin chaud sucré, d'eau distillée aromatique, ou de potion éthérée; quelques tasses d'eau émétisée si les envies de vomir se manifestent, ou mieux un lavement purgatif.

Nota. Tous ces secours doivent quelquefois être continués pendant quelques heures (5 à 6) pour rappeler les asphyxiés à la vie.

Dans l'Asphyxie des *fosses d'aisances, des puisarts,*

des égouts, on aura recours au grand air, aux aspersions d'eau vinaigrée, aux frictions sèches, à l'inspiration du chlore, à l'émétique, à l'ipécacuanha ou à une
petite tasse d'huile, pour chasser de l'estomac les matières que le malade aura pu avaler; à une ou deux saignées du bras, si les moyens ci-dessus sont insuffisants
et les battements du cœur désordonnés; au bain froid, aux
antispasmodiques, pour calmer les accidents nerveux;
enfin, aux frictions sur tout le corps, aux sinapismes
sur les extrémités, etc., si le malade continue à rester
sans connaissance, sans sentiment, sans mouvement.

Asphyxie par submersion, ou *Noyés*. On déshabillera
le noyé, on le couchera sur le côté droit, dans un lit
bas et modérément chaud; on débarrassera la bouche
du mucus et des autres corps contenus, en tenant la
tête un peu penchée et les mâchoires écartées; on as-
pirera les liquides contenus dans la trachée et les bronches; on s'assurera de l'état de la surface du corps et
si une blessure mortelle n'a pas été reçue, ce qui ren-
drait inutile toute tentative propre à rappeler le sujet à
la vie; on fera respirer des odeurs fortes; on réchauffera
lentement et progressivement le malade en promenant
sur les diverses parties du corps des vessies pleines
d'eau chaude, de la flanelle, des sachets remplis de
cendres chaudes, en plaçant une brique chaude à la
plante des pieds, en pratiquant des frictions sèches ou
aromatiques, etc.; on chatouillera les lèvres, l'intérieur des narines et la plante des pieds, avec quelque
corps léger; on insufflera de l'air dans les poumons;
on donnera un lavement purgatif; on appliquera quelques moxas sur le creux de l'estomac, les cuisses ou les
bras. Si le sujet ne revient pas à lui, on fera avaler
quelques cuillerées d'un liquide diffusible quelconque
aussitôt que la déglutition sera rétablie; on pratiquera

une saignée du bras, ou mieux de la jugulaire, si le
sujet est pléthorique, menacé d'une congestion cérébrale, et si son corps est encore chaud et ses membres
mobiles ; on facilitera les vomissements ; si la langue est
chargée, la bouche pâteuse, l'estomac rempli d'aliments ;
on donnera quelques cuillerées de vin chaud , si l'émétique et les boissons mucilagineuses que l'on aura fait
prendre au malade procurent des selles ; enfin on n'a-
bandonnera le noyé, que lorsqu'il n'y aura plus aucun
espoir de le rappeler à la vie : huit ou dix heures de
soins assidus sont quelquefois nécessaires.

Le galvanisme, l'électricité, ont encore été mis en
usage avec succès (Andrieux, Leroy d'Etiolles).

Asphyxie par strangulation, ou *Pendus*. On se comportera à peu près comme nous venons de le dire pour
les noyés ; seulement il est inutile de réchauffer le corps,
à moins qu'il ne soit pendu depuis long-temps et tout-
à-fait refroidi ; on coupera la corde, on desserrera le
nœud, et on pratiquera une saignée du pied.

Asphyxie par la chaleur. Placer le sujet dans un lieu
frais, le déshabiller, couper tous les liens qui peuvent
gêner la circulation du sang ; donner des limonades végétales, un lavement d'eau salée ; appliquer quelques sangsues sur les régions temporales ; faire une saignée du pied
ou mieux de la jugulaire, si la respiration est comme
anéantie, etc, etc. (*voyez* Asphyxie par le charbon) :
tels sont les moyens à l'aide desquels on pourra espérer
sauver le malade.

Asphyxie par le froid. Après avoir transporté le malade, enveloppé dans une couverture et la tête libre, du
lieu où il a été trouvé dans l'endroit où il peut être
soigné, on se hâte de le réchauffer, mais lentement et
par degrés ; pour cela, on le déshabille, on le plonge
dans la neige ou dans de l'eau très froide, que l'on ré-

chauffe peu à peu par de l'eau d'abord dégourdie, puis moins froide, et enfin tiède; et on pratique des frictions dans le bain, depuis le ventre jusqu'aux extrémités, ainsi que des aspersions sur le visage; ensuite on chatouille les lèvres et les narines, on insuffle de l'air dans les poumons, et on fait respirer des odeurs fortes. Une fois que le corps commence à se réchauffer, on place le malade dans un lit bien sec, mais non bassiné; puis on administre un lavement irritant, des boissons acidules, dès que la déglutition est rétablie; et enfin, le rétablissement étant complet, on permet des aliments.

On traite les membres gelés par des bains locaux, des frictions locales, des sudorifiques à l'intérieur.

Asphyxie des nouveau-nés. Tant que le cordon offrira quelques pulsations, qu'il n'y aura pas d'hémorrhagie, que le placenta ne commencera pas à se détacher, on ne coupera pas, on ne tiraillera pas le cordon ombilical; on enveloppera l'enfant dans une couverture de laine, avec la précaution de lui tenir la tête élevée, la face à l'air; on s'assurera de la liberté de la bouche et des narines; on détachera tout ce qui s'opposera à l'entrée de l'air dans les poumons; on insufflera de l'air dans ces derniers; on pratiquera des frictions sèches sur le dos et la plante des pieds, des frictions avec des vins ou des liqueurs aromatiques sur les autres parties du corps; on exercera de légères pressions sur le cordon ombilical, le ventre, la poitrine; on donnera un quart de lavement très légèrement irritant, préparé avec le vinaigre ou quelques grains de sel. Si tous ces moyens sont sans succès, on placera le sujet dans un bain d'eau vineuse tiède jusqu'aux aisselles; enfin, si le placenta est détaché, le cordon sans battement, on coupera celui-ci, on éloignera l'enfant de la mère, et on lui prodiguera les secours ci-dessus; on les prolongera pendant un temps assez long, et on ne les suspendra que lorsque l'enfant sera rappelé à la vie, ou reconnu véritablement mort.

Asphyxie par les fleurs. On commencera par éloigner le malade de l'appartement ou du lieu où se trouvent les fleurs, on le placera au grand air, on lui fera respirer quelques odeurs fortes, on lui fera boire de l'eau sucrée, on lui insufflera de l'air dans les poumons, on lui donnera des antispasmodiques, s'il a des convulsions, etc.

126° *Ivresse.*

Les moyens les plus propres pour combattre l'ivresse qui ne cède pas d'elle-même au bout de dix, douze ou quinze heures, comme cela a lieu ordinairement, sont : les émétiques (2 ou 3 grains de tartre stibié dans un verre d'eau); après le vomissement, une boisson acidule, puis un lavement purgatif, et enfin, des frictions sur tout le corps avec le vinaigre. Si, malgré tous ces moyens, l'assoupissement persiste ou augmente, si l'état du malade devient inquiétant, on pratique une saignée, ou bien on applique quelques sangsues au cou. Quelques gouttes d'ammoniaque liquide dans un verre d'eau, une tasse de café sans sucre, l'immersion des bourses dans de l'eau très froide, l'éther sulfurique, ont encore été employés avec succès contre l'ivresse.

127° *Delirium tremens.*

Saignée du bras, si le sujet est jeune, fort et pléthorique; évacuants, s'il y a embarras gastrique et intestinal; antispasmodiques, opiacés à hautes doses, bains généraux, affusions fraîches sur la tête, révulsifs sur les extrémités inférieures, etc.

SUPPLÉMENT. GÉNÉRALITÉS. (1)

1° *Phlegmasies.*

Phlegmasies simples. Soins hygiéniques, délayants, émollients, diète peu sévère, repos.

Phlegmasies plus graves. Saignées au début et au déclin, recourir aux toniques quand la Phlegmasie passe à l'état chronique, que l'induration et la gangrène sont imminentes; aux antiphlogistiques les plus énergiques, aux dérivatifs, aux sédatifs, aux répercussifs puissants, si un organe essentiel à la vie est enflammé; si le mal a pour cause un corps étranger engagé dans l'organe, il faut l'extraire; si quelques écoulements étaient suspendus, quelques affections primitives supprimées, il faut les rappeler; calmer les douleurs excessives et l'exaspération du système nerveux par l'opium et les antispasmodiques; attaquer directement les symptômes prédominants et les complications plus graves que la Phlegmasie elle-même; favoriser, ou entraver la terminaison, selon qu'elle est désirable ou non; hâter la résolution déjà préparée par les émollients et antispasmodiques, par les topiques résolutifs; provoquer la délitescence et la métastase par des moyens perturbateurs; prévenir toute réaction fâcheuse par un régime et un traitement incapable de troubler les efforts de la nature; combattre l'état chronique par des débilitants et des toniques sagement administrés; accélérer la suppuration,

---

(1) Ne m'étant peut-être pas assez étendu sur les Phlegmasies, les Hémorrhagies, les Hydropisies, et les Névroses, je vais énumérer rapidement les principaux moyens de traitement de ces diverses affections.

quand elle est inévitable, par des maturatifs; quand on
a pu éviter l'induration, la dissiper par des excitants ou
l'abandonner à elle-même; prévenir la gangrène par des
antiphlogistiques proportionnés à l'intensité de l'inflammation, par l'usage des excitants et des toniques
s'il y a atonie générale, enfin favoriser la chute des
parties mortes et s'opposer à la résorption du pus,
soit par les toniques, soit par les débilitants, selon les
circonstances.

La saignée générale, à laquelle on a recours dans les
Phlegmasies, porte différents noms selon l'indication
qu'elle doit remplir. Elle est *explorative* dans les cas
obscurs, et lorsque l'on tire peu de sang pour savoir si
elle est utile ou nuisible; *spoliative* quand, à l'aide d'une
large ouverture à la veine, elle dépouille le sang d'une
grande partie du cruor qui le rend trop épais; *évacua-
tive*, lorsqu'elle diminue l'abondance du fluide sanguin; *dérivative*, quand elle dégorge l'organe affecté;
attractive, dans le cas contraire.

On fait précéder la saignée générale de la saignée locale dans les Phlegmasies aiguës, profondes des organes parenchymateux; dans les congestions, etc. Dans
l'âge adulte, on la fait préférablement aux extrémités
supérieures; c'est le contraire dans la vieillesse.

La saignée locale convient dans les Phlegmasies des
membranes, des organes superficiels, dans les congestions anciennes ou nouvelles reconnaissant pour cause
la suppression d'un écoulement sanguin habituel. Ce
mode d'émission sanguine se pratique à l'aide de sangsues ou de ventouses scarifiées appliquées près du
siége du mal, si l'inflammation est ancienne; loin de
lui au contraire et toujours sur un lieu qui lui correspond directement, si elle est nouvelle.

Les boissons délayantes, tempérantes, émollientes,

sont préparées avec des substances mucilagineuses, acidules, et on les administre froides en été, tièdes en
hiver, afin de calmer la chaleur générale, diminuer l'é-
réthisme, rendre le sang plus aqueux, moins irritant.
Tous ces agents, unis aux topiques chauds, émollients
et souvent renouvelés, aux bains tièdes, etc., suffisent
dans le traitement des Phlegmasies simples, peu intenses, servent d'adjuvants dans celles qui sont fortes,
plus violentes, et ne doivent pas être trop long-temps
continués, car ils peuvent contribuer à transformer
l'affection aiguë en affection chronique. L'usage des
répercussifs, si avantageux pour faire avorter une Phlegmasie naissante par cause externe, produit souvent des
métastases funestes, lorsque l'on a affaire à des affections
graves; aussi est-il prudent de ne les employer qu'avec
beaucoup de prudence.

Les ventouses, sinapismes, cautères, sétons, vésicatoires, et tous les autres moyens révulsifs, précédés
des saignées générales ou locales, de la diète et des antiphlogistiques, conviennent particulièrement quand il
est nécessaire de porter promptement sur un organe
moins important l'inflammation qui compromet la vie;
on augmente l'action curative des premiers en couvrant
le siége du mal de fomentations émollientes et calmantes.
Si la cause de l'inflammation est une métastase, et si l'on
croit pouvoir reproduire l'affection primitive, on applique des révulsifs sur la partie qui en a été le siége,
ou bien on agit sur le canal digestif par le moyen des
purgatifs.

Les insomnies, les convulsions, les douleurs plus ou
moins vives se calment par les antispasmodiques administrés à l'intérieur et à l'extérieur, selon les circonstances. Enfin, l'inflammation tombée, on prévient
l'état chronique, la disposition à la gangrène, à l'adynamie, à l'aide des toniques et des stimulants.

Hémorrhagies.

Sont-elles actives, modérées? on se hâtera d'éloigner toutes les circonstances propres à les diminuer ou à les augmenter; on placera le sujet dans une température douce; on lui recommandera le repos de corps et d'esprit, des boissons fraîches, des compresses, des pédiluves, des manuluves, des bains frais; sont-elles très abondantes, peuvent-elles compromettre les jours du malade, enfin est-il urgent de les arrêter? aux moyens ci-dessus, on associera les boissons froides ou à la glace, émulsionnées ou acidulées; on exposera le malade à un air frais; on pratiquera des ligatures sur les membres; on prescrira des pédiluves, des manuluves, des bains froids, de la glace à la plante des pieds, sur le scrotum, le bas-ventre, les épaules, sur tous les membres, selon l'espèce d'hémorrhagie, les affusions froides; une saignée jusqu'à la syncope, à moins que la faiblesse ne soit déjà considérable, a souvent été utile. La digitale, préconisée par quelques praticiens, n'est pas toujours sans danger, en raison de sa propriété d'accélérer la circulation; l'opium convient pour calmer les mouvements convulsifs. On favorisera l'Hémorrhagie salutaire, supplémentaire, habituelle, celle enfin qui ne compromet en rien les jours du malade; on y suppléera même s'il est nécessaire, par une saignée ou une application de sangsues.

On prévient les Hémorrhagies en éloignant les causes connues ou présumées, en diminuant la quantité habituelle des aliments, en déterminant la nature de ceux-ci, en préférant ceux fournis par le règne végétal, en recommandant l'exercice du corps et de l'esprit; en tenant le ventre libre, en couvrant le corps de vêtements légers, en respirant souvent un air frais, etc.

Aux Hémorrhagies passives, on opposera les topiques froids sur la partie affectée, soit dans son voisinage, soit enfin sur les points du corps les plus sensibles au froid ; les astringents, les compresses d'eau de Rabel, d'eau vinaigrée, le tamponnement, ont encore été employés avec avantage. Nous en dirons autant des toniques et des astringents à l'intérieur, des limonades minérales, des boissons aromatiques, etc.

2° *Hydropisies.*

Le traitement général des Hydropisies, qui sont plutôt des symptômes de maladies que des maladies proprement dites, basé sur la connaissance exacte de la cause, de l'altération qui leur a donné naissance (1), consiste, 1° à éloigner ou à diminuer l'influence de la cause connue ou présumée ; 2° à évacuer le liquide épanché ; 3° à prévenir une nouvelle accumulation. On remplit la seconde et la dernière indication, par des moyens directs et indirects. Les moyens directs sont la ponction ou l'incision de la cavité renfermant le liquide ; les autres, pris parmi les diurétiques, les purgatifs, les émétiques, les sudorifiques, les émissions sanguines locales et générales, agissent en provoquant des sécrétions artificielles vers d'autres parties, et par suite en augmentant l'absorption dans celles qui sont le siége de l'Hydropisie. On donnera des diurétiques froids, des laxatifs, des diaphorétiques simples dans toutes les Hydropisies actives, des évacuants aromatiques dans les Hydropisies passives. Quant à la première médication, il n'est pas toujours facile de la remplir, car la cause de l'affection reste souvent ignorée.

___

(1) Dans le traitement des Phlegmasies, au contraire, peu importent les causes, à moins qu'elles soient permanentes ou spécifiques.

On favorise encore l'absorption des liquides épan-
chés, par une diète sévère, l'abstinence des boissons,
un exercice modéré, la promenade, les embrocations
avec des corps gras, une habitation dans un lieu sec,
chaud et élevé; l'usage des vêtements chauds, des frictions saturées ou aromatiques sur tout le corps, des fumigations balsamiques ou résineuses; une compression
méthodique sur les parties distendues, l'usage du vin
blanc-coupé ou étendu d'eau.

3° *Névroses.*

Ces maladies étant peu connues dans leur nature,
ainsi que les moyens propres à les guérir, il nous suffira
de dire que, depuis les agents thérapeutiques les plus
simples jusqu'à ceux qui sont les plus actifs, tout a
été conseillé dans le traitement des Névroses. Quelques
praticiens préconisent les antiphlogistiques, d'autres,
les antispasmodiques et les calmants, etc.

COURS

DE

PHARMACOLOGIE.

QUATRIÈME PARTIE.

ART DE FORMULER.

L'art de formuler, première difficulté qu'éprouve le
jeune médecin dans sa pratique, est l'application des
connaissances acquises en physique, en chimie, en
histoire naturelle médicale et en pharmacie, à la prescription des médicaments ditsmagistraux. Sans ces connaissances il est impossible, même au plus habile, de
prescrire à un malade les moyens les plus simples et les
plus propres à seconder la nature dans ses efforts de
guérison. En effet, comment formuler une potion, une
pilule, un apozème, etc., si on ignore la forme, le
volume, le mode d'administration de ces différents
genres de médicaments; comment oser mélanger deux
ou trois substances, si on n'est certain d'avance qu'il
ne peut y avoir entre elles aucune altération, aucune
décomposition? Ces premières notions sur l'art de formuler nous sont fournies par l'étude de la chimie et de
la pharmacie. Comment enfin indiquer au pharmacien le
mode de préparation d'un médicament, mode d'où dépendent souvent les propriétés curatives, si des connaissances exactes sur la matière médicale ne viennent aider
le praticien?

Quelques formules préparées d'avance, prises au
hasard, réunies sous un format plus ou moins portatif,
ou confiées à la mémoire, peuvent-elles suppléer à ces
premières études médicales? Je ne le pense pas, ou du
moins de pareils guides ne peuvent être utiles que dans
le plus petit nombre des cas : par cela seul, que ces formules sont faites d'avance, elles devraient être rejetées.
Il me sera facile de prouver cette vérité pharmacologique.
Que doit-on prendre en considération, en thérapeutique, avant de prescrire un médicament? Le genre de
maladie, l'intensité de cette dernière ; l'âge, le sexe
les habitudes, le tempérament, l'idiosyncrasie du malade, etc., etc. Toutes ces choses, de la plus haute
importance en médecine pratique, ont-elles pu être
jugées par les auteurs de formulaires? Non certainement. Cependant ces derniers n'ont pas travaillé inutilement. Leurs ouvrages sont bons à consulter; ils fami-
liarisent les élèves avec les prescriptions pharmaceutiques ; et ceux-ci doivent être dans le cas de pouvoir
les modifier selon les indications.

Déjà nous l'avons vu dans la première partie de ce
Cours, les agents pharmaceutiques naturels jouissent de
propriétés médicamenteuses qui leur sont propres. Mais
observons avec tous les plus célèbres praticiens, que
de leurs modes de préparation et d'administration, que
de l'habileté plus ou moins grande avec laquelle on
les manie, dépendent les succès de leur usage thérapeutique. Souvent une substance regardée comme inerte
par quelques praticiens, devient précieuse dans des mains
plus habiles et plus expérimentées.

Les médicaments étant de deux sortes, quant à leur
durée, *officinaux* et *magistraux,* le médecin n'a à formuler que les derniers ; il ordonne les autres. Il existe
donc une différence entre une *formule* et une *ordon-*

nance. Une formule est l'indication raisonnée des doses des agents thérapeutiques simples ou composés, qui par leur réunion, doivent constituer le médicament dit magistral. La formule comprend encore quelquefois le mode de préparation et toujours le mode d'administration. L'ordonnance au contraire n'est que la prescription pure et simple d'un médicament officinal, avec sa quantité et son mode d'administration. Ainsi, pour exemple, on dit à un malade d'acheter chez le pharmacien une livre ou deux de sirop de Salsepareille composé, d'en prendre une ou deux cuillerées à bouche, le matin à jeun, etc. Cependant, il est quelques médicaments magistraux, tels que *loochs, émulsion simple, petit-lait, décoction blanche de Sydenham, potion de Rivière, de Choppart,* etc., que l'on ne formule pas, à moins qu'on ne juge convenable d'y faire entrer d'autres substances que celles qui en font partie habituellement.

Les formules sont de deux sortes, *simples* et *composées.* Les premières sont sans contredit les meilleures et les plus convenables pour les malades. Sans parler de la facilité de leur exécution, des erreurs qu'elles font éviter, elles ont le grand avantage de détruire la polypharmacie, art des temps anciens, qui consiste à accumuler, dans le même pot ou la même bouteille, drogues sur drogues, qui a pour résultat de dégoûter le malade, et qui est tout-à-fait indigne de l'état actuel des sciences naturelles. Le bon praticien ne se juge pas à la longueur de ses formules, mais à la simplicité de ses prescriptions, à l'usage qu'il sait faire des substances dignes de figurer parmi les agents thérapeutiques, et au parti qu'il sait en tirer.

Par leur mélange, disent les polypharmaques, les agents naturels se prêtent un mutuel appui, et assurent davantage les effets curatifs. Mais, comme la somme to-

tale des propriétés médicamenteuses des substances mélangées ou combinées ne doit pas dépasser celle d'une
autre substance donnée seule, il s'ensuit que cette dernière doit être préférée; sur-tout si on l'administre à
dose suffisante; et d'ailleurs, aujourd'hui que l'on
cherche à expliquer le mode d'action des médicaments,
comment y parvenir pour les mélanges, quand à peine
on se rend compte des phénomènes physiologiques produits par les substances employées seules.

Cependant, tout en avouant qu'il y a moins d'humanité que de vanité dans l'étalage que certains médecins
font de leur savoir pharmacologique, convenons qu'il
est bon quelquefois de faire quelques mélanges, sur-
tout ceux qui ont pour but d'augmenter les propriétés
du médicament, tout en diminuant son volume. C'est
ainsi, que très souvent on donne le vomitif suivant :
ipécacuanha pur xij gr. émétique 1/2 gr. ou 1 gr., que
l'on associe les narcotiques avec les antisyphilitiques,
avec les acides, l'opium avec les astringents dans les diarrhées chroniques, les quinquinas et la magnésie, etc.

Dans la formule composée, on distingue la *base*,
l'*adjuvant* ou *auxiliaire*, le *correctif* et le *véhicule* ou
excipient. La base est la substance médicamenteuse sur
laquelle le médecin compte le plus, ou, en d'autres termes, c'est de tous les composants le plus actif ; l'adjuvant est ce qui vient ajouter à la propriété de la base. On
revoit de suite que si cette dernière est suffisamment
dosée et très active, on peut supprimer l'auxiliaire. Le
correctif, pris parmi les édulcorants et les aromates,
que l'on ne doit pas oublier dans une formule, est la
substance dont l'emploi a pour but de masquer l'o-
deur ou la saveur désagréables des autres agents médicinaux. Enfin, le véhicule est le corps mou ou liquide qui donne au mélange sa forme pharmaceutique.

L'eau ordinaire est le véhicule des tisanes, apozèmes, limonades, émulsions, etc. ; les eaux distillées, celui des potions et des mixtures ; de légers infusés ou décoctés aqueux, celui des juleps et des médecines ; les émulsions servent d'excipient aux loochs ; enfin les sirops, les mellites, les conserves, les pulpes, etc., sont habituellement employés pour donner aux pilules, aux bols, leur consistance demi-solide, etc.

Bien que la mémoire seule ne puisse suffire pour pouvoir bien formuler, il est cependant indispensable d'avoir présent à l'esprit les généralités suivantes sur les doses des agents thérapeutiques partagés, pour plus de facilité, en deux grandes sections, ceux qui sont très actifs, et ceux qui le sont très peu. Ces derniers sont les plus nombreux, et leur dose peut varier de plusieurs grains, ʒß, ʒj même, sans aucun inconvénient. Il n'en est pas de même des premiers, qu'il faut toujours administrer avec la plus grande circonspection. Il faut également confier à sa mémoire, ou plutôt au raisonnement, l'incompatibilité des agents pharmaceutiques, incompatibilité fondée sur les lois de composition et de décomposition des corps.

TABLEAU Synoptique des Doses auxquelles on administre en général les Médicaments dans les vingt-quatre heures.

A. *Médicaments internes.*

Poudres. . . . . } très actifs, 1/4 de gr. à ℈j, ou 1
Sels minéraux. . . . . } scrupule.
— végétaux. . . . . } peu actifs, ℥ß à ʒij, 1/2 gros à 2
Oxides métalliques. . . . . . } gros.
Corps simples non métalliques. . } en Bols ou Pilules.
Sels neutres purgatifs. . . . . } — ℥j à ℥jß, 2 gros à 1 once 1/2,
en solution.

Racines peu actives. . . . . . . }
Espèces-racines. . . . . }
Écorces peu actives. . . . . . } ℥ß à ℥j, 1/2 once à 1 once.
Pulpes peu actives. . . . . . } pour Eau ℔ij, 2 livres.
Tiges. . . . . }
Bois. . . . . }

Fruits. . . . . } ℥j à ℥ij, 1 à 2 onces.
Espèces-fruits. . . . . . . } pour Eau ℔ij, 2 livres.
Feuilles. . . . . }
Espèces-feuilles. . . . . . }
Semences. . . . . } ℥ij à ℥iv, 2 à 4 gros.
Espèces-semences. . . . . } pour Eau ℔ij, 2 livres.
Écorces actives. . . . . . }
Racines actives. . . . . . }

Fleurs. . . . . } ℥ß à ℥ij, 1/2 gros à 2 gros.
Espèces-fleurs. . . . . . . } pour Eau ℔ij, 2 livres.
Feuilles très actives. . . . . }

Vins médicinaux. . . . . . . } très actifs : ceux d'Opium particulièrement : v a xxx gouttes dans Potions, Juleps, etc.
peu actifs, ℥ß à ℥iv, 1/2 once à 4 onces, le matin à jeun.

Vinaigres. . . . . } très actifs, x à xl gouttes dans Potions, Juleps, etc.
Teintures. . . . . } peu actifs, ℥ß à ℥ij ou ℥iv, 1/2
Alcoolats. . . . . } gros à 2 ou 4 gros, dans Tisanes, Apozèmes, etc.

peu actifs, ℥ij à ℥iij, 2 à 3 onces dans Tisanes, Apozèmes, etc.
Sirops. . . . . } ℥j à ℥jß, 1 once à 1 once 1/2,
Mellites. . . . . } dans Potions, Juleps, etc.
Oximellites. . . . . } très actifs, ℥ij à ℥j, 2 gros à 1 once, dans Potions, Juleps, etc.

Sucs exprimés officinaux. . . . . } ʒij à ʒiv , 2 à 4 gros , dans Tisanes , Apozèmes , etc.

Sucs exprimés magistraux ou Sucs d'herbes. . . . . } ʒij à ʒiv , 2 à 4 onces , le matin à jeun.

Réglisse pour édulcorer Tisanes, Apozèmes , etc. . . . . } ʒij à ʒiv , 2 à 4 gros.

Huiles fixes. . . . .
Résines molles , telles que Copahu , Térébenthine , etc. } ʒij à ʒj ; 2 gros à 1 once , dans Potions , Juleps , etc.

Huiles volatiles. . . . . } ij à xx gouttes , dans Potions , Juleps ; etc.

Miel du Gatinais. . . . . } ʒij à ʒiij , 2 à 3 onces , pour édulcorer Tisanes , Apozèmes , etc.

Miel commun. . . . .
Huiles grasses. . . . . } ʒj à ʒij , 1 à 2 onces , en lavements.

Eaux distillées ordinaires. . . . . } ʒj à ʒiv , 1 à 4 onces , véhicules de potions.

— de fleur d'Oranger.
— de Cannelle.. . . .
— de Laitue. . . . . } ʒij à ʒiv , 2 à 4 gros , dans Potions , Juleps , etc.

— de Laurier – Cerise.
— d'Amandes amères. } v à xxx goutt. , dans Potions , Juleps , etc.

Acides minéraux. . . . .
— végétaux. . . . . } ʒɓ à ʒij , 1/2 gros à 2 gros , dans Eau ℔ij , pour Limonades.

Extraits aqueux peu actifs. . . .
Electuaires. . . . .
Pulpes très actives. . . . . . . } ʒɓ à ʒiij , 1/2 gros à 3 gros , en Bols ou Pilules.

Extraits résineux. . . . .
Résines proprement dites. . . . } ij à x gr. en Bols ou en Pilules.

Extraits narcotiques, tels que ceux d'Opium, Belladone, etc. . . } 1/4 de gr. à iij gr. et plus , en Bols ou en Pilules , ou dans Potions , Juleps , etc.

Tablettes. . . . .
Pilules. . . . . } ij à iv , selon les propriétés de la base.

Tisanes. . . . .
Bouillons médicinaux. . . . . .
Limonades. . . . .
Hydromels. . . . .
Oxicrats. . . . . } ℔ij à ℔iij , 2 à 3 livres , peu à la fois et souvent ; chauds , tièdes ou froids , selon les indications.
Hydrogalas. . . . .
Hydroalcoolés. . . . .
Bières médicinales. . . . .

Eaux médicinales.	
— minérales.	
Émulsions.	℔j à ℔j ß , 1 livre à 1 livre 1/2,
Petit-lait.	par tasses ou verrées.
Décoction blanche.	
Apozèmes.	
Potions.	
Juleps.	℥iv à ℥v , 4 à 5 onces,
Loochs.	par cuillerées à bouche.
Médecines ou Potions purgatives.	℥iv à ℥v, 4 à 5 onces, en une seule fois , le matin à jeun.
Mixtures.	℥ij à ℥iij , 2 à 3 onces , par cuillerées à café ou demi-cuillerées à bouche.

B. *Médicaments externes.*

Collyres liquides.	℥j à ℥iij , 1 à 3 onces.
— mous.	℥ß à ℥ij , 1/2 gros à 2 gros.
— secs ou pulvérulents. . .	℈j à ℈j , 1 scrupule à 1 gros.
— gazeux.	q. v.
Cataplasmes.	℥iv à ℔j , 4 onces à 1 livre.
Sinapismes.	*idem.*
Lotions.	℔ß à ℔j , 1/2 livre à 1 livre.
Injections.	℥iv à ℥xij , 4 à 12 onces.
Gargarismes.	℥iv à ℥viij , 4 à 8 onces.
Collutoires.	℥ß à ℥j , 1/2 once à une once.
Liniments.	℥j à ℥iv , 1 à 4 onces.
Fomentations. . . . . . . s . .	℔j à ℔iv , 1 à 4 livres.
Lavements.	℥iv à ℔j , 4 onces à 1 livre.
Fumigations.	
Bains.	
Cérats.	
Graisses médicamenteuses ou Pommades.	Quantités dépendantes des indications à remplir.
Onguents.	
Emplâtres.	
Sparadraps.	

TABLEAU Synoptique des Substances incompatibles.

Absinthes, incompatibles avec :
Sulfate de fer.
— de zinc.
Acétate de plomb.
Émétique.

Acétate d'Ammoniaque liquide,
avec :
Deuto-Chlorure de Mercure.

Acétate de Morphine, avec les
Soluté mercuriels.

Acétate de Plomb, avec :
Alun.
Borax.
Savon.
Tartrate de fer.
Eaux calcaires.
Infusés astringents.
Acides.

Acétate de Potasse, avec :
Chlorure de Mercure.

Acide citrique, avec :
Acide sulfurique.
— nitrique.
Acétate de plomb.

Acide hydrocyanique.
Cet acide doit toujours être
donné seul, dans des
Potions ou Juleps; ou
sous forme de sirop.

Acide sulfurique, avec :
Acide nitrique.
Bases salifiables.
Carbonates.
Alcoolats de Lavande.
Huiles essentielles.

Acide tartrique, incompatible avec :
Soluté alcalins.
Magnésie.
Acétate de plomb.

Alun, avec :
Potasse.
Carbonates d'alcalins.
Ammoniaque liquide.
Magnésie.
Acétate de plomb.
Infusé de noix de galle.

Ammoniaque liquide, avec :
Acides.
Alun.
Sels métalliques.

Benjoin et tous les Baumes, avec :
Alcalis.
Acides.

*Cachou et toutes les substances con-
tenant du tannin*, avec :
Sels métalliques.
Gélatine.
Émétique.

Camomille, avec :
Sels métalliques.
Gélatine.

Colombo, avec :
Émétique.
Deuto-chlorure de Mercure.
Nitrate d'argent.
Acétate de plomb.

Deuto-chlorure de Mercure, avec :
Alcalis fixes.
Carbonates alcalins.
Émétique.
Foie de soufre.

Savons
Fer.
Cuivre.
Plomb.
Mercure métallique.
Substances astringentes.

Deuto-sulfate de cuivre, incompatible avec :
Alcalis.
Carbonates alcalins.
Sous-Carbonate de soude.
Sels de plomb.
Infusés astringents.

Digitale pourprée, avec :
Sulfate de fer.
Acétate de plomb.
Infusé de quinquina.

Émétine, avec :
Gallates solubles.
Infusé de noix de galle.

Émulsion ou *Lait d'amandes*, avec:
Acides.
Oximellités.
Tartrate acide de potasse.
Deuto-chlorure de mercure.

Foie de soufre, avec :
Sels métalliques.
Acides.
Alcalis.

Gayac, avec : Acides minéraux.

Gomme arabique, avec :
Alcool.
Éther.
Acide nitrique.

Gomme kino, avec :
Acides minéraux.
Alcalis.
Carbonates alcalins.
Gélatine.
Acétate de plomb.

Émétique.
Sulfate de fer.

Houblon, incompatible avec :
Sels de fer.

Hydriodate de potasse, avec :
Acide sulfurique.
— nitrique.
Acétate de plomb.

Hydrochlorate d'ammoniaque, avec :
Acétate de plomb.
Chaux.
Nitrate d'argent.

Ipécacuanha, avec :
Infusés astringents.

Kermès minéral, avec :
Alcalis.
Carbonates alcalins.
Acides forts.
Hydrosulfates.
Décoctés astringents.
Proto-chlorure de mercure.

Musc, avec :
Deuto-chlorure de mercure.

Nitrate d'argent fondu, avec :
Alcalis fixes.
Acides forts.
Savons.
Arsenic.

Noix de galle, avec :
Eau de chaux.
Carbonates alcalins.
Acétate de plomb.
Sulfate de fer.
— de cuivre.
Émétique.
Gélatine.
Nitrate de mercure.

Opium, avec :
Sels métalliques.

Carbonates alcalins.
Décoctés astringents.

Oxides de fer, incompatibles avec :
Soufre.
Acides forts.

Proto-chlorure de fer, avec :
Alcalis.
Nitrate d'argent.

Proto-chlorure de mercure, avec :
Kermès minéral.
Chlore.
Acide nitrique.
Alcalis.
Carbonates alcalins.
Fer.
Plomb.
Cuivre.

Proto-sulfate de fer, avec :
Hydrochlorate de baryte.
Alcalis.
Carbonates alcalins.
Sous-borate de soude.
Nitrate d'argent.
Acétate de plomb.
Infusés astringents.

Proto-sulfate de zinc, avec :
Hydro-sulfates.
Infusés astringents.
Lait.
Alun.
Alcalis, etc.

Quinquinas, Ratanhia, Rhubarbe,
Roses de Provins, Sang-dragon,
Séné, avec :
Émétique.
Sulfate de fer.
— de zinc.
Nitrate de cuivre.

Dento-chlorure de mercure.
Eau de chaux.
Carbonates alcalins.

Salsepareille, incompatible avec :
Infusés astringents.
Eau de chaux.
Nitrate de mercure.
Acétate de plomb.

Savons, avec :
Acides.
Alcalis.
Sels métalliques.
Alun.
Eaux calcaires.
Substances astringentes.

Scille, avec :
Gélatine.
Eau de chaux.
Carbonates alcalins.

Sous - carbonate d'ammoniaque,
avec
Acides forts.
Eau bouillante.
Magnésie.

Sous-carbonate de tritoxide de fer,
avec tous les Acides.

Sous-carbonate de potasse, ⎫
de soude, ⎬ avec :
⎭
Acides forts, à moins qu'on
ne veuille avoir un déga-
gement d'acide carbonique,
comme cela a lieu dans la
préparation des eaux ga-
zeuses.
Hydrochlorate d'ammoniaque
Sulfate de magnésie.
de chaux.
d'alumine et de po-
tasse.
Sels métalliques.

Sulfate de potasse } avec :
de soude, }
Sels mercuriels.

Substances amilacées, avec :
Sels mercuriels.

Substances riches en huile volatile,
avec :
Sels de fer.
— de plomb.
— d'argent.

Tamarin, avec :
Carbonates alcalins.
Eau de chaux.

Tartrate acide de potasse, avec :
Alcalis.
Acides minéraux.

Tartrate de potasse et de fer, in-
compatible avec :
Foie de soufre.
Acides forts.
Substances astringentes.

Tartrate de potasse et d'antimoine,
avec :
Alcalis.
Carbonates alcalins.
Acides forts.
Hydrosulfates.
Substances astringentes.

Tartrate de potasse et de soude,
avec :
Acides.
Sulfate de magnésie.
Acétate de plomb.

Valériane, avec sels de fer.

RÈGLES A OBSERVER DANS LES FORMULES.

Le médecin ayant porté son diagnostic, et le malade devant être médicamenté pour guérir, voici les règles qui doivent être observées pour bien formuler :

1° Se représenter la forme, le volume ou la quantité du médicament que l'on veut formuler.

2° Avoir présent à l'esprit la classification des agents thérapeutiques, d'après leur mode d'action, leurs doses, les formes différentes sous lesquelles on peut les administrer, et les préparations diverses que l'on en fait en pharmacie. Ainsi il faut se rappeler que les tisanes sont de deux livres, les apozèmes d'une livre, les potions, les juleps de quatre à cinq onces, les loochs de cinq onces, les pilules de trois à quatre grains, etc. ; que les principaux amers, sont la gentiane, la petite centaurée, la fumeterre, la chicorée, etc. ; qu'à la tête des astringents se trouvent le cachou, les gommes kino, le ratanhia, l'écorce de chêne, les roses rouges, le tannin, etc., etc. ; que l'on prépare avec toutes ces substances des sirops, des extraits, des teintures ou des poudres, etc. ; que les doses, mode d'administration et mode de préparation varient selon une foule de circonstances que déjà nous avons indiquées plusieurs fois dans le cours de cet ouvrage.

3° Choisir les substances qui doivent faire partie du médicament magistral, et ne mélanger que celles qui sont douées de propriétés semblables ou analogues;

4° Prévoir si par leur mélange ces mêmes substances peuvent réagir les unes sur les autres, s'altérer ou se décomposer ;

5° Déterminer les doses après avoir pris en considération l'âge, le sexe, le tempérament, les habitudes, l'idiosyncrasie, etc., du malade; l'intensité et la période de la maladie ;

6.º Inscrire très lisiblement les substances les unes au-dessous des autres, ou dans l'ordre de leur mélange (cette dernière manière de formuler indique que le médecin possède des connaissances pharmaceutiques), et placer vis-à-vis chacune d'elles les signes (1) qui représentent leurs quantités.

7.º Les propriétes de quelques agents thérapeutiques étant surbordonnées au mode opératoire auquel on les soumet, il est indispensable que le médecin puisse indiquer au pharmacien le *modus faciendi*. C'est ainsi que le lichen d'Islande, privé préalablement de son principe amer par une décoction prolongée, ou par une macération dans une eau alcaline, devient émollient, adoucissant, d'amer, de tonique qu'il est sans ces opérations préliminaires, ou traité par une décoction légère; que le colombo est plus tonique, plus amer, traité par infusion que par décoction, etc. Il est indipensable aussi que le praticien connaisse parfaitement toutes les règles que nous avons établies pour la préparation de chaque genre de médicaments magistraux, afin de pouvoir les indiquer dans l'occurrence.

8.º Non-seulement le médecin doit indiquer de vive voix le mode d'administration du médicament, mais encore il doit le transcrire sur sa formule, afin d'é-

(1) Beaucoup de praticiens et sur-tout les élèves préfèrent, aux signes abréviatifs, l'indication en toutes lettres des quantités des substances entrant dans les formules. Certainement cette manière de formuler est beaucoup plus commode; elle est peut-être aussi moins exposée à laisser commettre des erreurs; mais il est une foule de circonstances, que nous abandonnons à la sagacité du médecin pour être appréciées, où les signes et les abréviations sont de toute nécessité. Nous avons cédé à la sollicitude de nos élèves, en employant dans ce second volume les signes et les mots.

viter toute erreur. Une omission semblable serait coupable, sur-tout si le médicament était très actif.

9° Le médecin devra, avant de signer sa formule, se représenter le volume total du médicament, et calculer dans quelle proportion se trouvera la base à chaque temps d'administration; ainsi je suppose une potion calmante de ℥ v (5 onces) ou 10 cuillerées à bouche, qui a pour base 1 grain d'acétate de morphine, pour véhicule ℥iv (4 onces) d'eau de tilleul, pour adjuvant et correctif ℥j, (1 once) de sirop de fleurs d'oranger; cette potion devant être prise par cuillerée à bouche, d'heure en heure, et la cuillerée contenant à peu près ℥ß (1/2 once,) le malade prendra chaque fois 1/10 de gr. d'acétate. Ce raisonnement, extrêmement simple, doit être fait pour chaque prescription.

10° Toutes les formules et ordonnances doivent être lues avec attention avant d'être signées et envoyées chez le pharmacien.

11° On mettra le nom du malade, à moins d'indiscrétion.

12° On mettra également en tête de la formule, le nom du médicament; ce nom, qui sera celui que l'on aura prononcé devant le malade, ne pourra, sous aucun prétexte, être changé par le pharmacien. J'ai vu des changements de ce genre, bien innocents cependant, puisque la formule avait été fidèlement exécutée, inquiéter les malades au point qu'ils se refusaient à prendre le médicament, craignant qu'il n'y ait eu erreur. Il suffit, dans ce cas, de changer l'étiquette, pour les tranquilliser. Ces défauts d'attention doivent être scrupuleusement évités, autant dans l'intérêt du malade, que dans celui du pharmacien.

13° On est dans l'habitude de mettre en tête de la première ligne de la formule, au-dessous du nom du médicament, les lettres P ou R, ou le signe ℞, qui veulent dire : *Prenez* ou *Recipe*, et en bas de la prescription, après la signature, la date et le mode d'administration. Quelques médecins sont encore dans l'usage d'inviter le pharmacien, par la lettre T, de transcrire sur l'étiquette, dont tous les médicaments doivent être revêtus avant de sortir de son officine, le mode d'administration et le nom du malade. Si ce dernier ne peut être désigné, et s'il y a plusieurs malades dans la même maison, un signe quelconque indiquera que le médicament est pour telle personne et non pour telle autre.

Modèle d'une Formule.

Potion fébrifuge.

P. ou R. Sirop de quinquina ℥j (1 once) *adjuvant*
Eau distillée de petite Centaurée ℥iv (4 onc.).
véhicule.

Sulfate de quinine gr. xv . . . *base.*
Acide sulfurique, gtes. ij. . , ...
Eau de fl : d'oranger. ℥ij (2 gros) *correctif.*

F. P. S. A. (1).

(*Signature.*)

Date.

Mode de préparation (si cela est nécessaire.)
Mode d'administration.

T.

(1) Ces lettres veulent dire, faites une potion selon l'ordonnance. On peut les remplacer par celles-ci : F. S. A. ou M. S. A. Faites, ou mêlez selon l'art.

FORMULES.

Tisane amère.

P. Racine de Gentiane, ℨiv , 4 gros.
  Eau commune, ℔ij , 2 livres.
  Sirop de Quinquina , ℨij , 2 onces.

Ptisana amara.

R. Radicis Gentianæ , drach. quatuor.
  Aquæ communis , libras duas.
  Sirupi de Kinâkinâ , uncias duas.

Autre.

P. Houblon, ʒj, un gros.
  Eau commune , ℔ij , 2 livres.
  Sirop de Gentiane , ℨij , 2 onces.

Altera.

R. Humuli Lupuli, drachmam unam.
  Aquæ communis, libras duas.
  Sirupi Gentianæ, uncias duas.

Autre.

P. Petite Centaurée , ℨj , 1 gros.
  Eau commune , ℔ij , 2 livres.
  Sirop d'Absinthe , ʒj , 1 once.

Altera.

R. Erythrææ Centaurii , drach. unam.
  Aquæ communis , libras duas.
  Sirupi Absinthii , unciam unam.

Apozème amer.

P. Quassia amara,
  Chicorée sauvage, } ana ℨij, 2 gros.
  Eau commune, ℔j , 1 livre.
  Sirop d'Absinthe, ℨj , 1 once.

Apozema amarum.

R. Quassiæ amaræ,
  Cichorii intybi, } ana, drach. duas.
  Aquæ communis, libram unam.
  Sirupi Absinthii , unciam unam.

Autre.

P. Simarouba,
  Absinthe, } ana ℨij , 2 gros.
  Eau commune , ℔j , 1 livre.
  Sirop de Fumeterre , ʒj , 1 once.

Alterum.

R. Simarubæ ,
  Absinthii , } ana , drach. duas.
  Aquæ communis, libram unam.
  Sirupi Fumariæ , unciam unam.

Potion tonique.

P. Sirop de Quinquina , ℨj , 1 once.
  Eau distillée de Chamœdrys, ℨiv, 4 onces.
  Extrait de Quinquina , ʒj , 1 gros.

Potio tonica.

R. Sirupi Kinækinæ , unciam unam.
  Aquæ distil. Teucrii Chamœ , uncias quatuor.
  Tincturæ Gentianæ , drach. duas.

Autre.

P. Sirop de Gentiane , ℨj , 1 once.
  Eau distil. de Chicorée, ℨiv, 4 onces.
  Extrait de Quinquina , ʒj , 1 gros.

Altera.

R. Sirupi Gentianæ , unciam unam.
  Aquæ distil. Cichorii , uncias quat.
  Extracti Kinækinæ , drach. unam.

Autre.

P. Sirop d'Absinthe, ʒj, 1 once.
Eau distil. de Fumeterre, ʒiv, 4 onc.
Extrait de Gentiane, ʒj, 1 gros.

Altera.

R. Sirupi Absinthii, unciam unam.
Aquæ distil. Fumariæ, uncias quat.
Extracti Gentianæ, drach. unam.

Julep tonique.

P. Infusé de Quinquina (1) ʒiv, 4 onces.
Sirop de Gentiane, ʒj, 1 once.
Teinture d'Absinthe, ᴐij, 2 gros.

Julepus tonicus.

R. Infusi Kinækinæ, uncias quatuor.
Sirupi Gentianæ, unciam unam.
Tincturæ Absinthii, drach. duas.

Autre.

R. Infusé de Simarouba, ʒiv, 4 onces.
Sirop de Lichen d'Isl., ʒj, 1 once.
Extrait de Chicorée, ʒj, 1 gros.

Alterus.

R. Infusi Simarubæ, uncias quatuor.
Sirupi Lichen Isl., unciam unam.
Extracti Cichorii, drachm. unam.

Autre.

P. Macératé de Quassia amara, ʒiv, 4 onces.
Sirop de Gentiane, ʒj, 1 once.
Teinture de Quinquina, ᴐij, 2 gros.

Alterus.

R. Macerati Quass. amaræ, uncias quatuor.
Sirupi Gentianæ, unciam unam.
Tincturæ Kinækinæ, drachm. duas.

Mixture tonique.

P. Sirop de Gentiane, ᴐvj, 6 gros.
Eau distillée de petite Centaurée, ʒij, 2 onces.
Extrait de Quinquina, ʒj, 1 gros.

Mixtura tonica.

R. Sirupi Gentianæ, drachmas sex.
Aquæ distill. Gentianæ Centaurii, uncias duas.
Extracti Kinækinæ, drachm. unam.

Autre.

P. Sirop de Fumeterre, ᴐvj, 6 gros.
Eau distillée de Petit Chêne, ʒij, 2 onces.
Teinture de Gentiane, ᴐij, 2 gros.

Altera.

R Sirupi Fumariæ, drachmas sex.
Aquæ distill. Teucrii Chamœ, uncias duas.
Tincturæ Gentianæ, drachm. duas.

---

(1) Les infusés, décoctés, macératés pour juleps, se font avec à peu près demi-gros de substance par once de liquide.

Autre.	*Altera.*
P. Sirop de Quinquina, ℥iv, 4 gros.	R. Sirupi Kinækinæ, drachm. quatuor.
Eau distillée de Chicorée, ℥ij, 2 onces.	Aquæ distill. Cichorii, uncias duas.
Extrait de Fumeterre, ℥ij, 2 gros.	Extracti Fumariæ, drachmas duas.

Pilule tonique (1).   *Pilula tonica.*

P. Poudre de Gentiane, ⎫	R. Pulveris Gentianæ, ⎫
— de Quassia, ⎬ ana 1 grain.	— Quassiæ amaræ, ⎬ ana gran. unum.
— de Fumeterre, ⎭	— Fumariæ, ⎭
Sirop de Quinquina, q. s.	Sirupi Kinækinæ, q. s.

Autre.   *Altera.*

P. Poudre de Quinquina, ⎫ ana ij	R. Pulveris Kinækinæ, ⎫ ana grana
— de Limaille de fer, ⎬ grains.	— Limaturæ ferri, ⎬ dua.
Sirop d'Absinthe, q. s.	Sirupi Absinthii, q. s.

Autre.   - *Altera.*

P. Poudre de Simarouba, ⎫	R. Pulveris Simarubæ, ⎫
— de Camomille, ⎬ ana 1 grain.	— Anthemis nob., ⎬ ana gran. unum.
— de Lichen, ⎭	— Lichen Islandi, ⎭
Sirop de Gentiane, q. s.	Sirupi Gentianæ, q. s.

Autre.   *Altera.*

P. Poudre d'Aloès, ⎫ ana ij grains.	R. Pulvis Aloë soccotorinæ, ⎫ ana grana
— de Rhubarbe, ⎭	— Rhei palmati, ⎭ dua.
Sirop de Quinquina, q. s.	Sirupi Kinækinæ, q. s.

Autre.   *Altera.*

P. Poudre de Cannelle, ⎫ ana ij grains.	R. Pulveris Lauri Cinnamomi, ⎫ ana gr.
— d'Absinthe, ⎭	— Absinthii, ⎭ dua.
Sirop de Fumeterre, q. s.	Sirupi Fumariæ, q. s.

Autre.   *Altera.*

P. Poudre de Fumeterre, ⎫ ana ij gr.	R. Pulveris Fumariæ, ⎫ ana gr.
— de Coloquinte, ⎭	— Cucumis Coloc., ⎭ dua.
Sirop d'Asinthe, q. s.	Sirupi Absinthii, q. s.

---

(1) Nous ne formulerons jamais que pour une seule pilule. Le praticien déterminera le nombre nécessaire au malade.

Des pilules on pourra faire des bols en doublant les doses des substances.

Poudre tonique.	*Pulvis tonica.*
P. Poudre de Quinquina, — de Gentiane, } ana ij grains. — de Cannelle, Deux ou trois prises semblables dans la journée, selon les indications.	R. Pulveris Kinækinæ, — Gentianæ, } ana grana dua. — LauriCinnam.,

Autre.	*Altera.*
P. Poudre de Quassia, — de Simarouba, } ana ij grains. — de Lichen,	R. Pulv. Quassiæ amaræ, — Simarubæ, } ana gr. dua. — Lichen Island.,

Fomentation tonique.	*Fomentatio tonica*
P. Quinquina rouge, ℥j, 1 once. Eau commune, ℔j, 1 livre.	R. Kinækinæ rubræ, unciam unam. Aquæ communis, libram unam.

Autre.	*Altera.*
P. Espèces amères, ℥j, 1 once. Eau commune, ℔j, 1 livre.	R. Specier. amara., unciam unam. Aquæ communis, libram unam.

Lotion tonique.	*Lotio tonica.*
P. Quinquina, ʒiv, 4 gros. Espèces amères, ʒij, 2 gros. Eau commune, ℔j, 1 livre.	R. Kinækinæ, drachmas quatuor. Specier. amara., drachmas duas. Aquæ communis, libram unam.

Autre.	*Altera.*
P. Petite Centaurée, ʒiv, 4 gros. Eau commune, ℔j, 1 livre.	R. Erythrææ Centaurii, drach. quat. Aquæ communis, libram unam.

Cataplasme tonique.	*Cataplasma tonicum.*
P. Poudre de Quinquina, } ℥ij, Farine d'Orge, } 2 onces. Eau commune, q. s.	R. Pulveris Kinækinæ, } ana ℥ij, uncias Farinæ Hordei, } duas. Aquæ communis, q. s.

Astringents.

Tisane astringente.	*Pisana astringens.*
P. Cachou, ʒiv, 4 gros.	R. Catechu., drachmas quatuor.

Eau commune, ℔ij, 2 livres.	Aquæ communis, libras duas.
Sirop de Ratanhia, ℥ij, 2 onces.	Sirupi Krameriæ triandræ, unc. duas.

Autre.

Altera.

P. Écorce de Chêne, ℥j, 1 once.	R. Corticis Querci, unciam unam.
Eau commune, ℔ij, 2 livres.	Aquæ communis, libras duas.
Sirop de Quinquina, ℥ij, 2 onces.	Sirupi Kinækinæ, uncias duas.

Autre.

Altera.

P. Alun, Ʒij, 2 gros.	R. Aluminis, drachmas duas.
Eau commune, ℔ij, 2 livres.	Aquæ communis, libras duas.
Sirop d'écorce de Grenade, ℥ij, 2onc.	Sirupi corticis fructûs punicæ Granati, uncias duas.

Apozème astringent.

Apozema astringens.

P. Ratanhia, Ʒiv, 4 gros.	R. Krameriæ triandræ, drach. quatuor.
Roses rouges, Ʒj, 1 gros.	Rosarum gallicarum, drach. unam.
Eau commune, ℔j, 1 livre.	Aquæ communis, libram unam.
Miel rosat, ℥j, 1 once.	Melliti rosati, unciam unam.

Autre.

Altera.

P. Cachou, Ʒiv, 4 gros.	R. Catechu., drachmas quatuor.
Eau commune, ℔j, 1 livre.	Aquæ communis, libram unam.
Teinture de Gomme Kino, Ʒß, ½ gros.	Tincturæ Gummi Kino, drach. unam.
Sirop de Quinquina, ℥j, 1 once.	Syrupi Kinækinæ, unciam unam.

Potion astringente.

Potio astringens.

P. Sirop de Ratanhia, ℥j, 1 once.	R. Sirupi Krameriæ triandræ, unc. un.
Eau distil. d'Aigremoine, ℥iv, 4 onc.	Aquæ distil. Agrimo Eupator, unc. 4.
Teinture de Cachou, Ʒj, 1 gros.	Tincturæ Catechu., drach. unam.

Autre.

Altera.

P. Sirop de Quinquina, ℥j, 1 once.	R. Sirupi Kinækinæ, unciam unam.
Eau distillée de Roses, ℥iv, 4 onces.	Aquæ distil. Rosarum, uncias quatuor.
Gomme Kino, xx grains.	Gummi Kino, viginti grana.

Autre.

Altera.

P. Sirop d'écorces de Grenade, ℥j, 1 once.	R. Sirupi corticis fructûs punicæ Granati, unciam unam.

Eau distillée de petite Centaurée, ℥iv, 4 onces.
Extrait de Ratanhia, xxiv grains.

Aquæ dist. Gentianæ Centaurii, uncias quatuor.
Extracti Krameriæ triandræ, grana viginti quatuor.

Julep astringent.

P. Sirop de grande Consoude, ℥j, 1 once.
Infusé de Roses rouges, ℥iv, 4 onces.
Teinture de Gomme Kino, ℥j, 1 gros.

Julepus astringens.

R. Sirupi Symphiti offic. unciam unam.
Infusi Rosarum rubrar. uncias-quat.
Tincturæ Gummi Kino, drach unam.

Autre.

P. Sirop de Ratanhia, ℥j, 1 once.
Infusé de Quinquina, ℥iv, 4 onces.
Extrait de Cachou, xxiv grains.

Alterus.

R. Sirupi Krameriæ triandræ, unc. un.
Infusi Kinækinæ, uncias quatuor.
Extracti Catechu., gr. vig. quat.

Autre.

P. Sirop de Gomme, ℥j, 1 once.
Macératé de Guimauve, ℥iv, 4 onces.
Alun, ʒij, 2 gros.

Alterus.

R. Sirupi Gummi arabici, unciam un.
Macerati Althææ offic., uncias quat.
Aluminis, drachmas duas.

Mixture astringente.

P. Sirop de Coings, ℥j, 1 once.
Eau de Roses, ℥ij, 2 onces.
Diascordium, ℥j, 1 gros.

Mixtura astringens.

R. Sirupi Cydonei, unciam unam.
Aquæ distill. Rosarum, uncias duas.
Diascordii, drachmam unam.

Pilule astringente.

P. Poudre de Ratanhia,
— Gomme Kino, } ana 1 grain.
— Cachou,
Sirop de Quinquina, q. s.

Pilula astringens.

R. Pulveris Krameriæ triandræ, } ana gran. unum
Gummi Kino,
Catechu.,
Sirupi Kinækinæ, q. s.

Autre.

P. Quinquina en poudre,
Limaille de fer porphyrisée, } ana ij grain.
Sirop de Coings, q. s.

Altera.

R. Pulveris Kinækinæ,
Limaturæ ferri porphyrisatæ, } ana grana dua.
Sirupi Cydonei, q. s.

Autre. | *Altera.*

P. Alun ,
Sulfate de Fer , } ana ij grains.
Sirop de Ratanhia , q. s.

R. Aluminis ,
Sulfatis Ferri , } ana grana dua.
Sirupi Krameriæ triandræ, q. s.

—

Autre. | *Altera.*

P. Poudre de Noix de galle,
— d'écorce de Chêne, } ana j gr.
— de Sang-dragon,
. Sirop de Ratanhia, q. s.

R. Pulveris nuciu. gallarum, } ana
— Corticis Querci , } grana
— Sanguinis-draconis. } dua.
Sirupi Krameriæ triandræ, q. s.

—

Autre. | *Altera.*

P. Sous-carbonate de fer,
Extrait de Cachou, } ana j grain.
Gomme Kino,
Miel rosat , q. s.

R. Sub-Carbonatis ferri,
Extracti Catechu. , } ana granum
Gummi Kino, } unum.
Melliti rosati , q. s.

—

Autre. | *Altera.*

P. Sulfate de Zinc,
Poudre d'écorce de Chêne, } ana ij grains.
Sirop de Quinquina, q. s.

R. Sulfatis Zinci,
Pulveris corticis Querci, } ana grana dua.
Sirupi Kinækinæ , q. s.

—

Poudre astringente. | *Pulvis astringens.*

P. Cachou,
Gomme Kino, } ana 3 grains.
Quatre à cinq prises semblables par jour, selon les cas.

R. Catechu. ,
Gummi Kino. } ana grana tres.

—

Autre. | *Altera.*

P. Poudre de Sang-dragon,
— de Quinquina rouge, } ana 3 gr.

R. Pulvis Sanguinis-draconis.
— Kinækinæ rubræ, } ana gr. tres.

—

Autre. | *Altera.*

P. Magnésie calcinée,
Poudre d'écorce de Chêne, } ana 3 grains.

R. Magnesiæ calcinatæ,
Pulvis corticis Querci, } ana grana tres.

—

Bain astringent.

P. Écorce de Chêne.
— de Saule. } ana ℔ij, 2 livres.
— de Quinq.rouge.
Eau commune , ℔x , 10 livres.

Balneum astringens.

R. Corticis Querci.
— Salicis. } ana libras duas.
— Kinæ rubræ
Aquæ communis , libras decem.

Fomentation résolutive.

P. Écorce de Chêne, ℥j , 1 once.
Eau commune, ℔ij , 2 livres.
Teinture de Cachou , ℨij , 2 gros.

Fomentatio resolvens.

R. Corticis Querci, unciam unam.
Aquæ communis , libras duas.
Tincturæ Catechu., drach. duas.

Lotion résolutive.

P. Roses rouges, ℨij , 2 gros.
Eau commune, ℔j , 1 livre.
Teinture de Benjoin , ℨj , 1 gros.

Lotio resolvens.

R. Rosarum rubrarum, drach. duas.
Aquæ communis , libram unam.
Tincturæ Benzoini, drach. unam.

Liniment astringent.

P. Teinture de Cachou ,
— de Quinquina , } ana ℨj, 1 once.

Linimentum astringens.

R. Tincturæ Catechu. ,
— Kinækinæ , } ana unc. unam.

Autre.

P. Infusé de Ratanhia, ℥ij , 2 onces.
Teinture de Gomme Kino, ℨij, 2 gros.

Alterum.

R. Infusi Krameriæ triandræ, unc. duas.
Tincturæ Gummi Kino, drach. duas.

Injection astringente.

P. Sulfate de Zinc , grains vj.
Eau de Mélilot, ℥xij , 12 onces.
Teinture de Benjoin , ℨj , 1 gros.

Injectio astringens.

R. Sulfatis Zinci , grana sex.
Aquæ distil. Meliloti, uncias duodec.
Tincturæ Benzoini, drach. unam.

Autre.

P. Acétate de Plomb liquide, ℨj , 1 gros.
Eau distillée , ℥viij , 8 onces.
Alcoolat de Citron composé, ℨij, 2 gr.

Altera.

R. Acetatis Plumbi liquidi, drach. unam.
Aquæ distillatæ , uncias octo.
Alcoolati Citri compositi, drach. duas.

Gargarisme astringent.

P. Décocté d'écorce de Chêne, } ana ℥vj
— de Ratanhia , } 6 onces.
Sirop de Coings , ℥j , 1 once.

Gargarisma astringens.

R. Decocti corticis Querci, } ana
— Krameriæ triandræ, } unc. sex.
Sirupi Cydonei, unciam unam.

Autre.	*Alterum.*
P. Alun, ʒj, 1 gros.	R. Aluminis, drachmam unam.
Eau de Mélilot, ℔j, 1 livre.	Aquæ Meliloti, libram unam.
Miel rosat, ʒij, 2 onces.	Melliti rosati, uncias duas.

Collutoire détersif.	*Collutorium detergens.*
P. Miel rosat, ʒj, 1 once.	R. Melliti rosati, unciam unam.
Eau de Rabel, ʒj, 1 gros.	Aquæ Rabeli, drachmam unam.

Autre.	*Alterum.*
P. Sous-borate de Soude, viij grains.	R. Sub-boratis Sodæ, grana octo.
Sirop de Mûres, ʒj, 1 once.	Sirupi Moror., unciam unam.

Autre.	*Alterum.*
P. Miel blanc, ʒj, 1 once.	R. Melis albi, unciam unam.
Acide hydrochlorique, ʒj, 1 gros.	Acidi hydrochlorici, drach. unam.

Lavement astringent.	*Enema astringens.*
P. Décocté de Quinq. rouge, ⎱ ana vj,	R. Decocti Kinækinæ rubræ, ⎱ ana un-
— de Ratanhia, ⎰ 6 onces.	— Krameriæ triandræ, ⎰ cias sex.

Autre.	*Alterum.*
P. Eau froide, ʒx, 10 onces.	R. Aquæ frigidæ, uncias decem.
Alun, xxiv grains.	Aluminis, grana viginti quatuor.

Collyre astringent.	*Collyrium astringens.*
P. Eau distillée, ʒij, 2 onces.	R. Aquæ distillatæ, uncias duas.
Acétate de Plomb, grains iv.	Acetatis Plumbi, grana quatuor.

Autre.	*Alterum.*
P. Eau de Roses, ʒij, 2 onces.	R. Aquæ Rosarum, uncias duas.
Sulfate de Zinc, grains v.	Sulfatis Zinci, grana quinque.

Cataplasme astringent.	*Cataplasma astringens.*
P. Farine d'Orge, ⎱ ana ʒj,	R. Farinæ Hordei, ⎱ ana unciam
Poudre d'écorce de Chêne, ⎰ 1 once.	Pulvis corticis Querci, ⎰ unam.
Eau commune, q. s.	Aquæ communis, q. s.

Autre.	*Alterum.*
P. Poudre de Quinq. rouge, ⎫ ana ℥ij, — de Cachou, ⎰ 2 onces, Décocté d'écorce de Chêne, q. s.	R. Pulvis Kinæ rubræ, ⎫ ana uncias — Catechu, ⎰ duas. Decocti corticis Querci, q. s.

Stimulants.

Tisane de Cannelle.	*Ptisana de lauro Cinnamomo.*
P. Cannelle Ceylan, ℥j, 1 gros. Eau commune, ℔ij, 2 livres. Sirop de Cascarille, ℥ij, 2 onces.	R. Lauri Cinnamomi, drachm. unam. Aquæ communis, libras duas. Sirupi Cascarillæ, uncias duas.

Tisane d'Angélique.	*Ptisana de Angelica.*
P. Racine d'Angélique, ℥iv, 4 gros. Eau commune, ℔ij, 2 livres. Sirop de fleurs d'Oranger, ℥ij, 2 onc.	R. Radicis Angelicæ, drachmas quatuor. Aquæ communis, libras duas. Sirupi fl. citri Aurantii, uncias duas.

¼ *Tisane de Menthe poivrée.*	*Ptisana de Mentha piperata.*
P. Menthe poivrée, ℥j, 1 gros. Eau commune, ℔ij, 2 livres. Sirop de Cannelle, ℥ij, 2 onces.	R. Menthæ piperatæ, drachmam unam. Aquæ communis, libras duas. Sirupi lauri Cinnamomi, uncias duas.

Tisane de Serpentaire de Virginie.	*Ptisana de Serpentaria Virginiana.*
P. Serpentaire de Virginie, ℥ij, 2 gros. Eau commune, ℔ij, 2 livres. Sirop d'Absinthe, ℥ij, 2 onces.	R. Serpentariæ Virginianæ, drac. duas. Aquæ communis, libras duas. Sirupi Absinthii, uncias duas.

Potion stimulante.	*Potio stimulans.*
P. Sirop de Menthe, ℥j, 1 once. Eau distillée d'Arnica, ℥iv, 4 onces Teinture de Noix vomique, xx goutte.	R. Sirupi Menthæ, unciam unam. Aquæ distil. Arnicæ, uncias quatuor. Tincturæ Nucis vomicæ, viginti gutt.

Autre.	*Altera.*
P. Sirop de Cascarille, ℥j, 1 once. Eau distillée de Matricaire, ℥iv, 4 on. Teinture de Serpentaire, ℥ij, 2 gros.	R. Sirupi Cascarillæ, unciam unam. Aquæ distil. Matricariæ, unc. quat. Tincturæ Serpentariæ Virginianæ, drachmas duas.

Autre.

P. Sirop de Cascarille, ʒj, 1 once.
Teinture de Cannelle, ʒij, 2 gros.
Eau distil. d'Angélique, ʒiij, 3 onc.
— de fleurs d'Oranger, ʒj, 1 once.

Altera.

R. Sirupi Cascarillæ, unciam unam.
Tincturæ lauri Cinnamomi, dra. duas.
Aquæ distil. Angelicæ, uncias tres.
— fl. cit. Auran., unc. unam.

Autre, avec la Strychnine.

P. Sirop de Cannelle, ʒj, 1 once.
Eau distil. d'Arnica, ʒiv, 4 onces.
— de Menthe, ʒij, 2 gros.
Strychnine, gr. j.

Altera, cum Strychnina.

R. Sirupi lauri Cinnamomi, unc. unam.
Aquæ distil. Arnicæ, uncias quatuor.
— Menthæ, drachmas duas.
Strychninæ, granum unum.

Julep tonique camphré.

P. Sirop de Quinquina, ʒj, 1 once.
Teinture de Quinquina, ʒj, 1 gros.
Camphre, x grains.
Acétate d'Ammoniaque, ʒiv, 4 gros.
Infusé de Serp. de Virg. ʒiv, 4 onces.

Julepus tonicus camphoratus.

R. Sirupi Kinækinæ, unciam unam.
Tincturæ ibid., drachmam unam.
Camphoræ, grana decem.
Acetatis Ammoniacæ, drac. quatuor.
Infusi Serpentariæ Virg., unc. quat.

Julep stimulant.

P. Sirop de Menthe, ʒj, 1 once.
Infusé d'Angélique, ʒiv, 4 onces.
Teinture de Girofles, ʒj, 1 gros.

Julepus stimulans.

R. Sirupi Menthæ, unciam unam.
Infusi Angelicæ, uncias quatuor.
Tincturæ Caryophylli aromatici, drachmam unam.

Mixture stimulante.

P. Sirop d'Asinthe, ʒvj, 6 gros.
Eau distil. de Cochléaria, ʒij, 2 onc.
Alccolat de Cochléaria, ʒij, 2 gros.

Mixtura stimulans.

R. Sirupi Absinthii, drachmas sex.
Aquæ distil. Cochleariæ, uncias duas.
Alcoolati Cochleariæ, drach. duas.

Autre.

P. Sirop de Raifort composé, ʒj, 1 once.
Eau distil. de Camomille, ʒij, 2 onc.
Teinture d'Anis, ʒij, 2 gros.

Altera.

R. Sirupi Raphani rustici compositi, unciam unam.
Aquæ distil. Anthemis nobilis, uncias duas.
Tincturæ Pinpinellæ Anisi, drachmas duas.

Pilule stimulante.	Pilula stimulans.
P. Poudre de Cannelle, — de Serpentaire, } ana 1 grain. — de Girofle, Sirop de Cascarille, q. s.	R. Pulveris lauri Cinnamomi, } ana — Serpentariæ, } granum — Caryophylli aroma, } unum. Sirupi Cascarillæ, q. s.

Autre.	Altera.
P. Poudre d'Angélique, } ana — de Menthe, } ij grains. Sirop d'Absinthe, q. s.	R. Pulveris Angelicæ, } ana grana duo. — Menthæ, } Sirupi Absinthii, q. s.

Autres.	Alteræ.
P. Strychnine, 1 grain. Poudre de Réglisse, 12 grains. Sirop de Menthe, q. s. Faites 4 pilules.	R. Strychninæ, granum unum. Pulveris Glycyrrhyzæ glabræ, grana duodecim. Sirupi Menthæ, q. s. Fac pilulas quatuor.

Autres.	Alteræ.
P. Extrait alcoolique de Noix vomi- que, 1 grain. Poudre d'Arnica, 12 grains. Sirop d'Absinthe, q. s. Faites 4 pilules.	R. Extracti Alcoolisati Nucis vomicæ, granum unum. Pulveris Arnicæ, grana duodecim. Sirupi Absinthii, q. s. Fac pilulas quatuor.

Poudre stimulante.	Pulvis stimulans.
P. Cannelle, gr. v. Serpentaire de Virginie, gr. iij. Camphre, gr. j. Deux ou trois prises semblables par jour, selon les cas.	R. Lauri Cinnamomi, grana quinque. Serpentariæ Virginianæ, grana tres. Camphoræ, granum unum.

Autre.	Altera.
P. Angélique, Camomille romaine, } ana ij grains. Menthe poivrée, Deux ou trois prises semblables par jour.	R. Angelicæ, Anthemis nobilis, } ana grana duo. Menthæ piperatæ,

Bain stimulant.

P. Espèces aromatiques, ℔ij, 2 livres,
Eau commune, ℔vj, 6 livres.

Balneum stimulans.

R. Specierum aromaticarum, lib. duas,
Aquæ communis, libras sex.

Autre.

P. Eau commune, ℔j, 1 livre.
Alcoolat de citron composé, ℥iv,
4 onces.

Alterum.

R. Aquæ communis, libram unam.
Alcoolati Citri compositi, unc. quat.

Cataplasme stimulant.

P. Farine d'Orge, ⎱ ana
Poudre aromatique, ⎰ ℥ij, 2 onces.
Infusé de Sureau, q. s.

Cataplasma stimulans.

R. Farinæ Hordei, ⎱ ana
Pulveris aromaticæ, ⎰ uncias duas.
Infusi Sambuci nigri, q. s.

Autre.

P. Poudre de Serpentaire, ℥j, 1 once.
— de Camphre, ℨj, 1 gros.
Infusé de Raifort sauvage, q. s.

Alterum.

R. Pulveris Serpentariæ, unciam unam.
— Camphoræ, drachm. unam.
Infusi Raphani rustici, q. s.

Cataplasme rubéfiant.

P. Farine de Lin, ⎱
— de Moutarde, ⎰ p. é.
Eau chaude, q. s.

Cataplasma rubefiens.

R. Farinæ Lini, ⎱
— Sinapis, ⎰ p. e.
Aquæ calidæ, q. s.

Autre.

P. Cataplasme émollient, ℥iv, 4 onces.
Teinture de Cantharides, ℨj, 1 gros.

Alterum.

R. Cataplasma emollient, uncias quat.
Tincturæ meloe Cantharidis, drach.
unam.

Collyre stimulant.

Vapeur ammoniacale, ou
Vapeurs alcooliques et térébenthacées.

Collyrium stimulans.

Vapor ammoniacalis, vel
Vapores alcoolisatæ et terebenthaceæ.

Lavement stimulant.

P. Hydrochlorate de soude, ℥j, 1 once.
Eau commune, ℥xij, 12 onces.

Enema stimulans.

R. Hydrochloratis Sodæ, unc. unam.
Aquæ communis, uncias duodecim.

Autre.

P. Infusé d'Arnica, ℥xij, 12 onces.
Vinaigre, ℥iv, 4 gros.

Alterum.

R. Infusi Arnicæ, uncias duodecim.
Aceti, drachmas quatuor.

Liniment stimulant.

P. Eau-de-vie camphrée, ℥ij, 2 onces.
Savon médicinal, ℈jj, 2 gros.

Linimentum stimulans.

R. Aquæ vitæ camphoratæ, uncias duas.
Saponis medicinalis, drachmas duas.

Autre.

P. Alcoolat de Vulnéraire, ⎱ ana
— de Mélisse composé, ⎰ ℥j, 1 once.

Alterum.

R. Alcoolati Vulnerarii, ⎱ ana unc.
— Melissæ compositi, ⎰ unam.

Autre.

P. Alcoolat de Citron composé, ⎱ ana ℥j,
—de Térébenthine composé, ⎰ 1 once.

Alterum

R. Alcoolati Citri compositi, ⎱ ana unc.
— Terebenthinæ comp. ⎰ unam.

Liniment volatil.

P. Huile d'Olives, ℥ij, 2 onces.
Ammoniaque liquide, ℈jj, 2 gros.

Linimentum volatile.

R. Olei Olivarum, uncias duas.
Ammoniacæ liquidæ, drach. duas.

Liniment volatil camphré.

P. Huile camphrée, ℥ij, 2 onces.
Ammoniaque liquide, ℈jj, 2 gros.

Alterum camphoratum.

R. Olei camphorati, uncias duas.
Ammoniacæ liquidæ, drach. duas.

Fomentation stimulante.

P. Espèces aromatiques, ℔j, 1 livre.
Eau commune, ℔v, 5 livres.

Fomentatio stimulans.

R. Specierum aromaticarum, lib. unam.
Aquæ communis, libras quinque.

Autre.

P. Alcoolat de Mélisse composé, ℥iv,
4 onces.
Eau commune, ℔ij, 2 livres.

Altera.

R. Alcoolati Melissæ compositi, uncias
quatuor.
Aquæ communis, libras duas.

Tisane antiscorbutique.

P. Cochlearia, ⎱ ana ℥ij, 2 gros.
Fumeterre, ⎰

Pisana antiscorbutica.

R. Cochleariæ officinalis, ⎱ ana drach-
Fumariæ ibid., ⎰ mas duas.

Eau commune, ij, 2 livres.
Sirop antiscorbutique, ℥ij, 2 onces.

Aquæ communis, libras duas.
Sirupi antiscorbutici, uncias duas.

———

Tisane de Raifort composée, ou Apo-
zème antiscorbutique.

P. Raifort sauvage, ⎫
  Cresson,   ⎪ ana,
  Cochléaria,   ⎬ ℥ij, 2 gros.
  Ményanthe,   ⎭
  Eau commune, ℔j, 1 livre.
  Sirop de Gentiane, ℥j, 1 once.

Ptisana Raphani composita, vel Apo-
zema antiscorbuticum.

R. Raphani rustici,   ⎫
  Sisymbrii nasturtii, ⎪ ana, drach.
  Cochleariæ officinal.,⎬ duas.
  Menyanth. trifoliatæ, ⎭
  Aquæ communis, libram unam.
  Sirupi Gentianæ, unciam unam.

———

Potion antiscorbutique.

P. Sirop de Raifort composé, ℥j,
  1 once.
  Alcoolat de cochléaria, ℨij, 2 gros.
  Eau distil. de Chicorée, ℥iv, 4 onces.
  Extrait sec de Quinquina, xx gr.

Potio antiscorbutica.

R. Sirupi Raphani compositi, unciam
  unam.
  Alcoolati Cochleariæ, drachmas
  duas.
  Aquæ distil. Cichorii, uncias quat.
  Extracti Kinækinæ, viginti grana.

———

Julep antiscorbutique.

P. Infusé de Raifort sauvage, ℥iv, 4
  onces.
  Sirop de Quinquina, ℥j, 1 once.
  Extrait de Fumeterre, ℨj, 1 gros.

Julepus antiscorbuticus.

R. Infusi Raphani rustici, uncias quat.
  Sirupi Kinækinæ, unciam unam.
  Extracti Fumariæ, drachmam unam.

———

Gargarisme antiscorbutique.

P. Décocté d'Orge, ℥xij, 12 onces.
  Sirop antiscorbutique, ℥j, 1 once.
  Alcoolat de Cochléaria, ℨj, 1 gros.

Gargarisma antiscorbuticum.

R. Decocti Hordei, uncias duodecim.
  Sirupi antiscorbutici, unciam unam.
  Alcoolati Cochleariæ, drach. unam.

———

Émollients.

Tisane d'Orge et de Miel, ou Orge
miellé.

P. Orge mondé, ℥iv, 4 gros.
  Eau commune, ℔ij, 2 livres.
  Miel blanc, ℥ij, 2 onces.

Ptisana de Hordeo et Mele, vel Hor-
deum mellitatum.

R. Hordei mundati, drachmas quat.
  Aquæ communis, libras duas.
  Melis albi, uncias duas.

Tisane de Gomme émulsionnée.

P. Gomme, ℥j, 1 once.
    Eau commune, ℔j, 1 livre.
    Emulsion simple, ℔j, 1 livre.
    Sirop simple, ℥j, 1 once.

Ptisana de Gummo emulgens.

R. Gummi Arabi, unciam unam.
    Aquæ communis, libram unam.
    Emulsionis simplicis, libram unam.
    Sirupi simplicis, unciam unam.

Tisane de Gomme.

P. Gomme, ℥j, 1 once.
    Eau commune, ℔jj, 2 livres.
    Sirop simple, ℥ij, 2 onces.

Ptisana de Gummo.

R. Gummi, unciam unam.
    Aquæ communis, libras duas.
    Sirupi simplicis, uncias duas.

Tisane de Guimauve.

P. Racine de Guimauve, ℥iv, 4 gros.
    Eau commune, ℔ij, 2 livres.
    Sirop de fleurs d'Oranger, ℥ij, 2 onc.

Ptisana de Althæā officinale.

R. Radicis Althææ officinalis, drach. quatuor.
    Aquæ communis, libras duas.
    Sirupi fl. citri Aurantii, uncias duas.

Tisane de Chiendent et de Réglisse, ou Chiendent-réglisse.

P. Chiendent, } ana, ℥ij, 2 gros.
   Réglisse, }
    Eau commune, ℔ij, 2 livres.

Ptisana de Tritico repente et Glycyrrhyzā, vel Triticum repens et Glycyrrhyza.

R. Tritici repentis, } ana,
   Glycyrrhyzæ glabræ } drach. duas.
    Aquæ communis, libras duas.

Tisane de Riz et de Gomme, ou Riz gommé.

P. Riz, ℥iv, 4 gros.
    Gomme, ℥j, 1 once.
    Eau commune, ℔ij, 2 livres.
    Sirop de Guimauve, ℥ij, 2 onces.

Ptisana de Oryzā sativo et Gummi, vel Oryza sativum et Gummi.

R. Oryzæ sativi, drachmas quatuor.
    Gummi, unciam unam.
    Aquæ communis, libras duas.
    Sirupi Althææ offici, uncias duas.

Tisane de Riz et de Cachou, ou Riz-Cachou.

P. Riz, } ana ℥iv, 4 gros.
   Cachou, }
    Eau commune, ℔ij, 2 livres.
    Sirop de Gomme, ℥ij, 2 onces.

Ptisana de Oryzā sativo et Catechu, vel Oryza sativum et Catechu.

R. Oryzæ sativi, } ana, drachmas
   Catechu, } quatuor.
    Aquæ communis, libras duas.
    Sirupi Gummi, uncias duas.

Potion gommeuse.

P. Sirop de fleurs d'Oranger, ℥j, 1 once.
Eau de Laitue, ℥iv, 4 onces.
Gomme arabique pulvérisée, ℨij,
2 gros.

Potio gummosa.

R. Sirupi fl. cit. Aurant., unc. unam.
Aquæ distill. Lactucæ, uncias quat.
Pulveris Gummi arabici, drachmas
duas.

Potion huileuse.

P. Sirop de Guimauve, ℥j, 1 once.
Eau de Bourrache, ℥iij, 3 onces.
Huile d'Amandes douces, ℨiv, 4 gros.
Gomme adragante pulvérisée, xv
grains.
Eau de fleurs d'Oranger, ℨij, 2 gros.

Potio oleosa.

R. Sirupi Althææ, unciam unam.
Aquæ Borraginis, uncias tres.
Olei Amygdal. dulc., drach. quat.
Gummi tragacanthi pulv., grana
quinque decem.
Aquæ fl. Cit. Aurant., drach. duas.

Potion émolliente et calmante.

P. Sirop Diacode,
— de Gomme, } ana, ℨiv, 4 gros.
Eau distillée de Laitue, ℥iv, 4 onces.
Tridace, gr. ij.

Potio emolliens et sedens.

R. Sirupi Diacodii,
— Gummi, } ana drach. quat.
Aquæ distill. Lactucæ, uncias quat.
Tridacis, grana dua.

Julep pectoral huileux.

P. Sirop de Gomme, ℥j, 1 once.
Infusé de Fleurs pectorales, ℥iij, 3
onces.
Huile d'amandes douces, ℥j, 1 once.
Gomme adragante pulv., xij grains.

Julepus pectoralis oleosus.

R. Sirupi Gummi, unciam unam.
Infusi Florum pectoralium, uncias
tres.
Olei Amygdalarum dulcium, unciam
unam.
Pulveris Gummi tragacanthi, grana
duodecim.

Julep gommeux.

P. Sirop de Guimauve, ℥j, 1 once.
Macératé de racine de Guimauve,
℥iv, 4 onces.
Gomme arabique pulv., ℨiv, 4 gros.
Eau de fleurs d'Oranger, ℨij, 2 gros.

Julepus gummosus.

R. Sirupi Althææ, unciam unam.
Macerati Althææ, uncias quatuor.

Gummi arabici pulv., drach. quat.
Aquæ fl. Cit. Aurant., drach. duas.

Bol émollient.	*Bolus emolliens.*

P. Beurre de Cacao,
  Gomme arab. en poudre, } ana,
  Guimauve en poudre, } ij grains,
  Sirop de Tolu, q. s.
7 à 8 par jour.

R. Butyri Cacao,
  Pulveris Gummi arabici, } ana,
  — Althææ. } gr. dua.
  Sirupi Balsami tolutani, q. s.

Poudre émolliente.	*Pulvis emolliens.*

P. Poudre de Guimauve, } ana,
  — de Réglisse, } ʒj, 1 gros.
  — de Gomme, }
3 ou 4 prises par jour, dans un verre
d'eau sucrée, contre la gonorrhée.

R. Pulveris Althææ, } ana, drach.
  — Glicyrrhyzæ, } unam.
  — Gummi arabici, }

Bain émollient.	*Balneum emolliens.*

P. Racine de Guimauve, ℔ij, 2 livres.
  Eau commune, ℔iv, 4 livres.

R. Radicis Althææ, libras duas.
  Aquæ communis, libras quatuor.

Autre.	*Alterum.*

P. Espèces émollientes, ℔iv, 4 livres.
  Eau commune, ℔x, 10 livres.

R. Specierum emollientium, libras
  quatuor.
  Aquæ communis, libras decem.

Bain gélatineux.	*Balneum gelatinosum.*

P. Gélatine, ℔j, 1 livre.
  Eau chaude, ℔iv, 4 livres.

R. Gelatinæ, libram unam.
  Aquæ communis, libras quatuor.

Cataplasme émollient.	*Cataplasma emolliens.*

P. Farine de Lin, ʒiv, 4 onces.
  Décocté de racine de Guimauve, q.s.

R. Farinæ Lini, uncias quatuor.
  Decocti radicis Althææ, q. s.

Cataplasme maturatif.	*Cataplasma maturans.*

P. Pulpe d'Oignon blanc, ʒiv, 4 onces.
  Décocté de graine de lin, q. s.
  Onguent basilicum, ʒj, 1 once.

R. Pulpæ Allii cepæ albi, uncias quat
  Decocti seminis Lini, q. s.
  Unguenti basilici, unciam unam.

Collyre émollient.	*Collyrium emolliens.*
P. Gomme arabique , ʒj , 1 gros.	R. Gummi arabici , drachmam unam.
Eau commune , ℥j , 1 once.	Aquæ communis , unciam unam.

—

Autre.	*Alterum.*
P. Macéré de racine de Guim. , q. s.	R. Macerati radicis Althææ , q. s.

—

Lavement émollient.	*Enema emolliens.*
P. Décocté de Mauve , } q. s.	R. Decocti Malvæ, } q. s.
— de Guimauve, }	— Althææ, }
Huile blanche , ℥j ; 1 ouce.	Olei albi , unciam unam.

—

Gargarisme adoucissant.	*Gargarisma demulcens.*
P. Lait , ℔j , 1 livre.	R. Lactis , libram unam.
Figues , ʒij , 2 onces.	Caricæ, uncias duas.

—

Autre.	*Alterum.*
P. Macéré de Guimauve, {ana, p. e.,	R. Macerati radicis Althææ, { ana p. e.
Lait, { et q. v.	— Lactis, { et q. v.

—

Injection émolliente.	*Injectio emolliens.*
P. Décocté de graine de Lin, q. s.	R. Decocti seminis Lini, q. s.

—

Fomentation émolliente.	*Fomentatio emolliens.*
P. Décocté d'espèces émollientes, q. s.	R. Decocti specierum emollientium, q. s.

—

Lotion émolliente.	*Lotio emolliens.*
P. Soluté de Gomme, q. s.	R. Soluti Gummi arabici , q. s.

Tempérants.

Tisane d'Orge et d'Oxymel, ou Orge	*Ptisana Hordei Oxymellita , vel Hor-*
oxymel.	*deum oxymellitum.*
P. Orge mondé , ℥iv ; 4 gros.	R. Hordei mundati , drachmas quatuor.
Eau commune , ℔ij , 2 livres.	Aquæ communis , libras duas.
Oxymel simple , ℥ij , 2 onces.	Oxymelis simplicis , uncias duas.

Emulsion nitrée.	*Emulsio nitrata.*
P. Emulsion simple , ℔ij , 2 livres. Nitrate de Potasse , ʒj , 1 gros.	R. Emulsionis simplicis , libras duas. Nitratis Potassæ , drachmam unam.

—

Tisane de Tamarin, ou *Eau de Tamarin.*	*Ptisana de Tamarindo,* vel *Maceratum Tamarindi.*
P. Tamarin , ʒiv , 4 gros. Eau commune , ℔ij , 2 livres. Sirop d'Acide tartrique, ℥ij, 2 onces.	R. Tamarindi, drachmas quatuor. Aquæ communis , libras duas. Sirupi Acidi tartrici , uncias duas.

—

Limonades (voyez page 159).	*Limonadæ.*

—

Petit-lait clarifié (voyez page 161).	*Serum lactis clarificatum.*

—

Orangeade (voyez page 159).	*Potus de succo fructûs Citri Aurant.*

Citronade (voyez page 159).	*Potus de succo fructûs Citri Medicæ.*

—

Hydromel (voyez page 159).	*Hydromel.*

—

Hydrogala (voyez page 160).	*Hydrogala.*

Oxycrat (voyez page 160).	*Oxycratum.*

Bierres médicinales (page 160).	*Cerevisiæ medicinales.*

—

Hydro alcoolé (voyez page 160).	*Hydro alcoolatum.*

—

Tisane de Chiendent émulsionnée et ni-tée, ou *Chiendent émulsionné et nitré.*	*Ptisana de Tritico repente emulgens et nitrata,* vel *Triticum repens emulgens et nitratum.*
P. Chiendent , ʒij , 2 gros. Eau commune , ℔j , 1 livre. Sirop de Guimauve , ℥j , 1 once. Emulsion simple ℔j , 1 livre. Sel de Nitre , ʒj , 1 gros.	R. Tritici repentis , drachmas duas. Aquæ communis , libram unam. Sirupi Althææ , unciam unam. Emulsionis simplicis , libram unam. Nitratis Potassæ , drachmam unam.

Gargarisme acidulé.	*Gargarisma acidulatum.*
P. Décocté d'Orge, ℔j , 1 livre. Sirop de Mûres , ℥j , 1 once. Eau de Rabel , ʒj , 1 gros.	R. Decocti Hordei , libram unam. Sirupi Mororum , unciam unam. Aquæ Rabeli , drachmam unam.

Autre.	*Alterum.*
P. Sirop de Groseilles , ℥j , 1 once. Eau commune , ℔j , 1 livre. Acide sulfurique , xx gouttes.	R. Sirupi Grossularum , unciam unam. Aquæ communis, libram unam. Acidi sulfurici , viginti guttas.

Lavement rafraîchissant.	*Enema refrigerans.*
P. Eau froide, ℥xij, 12 onces. Sirop tartrique, ℥j, 1 once.	R. Aquæ frigidæ, uncias duodecim. Sirupi Tartrici, unciam unam.

Contro-stimulants.

Voyez Émétique , Kermès , Calomel , Nitrate de Potasse , etc.

Vomitifs.

Julep avec Ipécacuanha.	*Julepus cum Ipecacuanhá.*
P. Ipécacuanha concassé, ʒj, 1 gros. Eau commune, ℥iij, 3 onces. Sirop de fleurs d'Oranger, ʒiv 4 gros.	R. Ipecacuanhæ conquassatæ , drachmam unam. Aquæ communis, uncias tres. Sirupi fl. Cit. Aurant., drach. quat.

Potion vomitive.	*Potio vomitiva.*
P. Poudre d'Ipécacuanha, Эj, 1 scrup. Eau distill. de Camomille, ℥iij, 3 onces. Sirop simple, ʒiv, 4 gros.	R. Pulveris Ipecacuanhæ, scrup. unum. Aquæ distill. Anthemis nobilis, uncias tres. Sirupi simplicis, drachmas quatuor.

Autre.	*Altera.*
P. Sirop d'Ipécacuanha, ʒiv, 4 gros. Eau distillée deMatricaire,℥iij,3 onc. Émétique , grains ij.	R. Sirupi Ipecacuanhæ, drach. quatuor. Aquæ distill. Matricariæ, uncias tres. Emetici, grana dua.

Autre.	Altera.
P. Sirop simple, ℥iv, 4 gros. Eau distillée, ℥iij, 3 onces. Émétine, grains ij.	R. Sirupi simplicis, drachmas quatuor. Aquæ distillatæ, oncias tres. Emetinæ, grana dua.

Poudre vomitive.	Pulveris vomitiva.
P. Ipécacuanha pulvérisé, xij grains. Émétique, 1 grain.	R. Ipecacuanhæ pulverisatæ, grana duodecim. Emetici, granum unum.

Laxatifs.

Tisane de Casse, ou Eau de Casse.	Ptisana de Cassiá, vel Maceratum Cassiæ.
P. Casse brisée, ℥ij, 2 onces. Eau commune, ℔ij, 2 livres. Mellite simple, ℥j, 1 once.	R. Cassiæ conquassatæ, uncias duas. Aquæ communis, libras duas. Melliti simplicis, unciam unam.

Eau de Pruneau, ou Tisane de Pruneaux.	Maceratum Pruni, vel Ptisana de Pruno.
P. Pruneaux, ℥ij, 2 onces. Eau commune, ℔ij, 2 livres. Sirop de fleurs de Pêcher, ℥j, 1 once.	R. Prunorum, uncias duas. Aquæ communis, libras duas. Sirupi florum Amygdali persicæ, unc. unam.

Tisane de Veau et de Tamarin, ou Veau-Tamarin.	Ptisana de Vituli pulmonibus et Tamarindo, vel Vitulus et Tamarindus.
P. Bouillon de Veau, ℔ij, 2 livres. Tamarin, ℥ij, 2 onces.	R. Jusculi Vituli, libras duas. Tamarindi, uncias duas.

Bouillon de Veau émétisé, ou Veau émétisé.	Jusculum Vituli emetisatum, vel Vitulus emetisatus.
P. Bouillon de Veau, ℔ij, 2 livres. Émétique, grains j.	R. Jusculi Vituli, libras duas. Emetici, granum unum.

Emeto-cathartique.	Emeto-catharticum.
P. Sulfate de Soude, ℥j, 1 once.	R. Sulfatis Sodæ, drach. quatuor.

Eau commune, ℔ij, 2 livres.
Émétique, grains j.

Aquæ communis, libras duas.
Emetici, granum unum.

Petit-Lait émétisé.

P. Petit-Lait clarifié, ℔j, 1 lyre.
Émétique, grains j.

Serum Lactis emetisatum.

R. Seri Lactis clarificati, libram unam.
Emetici, granum unum.

Julep laxatif.

P. Eau de Tamarin, ℥iij, 3 onces.
Huile de Ricin, ʒj, 1 once.

Julepus laxativus.

R. Macerati Tamarindi, uncias tres.
Olei Ricini, unciam unam.

Autre.

P. Eau de Casse, ℥iv, 4 onces.
Manne en sorte, ʒj, 1 once.

Alterus.

R. Macerati Cassiæ, uncias quatuor.
Mannæ inferioris, unciam unam.

Potion laxative.

P. Manne en sorte, ℥j, 1 once.
Sirop de fleurs de Pêcher, ʒj, 1 once.
Eau distillée, ʒiij, 3 onces.

Potio laxativa.

R. Mannæ inferioris, unciam unam.
Sirupi florum Amygdali persicæ,
unciam unam.
Aquæ distillatæ, uncias tres.

Autre.

P. Eau distillée, ℥iij, 3 onces.
Sirop de Roses pâles, ʒj, 1 once.
Huile de Ricin, ʒiv, 4 gros.

Altera.

R. Aquæ distillatæ, uncias tres.
Sirupi Rosarum pallidior., unc. unam.
Olei Ricini, drachmas quatuor.

Bol laxatif.

P. Extrait de Roses pâles, ij grains.
Crème de Tartre, x grains.
Magnésie, v grains.
Cinq à six par jour.

Bolus laxativus.

R. Extracti Rosarum pallidior, grana dua.
Tartratis acidi Potassæ, grana decem.
Magnesiæ, grana quinque.

Poudre laxative.

P. Magnésie, v grains.
Crème de Tartre, xx grains.
Calomel, v grains.
Deux ou trois prises par jour.

Pulvis laxativa.

R. Magnesiæ, grana quinque.
Tartratis acidi Potassæ, viginti grana.
Calomelatis, grana quinque.

Lavement laxatif.	*Enema laxativum.*
P. Décocté de graine de Lin, ℥x, 10 onces. Huile d'Olives, ℥ij, 2 onces.	R. Decocti seminis Lini, uncias decem. Olei Olivarum, uncias duas.

Autre.	*Alterum.*
P. Miel commun, ℥ij, 2 onces. Décocté de Pruneaux, ℥x, 10 onces.	R. Mellis (1) communis, uncias duas. Decocti Prunorum, uncias decem.

Autre.	*Alterum.*
P. Mélasse, ℥ij, 2 onces. Eau de Son, ℥x, 10 onces.	R. Sacch. incrystal., uncias duas. Decocti Furfuris, uncias decem.

Purgatifs.

Apozème purgatif.	*Apozema purgativum.*
P. Séné mondé, ℥ij, 2 gros. Rhubarbe concassée, xxiv grains. Eau de Tamarin, ℔j, 1 livre.	R. Sennæ mundatæ, drachmas duas. Rhei conquassati, grana viginti quat. Macerati Tamarindi, libram unam.

Macéré purgatif.	*Maceratum purgativum.*
P. Rhubarbe concassée, ℥j, 1 gros. Eau commune, ℔j, 1 livre.	R. Rhei conquassati, drachmam unam. Aquæ communis, libram unam.

Limonade purgative.	*Limonata purgativa.*
P. Crème de Tartre, ℥j, 1 once. Eau commune, ℔ij, 2 livres. Miel blanc, ℥j, 1 once.	R. Tartratis acidi Potassæ, unc. unam. Aquæ communis, libras duas. Mellis albi, unciam unam.

Soluté purgatif.	*Solutum purgativum.*
P. Sulfate de Soude, de Ma- gnésie ou de Potasse, ou } ℥j, 1 once. Sous-phosphate de Soude. Eau commune, ℔ij, 2 livres. Sirop de Roses pâles, ℥j, 1 once.	R. Sulfatis Sodæ, vel Magne- siæ, vel Potassæ, vel } unciam unam. Sub-phosphatis Sodæ, Aquæ communis, libras duas. Sirupi Rosarum pallidior., unc. unam.

---

(1) *Mellis*, et non *Melis* comme on l'a écrit jusqu'alors.

Potion purgative ou *Médecine.*

P. Séné mondé,⎫ ana. ʒij, 2 gros.
Sulfate de Soude,⎭

Manne en sorte, ʒj, 1 once.
Eau commune, ʒiv, 4 onces.
Teinture d'Anis, ʒj, 1 gros.

Autre.

P. Infusé de Séné, ʒiv, 4 onces.
Sirop de Nerprun, ʒj, 1 once.

Autre.

P. Macératé de Casse, ʒiv, 4 onces.
Teinture de Jalap, ʒij, 2 gros.

Émulsion purgative.

P. Émulsion simple, ʒiv, 4 onces.
Sucre, ʒj, 1 gros.
Résine de Jalap, viij grains.

Potion purgative.

P. Huile de Ricin, ʒj, 1 once.
Eau distillée, ʒiij, 3 onces.
Suc de Citron, ʒiv, 4 gros.

Suc purgatif.

P. Suc de Nerprun,⎫ ana ʒiv, 4 gros.
— de Gratiole,⎭

Autre.

P. Suc de Mercuriale, ʒiv, 4 gros.
Sirop de Roses pâles, ʒj, 1 once.

Potio purgativa, vel Medicina.

R. Sennæ mundatæ,⎫ ana drachmas
Sulfatis Sodæ,⎭ duas.

Mannæ inferioris, unciam unam.
Aquæ communis, uncias quatuor.
Tincturæ pimpinellæ Anisi, drachmam unam.

Altera.

R. Infusi Sennæ, uncias quatuor.
Sirupi Rhamni Cathartici, unciam unam.

Altera.

R. Macerati Cassiæ, uncias quatuor.
Tincturæ Jalapæ, drachmas duas.

Emulsio purgativa.

R. Emulsionis simplicis, unc. quatuor.
Sacchari, drachmam unam.
Resinæ Jalappæ, octo grana.

Potio purgativa.

R. Olei Ricini, unciam unam.
Aquæ distillatæ, uncias tres.
Succi Citri, drachmas quatuor.

Succus purgativus.

R. Succi Rhamni Cathartici,⎫ ana dra.
— Gratiolæ offic.,⎭ quatuor.

Altera.

R. Succi ercurialis annuæ, drachmas quatuor.
Sirupi Rosar. pallidior., unc. unam.

T. II.

3o

Pilule avec la Tigline.

P. Tigline, 1 goutte.
   Poudre de Séné, iv grains.
Sirop de Chicorée, q. s.
Une ou deux par jour.

Pilula cum Tiglina.

R. Tiglinæ, granum unum.
   Pulveris Sennæ, grana quatuor.
Sirupi Cichorii, q. s.

Pilule purgative.

P. Rhubarbe pulvér., }
   Aloës   *ibid.*, } ana 1 grain.
   Jalap   *ibid.*, }
   Sirop de Séné, q. s.
5 à 6 par jour.

Pilula purgativa.

R. Pulveris Rhei, }
   — Aloe, } ana granum unum.
   — Jalappæ, }
   Sirupi Sennæ, q. s.

Autre.

R. Calomel, }
   Aloës,   } ana 1 grain.
   Gomme gutte, }
   Sirop de Rhubarbe, q. s.
3 ou 4 par jour.

Altera.

R. Calomelatis, }
   Aloe,   } ana granum unum.
   Gummi gottæ, }
   Sirupi Rhei, q. s.

Autre.

P. Jalap pulvérisé, } ana 2 grains.
   Coloquinte, *ibid.*, }
   Sirop de Pommes, q. s.
4 ou 5 par jour.

Altera.

P. Jalappæ pulveris, } ana grana
   Cucumis Colocynthi, }   dua.
   Sirupi Pomorum, q. s.

Poudre purgative.

P. Résine de Jalap, iv grains.
   Sucre, x grains.
2 prises semblables par jour.

Pulvis purgativa.

R. Resinæ Jalappæ, grana quatuor.
   Sacchari albi, grana decem.

Autre.

P. Crême de Tartre, ℥j, 1 gros.
   Acide citrique, ij grains.
5 à 6 prises semblables par jour.

Altera.

R. Tartratis acidi Potassæ, drachmam
   unam.
   Acidi citrici, grana dua.

Autre.

R. Calo. el, xv grains.
Sucre, ʒj, 1 gros.

—

Lavement purgatif.

P. Infusé de Séné, ℥x, 10 onces.
Sulfate de Soude, ɔiv, 4 gros.
Huile d'Olives, ℥j, 1 once.

—

Autre.

P. Miel mercurial, ℥iij, 3 onces.
Eau de Son, ℥viij, 8 onces.

—

Autre.

P. Sirop de Nerprun, ℥iv, 4 onces.
Eau de Pruneaux, ℥vj, 6 onces.

Altera.

R Calomelatis , grana quinque decem.
Sacchari albi, drachmam unam.

—

Enema purgativum.

R. Infusi Sennæ , uncias decem. —
Sulfatis Sodæ, drachmas quatuor,
Olei Olivarum, unciam unam.

—

Alterum.

R. Melliti mercurialis, uncias tres,
Decocti Furfuris, uncias octo.

—

Alterum.

R. Sirupi Rhamni cathartici , uncias
quatuor.
Decocti Prunorum, uncias sex.

Appareil circulatoire.

Tisane de Digitale.

P. Digitale pourprée , xxx grains.
Eau commune, ℔ij , 2 livres.
Sirop de pointes d'Asperges, ℥j,
1 once.

—

Potion sédative.

P. Sirop de pointes d'Asperges, ℥j,
1 once.
Eau distill. de Digitale, ℥iv, 4
onces.
Teinture éthérée de Digitale, xxx
gouttes.

—

Mixture sédative.

P. Sirop de pointes d'Asperge, ℥j, 1
once.

Ptisana de Digitale purpureâ.

R. Digitalis purpureæ , trigenta grana.
Aquæ communis, libras duas.
Sirupi turionum Asparagi, unciam
unam.

—

Potio sedativa.

R. Sirupi turionum Asparagi, unciam
unam.
Aquæ distil. Digitalis, uncias quat.
Tincturæ Ætheræ Digitalis, triginta
grana.

—

Mixtura sedativa.

R. Sirupi turionum Asparagi, unciam
unam.

Eau de Laitue, ℥ij, 2 onces.	Aquæ distil. Lactucæ, uncias duas.
Ether sulfurique, xx gouttes.	Ætheris sulfurici, viginti guttas.

Autre.

P. Sirop d'Ether, ℥j, 1 once.	R. Sirupi Ætheris, unciam unam.
Teinture de Digitale, xxx gouttes.	Tincturæ Digitalis, triginta guttas.
Eau distil. de Tilleul, ℥ij, 2 onces.	Aquæ distil. Tiliæ, uncias duas.

Altera.

Julep sédatif.

P. Infusé de Digitale, ℥iv, 4 onces.	R. Infusi Digitalis, uncias quatuor.
Sirop Diacode, ℥j, 1 once.	Sirupi Diacodii, unciam unam.
Acide Hydro-cyanique médical, 2 gouttes.	Acidi Hydro-cyanici medic., guttas duas.

Julepus sedativus.

Appareil respiratoire.

Potions, Juleps, Mixtures avec l'acide Hydro - cyanique médical; Antispasmodiques, Fomentations, Topiques sédatifs, etc.	Potiones, Julepi, Mixturæ cum acido Hydro-cyanico medicinale; Antispasmodici, Fomentationes, Topici sedativi, etc.

Appareil sécrétoire. (Diurétiques.)

Tisane diurétique.

P. Pariétaire, ℥ij, 2 gros	R. Parietariæ, drachmas duas.
Eau commune, ℔ij, 2 livres.	Aquæ communis, libras duas.
Sirop des cinq Racines, ℥ij, 2 onces.	Sirupi quinque Radicorum, uncias duas.

Ptisana diuretica.

Autre.

P. Chiendent, ℥ij, 2 gros.	R. Tritici repentis, drachmas duas.
Eau commune, ℔ij, 2 livres.	Aquæ communis, libras duas.
Oxymel Scillitique, ℥j, 1 once.	Oxymelliti scillitici, unciam unam.
Nitrate de potasse, ℥j, 1 gros.	Nitratis Potassæ, drachmam unam.

Altera.

Autre.

P. Pariétaire, ℥ij, 2 gros.	R. Parietariæ officinalis, drach. duas.

Altera.

Eau commune, ℔ij , 2 livres.
Sirop des cinq Racines, ʒij , 2 onces.
Bicarbonate de Soude, ʒj , 1 gros.

Aquæ communis , libras duas.
Sirupi quinque Radicorum, uncias duas.
Bicarbonatis Sodæ, drach. unam.

Apozème diurétique.

P. Cinq racines , ʒj , 1 once.
Eau commune ℔j , 1 livre.
Sirop des cinq racines ʒj , 1 once.

Apozema diureticum.

R. Quinque Radicorum , unciam unam.
Aquæ communis , libram unam.
Sirupi quinque Radicorum, unc. un.

Autre.

P. Bourrache , ʒij , 2 gros.
Eau commune ℔j , 1 livre.
Teinture de Scille , ʒj , 1 gros.
Miel colchique , ʒj , 1 once.

Alterum.

R. Borraginis , drachmas duas.
Aquæ communis , libram unam.
Tincturæ Scillæ maritimæ, unc. un.
Melliti colchici , unciam unam.

Potion diurétique.

P. Sirop des cinq Racines , ʒj , 1 once.
Eau dist. de Pariétaire, ʒiv, 4 onces.
Acétate de Potasse, ʒj , 1 gros.

Potio diuretica.

R. Sirupi quinque Radicorum, unc. un.
Aq. dist. Parietariæ, uncias quatuor.
Acetatis Potassæ, drachmam unam.

Autre.

P. Oxymel scillitique, ʒj , 1 once.
Eau de Bourrache , ʒiv , 4 onces.
Urée , xv grains.

Altera.

R. Oxymelliti scillitici , unciam unam.
Aquæ dist. Borraginis, unc. quatuor.
Ureæ, grana quinque decem.

Julep diurétique.

P. Infusé de Fenouil , ʒiv , 4 onces.
Oxymel colchique , ʒj , 1 once.

Julepus diureticus.

R. Infusi Fœniculi, uncias quatuor.
Oxymelliti Colchici , unciam unam.

Autre.

P. Décocté d'Asperges, ʒiv , 4 onces.
Miel scillitique , ʒj , 1 once.
Teinture de Colchique, ʒj , 1 gros.

Alterus.

R. Decocti Asparagi, uncias quatuor.
Melliti scillitici , unciam unam.
Tincturæ Colchici , drachm. unam.

Autre.	*Alterus.*
Infusé d'Ache, ʒiv, 4 onces.	R. Infusi Apii graveolentis, unc. quat.
Acétate de Potasse, ʒij, 2 gros.	Acetatis Potassæ, drachmias duas.
Sirop des cinq Racines, ʒj, 1 once.	Sirupi quinque Radicorum, unc. un.

Suc diurétique.	*Succus diureticus.*
P. Suc de Bourrache,	R. Succi Borraginis,
— de Buglose, } ana ʒj, 1 once.	— Anchusæ offic., } ana unc. unam.
— de Pariétaire,	— Parietariæ,

Autre.	*Alterus.*
P. Suc de Pariétaire, ʒiij, 3 onces.	R. Succi Parietariæ, uncias tres.
Sirop des cinq Racines, ʒj, 1 once.	Sirupi quinque Radicorum, unc. un.

Pilule diurétique.	*Pilula diuretica.*
P. Poudre de Scille,	R. Pulv. Scillæ marit.,
Bicarbonate de Potasse, } ana ij gr.	— Bicarb. Potas., } ana gr. duas.
Sirop des cinq racines, q. s.	Sirupi quinque Radicorum, q. s.
3 ou 4 par jour.	

Autre.	*Altera.*
P. Nitrate de Potasse, iij grains.	R. Nitratis Potassæ, grana tres.
Camphre, j grain.	Camphoræ, granum unum.
Oxymel scillitique, q. s.	Oxymelliti scillitici, q. s.
3 ou 4 par jour.	

Autre.	*Altera.*
P. Extrait de Bourrache, } ana ij gr.	R. Extracti Borraginis, } ana grana dua.
— de Pariétaire,	— Parietariæ,
3 ou 4 par jour.	

Autre.	*Altera.*
P. Térébenthine cuite, v grains.	R. Terebenthinæ coctæ, grana quinque.
5 à 6 par jour.	

Poudre diurétique.

P. Nitrate de Potasse, xx grains.
 Poudre de Scille, 1 grain.
2 prises par jour.

Pulvis diuretica.

R. Nitratis Potassæ, viginti grana.
 Pulveris Scillæ marit., granum unum.

Autre.

P. Poudre des cinq Racines, ʒj, 1 gros.
 Bicarbonate de Sonde, xx grains.
2 prises par jour.

Altera.

R. Pulv. quinq. Radic., drachm. unam.
 Bicarbonatis Sodæ, viginti grana.

Autre.

P. Urée, x grains.
 Sucre, ʒj, 1 gros.
2 prises par jour.

Altera.

R. Ureæ, grana decem.
 Sacchari albi, drachmam unam.

Sudorifiques.

Tisane de Bourrache miellée, ou Bourrache miellée.

P. Bourrache, ʒij, 2 gros.
 Eau commune, ℔ij, 2 livres.
 Miel blanc, ʒij, 2 onces.

Ptisana de Borragine mellitâ, vel Borrago mellita.

R. Borraginis, drachmas duas.
 Aquæ communis, libras duas.
 Mellis albi, uncias duas.

Tisane de Bourrache oxymellée, ou Bourrache oxymel.

P. Bourrache, ʒij, 2 gros.
 Eau commune, ℔ij, 2 livres.
 Oxymel simple, ʒij, 2 onces.

Ptisana de Borragine oxymellit.1, vel Borrago oxymellita.

R. Borraginis, drachmas duas.
 Aquæ communis, libras duas.
 Oxymelliti simplicis, uncias duas.

Tisane de Violettes.

P. Fleurs de Violettes, ʒij, 2 gros.
 Eau commune, ℔ij, 2 livres.
 Sirop sudorifique, ʒij, 2 onces.

Ptisana de Violaribus.

R. Florum Violarum, drachmas duas.
 Aquæ communis, libras duas.
 Sirupi sudorifici, uncias duas.

Apozème sudorifique.

P. Espèces sudorifiques, ʒij, 2 onces.

Apozema sudorificum.

R. Specierum sudorificar., uncias duas

Eau commune, ℔j, 1 livre. | Aquæ communis, libram unam.
Sirop de Bourrache, ʒj, 1 once. | Sirupi Borraginis, unciam unam.

Autre.

Alterum.

P. Bardane, ʒj, 1 once. | R. Arctii Lappæ, unciam unam.
Eau commune, ℔j, 1 livre. | Aquæ communis, libram unam.
Sirop sudorifique, ʒj, 1 once. | Sirupi sudorifici, unciam unam.
Acétate d'Ammoniaque, ʒj, 1 once. | Acetatis Ammoniacæ, unciam unam.

Potion sudorifique.

Petio sudorifica.

P. Sirop sudorifique, ʒj, 1 once. | R. Sirupi sudorifici, unciam unam.
Eau distillée de Bourrache, ʒiv, 4 onces. | Aquæ distil. Borraginis, uncias quat.
Acétate d'Ammoniaque, ʒiv, 4 gros. | Acetatis Ammoniacæ, drach. quat.

Julep sudorifique.

Julepus sudorificus.

P. Infusé de Thé, ʒiv, 4 onces. | R. Infusi Theæ, uncias quatuor.
Sirop de Bourrache, ʒj, 1 once. | Sirupi Borraginis, unciam unam.
Ammoniaque liquide, xx gouttes. | Ammoniacæ liquidæ, viginti guttas.

Autre.

Alterus.

P. Infusé de Sassafras, ʒiv, 4 onces. | R. Infusi Sassafras, uncias quatuor.
Sirop de Salsepareille, ʒj, 1 once. | Sirupi Salsaparillæ, unciam unam.
Extrait de Bardane, ʒj, 1 gros. | Extracti Arctii Lappæ, drach. un.

Poudre sudorifique.

Pulvis sudorifica.

P. Poudre de Salsepareille, ʒj, 1 gros. | R. Pulveris Salsaparillæ, drach. unam.
Soufre sublimé, grains v. | Sulfuris sublimati, grana quinque.
Sucre, ʒj, 1 gros. | Sacchari albi, drachmam unam.
3 ou 4 prises semblables par jour. |

Autre.

Altera.

P. Poudre de Gayac, | R. Pulveris Gayaci,
— de Squine, } ana, ʒj, 1 gr. | — Chinæ, } ana drachmam unam.
— de Sassafras, | — Sassafras,
3 prises par jour. |

Expectorants.

Tisane pectorale.

P. Fleurs pectorales, ʒj, 1 gros.
Eau commune, ℔ij, 2 livres.
Sirop de Tolu, ʒij, 2 onces.

Autre.

P. Fruits pectoraux, ʒij, 2 onces.
Eau commune, ℔ij, 2 livres.
Sirop de Gomme, ʒij, 2 onces.

Tisane de Lichen.

P. Lichen, ʒiv, 4 gros.
Eau commune, ℔ij, 2 livres.
Sirop de Guimauve, ʒij, 2 onces.

Tisane de Lierre-terrestre.

P. Lierre-terrestre, ʒij, 2 gros.
Eau commune, ℔ij, 2 livres.
Sirop de Benjoin, ʒij, 2 onces.

Tisane de Capillaire.

P. Capillaire du Canada, ʒj, 1 gros.
Eau commune, ℔ij, 2 livres.
Sirop de Tussilage, ʒij, 2 onces.

Bouillon pectoral.

P. Eau de Poulet, ℔j, 1 livre.
Fruits pectoraux, ʒij, 2 onces.
Eau commune, ℔j, 1 livre.
Sirop de Tolu, ʒij, 2 onces.

Ptisana pectoralis.

R. Florum pectoralium, drach. unam.
Aquæ communis, libras duas.
Sirupi Tolutani, uncias duas.

Altera.

P. Fructuum pectoralium, uncias duas.
Aquæ communis, libras duas.
Sirupi Gummi, uncias duas.

Ptisana Lichenis.

R. Lichenis Islandici, drach. quatuor.
Aquæ communis, libras duas.
Sirupi Althææ, uncias duas.

Ptisana Glechomæ hederaceæ.

R. Glechomæ Hederaceæ, drach. duas.
Aquæ communis, libras duas.
Sirupi Benzoini, uncias duas.

Ptisana Adianthi pedati.

R. Adianthi pedati, drachmam unam.
Aquæ communis, libras duas.
Sirupi Tussilaginis Farfaræ, uncias duas.

Jusculum pectorale.

R. Jusculi pulli Gallinacei, lib. unam.
Fructuum pectoralium, uncias duas.
Aquæ communis, libram unam.
Sirupi Tolutani, uncias duas.

Potion avec le Kermès.

P. Sirop de Tussilage, ʒj, 1 once.
Eau distillée de Lierre terrestre, ʒiv, 4 onces.
Kermès minéral, grains iv.
Gomme adragante, grains xij.

Potio cum sub-hydrosulfate antimonii.

R. Sirupi Tussilaginis Farfaræ, unciam unam.
Aquæ distill. Glecho hederaceæ, uncias quatuor.
Sub-hydrosulfatis Antimonii, grana quatuor.
Gummi tragacanthi, grana duodec.

Potion avec la Gomme ammoniaque.

P. Oxymel scillitique, ʒvj, 6 gros.
Eau distillée de Bourrache, ʒiv, 4 onces.
Gomme ammoniaque, ʒij, 2 gros.
Eau de fleurs d'Oranger, ʒij, 2 gros.

Potio cum Gummi ammoniaco.

R. Oxymelliti scillitici, drachmas sex.
Aquæ distill. Borraginis, unc. quat.
Gummi ammoniaci, drach. duas.
Aquæ fl. Cit. Aurant., drach. duas.

Potion expectorante.

P. Sirop de Benjoin, ʒj, 1 once.
Eau distillée de Bourrache, ʒiv, 4 onces.
Teinture de Scille, ʒj, 1 gros.

Potio expectorans.

R. Sirupi Benzoini, unciam unam.
Aquæ distill. Borraginis, unc. quat.
Tincturæ Scillæ maritimæ, drachmam unam.

Julep expectorant.

P. Infusé des Quatre fleurs, ʒiv, 4 onces.
Sirop de Gomme, ʒj, 1 once.
Gomme ammoniaque, ʒj, 1 gros.

Julepus expectorans.

R. Infusi Florum pectoral., unc. quat.
Sirupi Gummi arabici, unc. unam.
Gummi ammoniaci, drach. unam.

Autre.

P. Infusé de Capillaire, ʒiv, 4 onces.
Oxymel scillitique, ʒvj, 6 gros.
Sirop d'Ipécacuanha, ʒij, 2 gros.

Alterus.

R. Infusi Adianthi pedati, unc. quat.
Oxymelliti scillitici, drachmas sex.
Sirupi Ipecacuanhæ, drachmas duas.

Autre.

P. Décocté d'Ipécacuanha, ʒiv, 4 onc.
Sirop de Tolu, ʒj, 1 once.
Kermès, 4 grains.

Alterus.

R. Decocti Ipecacuanhæ, unc. quatuor.
Sirupi Tolutani, unciam unam.
Sub-hydrosulfatis Antimonici, grana quatuor.

Gomme adragant, x grains. | Gummi Tragacanthi, grana decem.

Mixture expectorante.

P. Manne en larmes, ℥j, 1 once.
Eau de Gomme, ℥ij, 2 onces.

Mixtura expectorans.

R. Mannæ puræ, unciam unam.
Soluti Gummi arabici, uncias duas.

Autre.

P. Infusé de Violettes, ℥ij, 2 onces.
Sirop de Benjoin, ℥j, 1 once.

Altera.

R. Infusi Violarum, uncias duas.
Sirupi Benzoini, unciam unam.

Pilule avec la Scille et la Gomme ammoniaque.

P. Poudre de Scille, — de Gomme ammoniaque, } ana ij grains.
Manne en larmes, q. s.
5 à 6 par jour.

Pilula cum Scillá et Gummi ammoniaco.

R. Pulveris Scillæ maritimæ, — Gummi ammoniaci, } ana gra- na dua.
Mannæ, q. s.

Pilule expectorante.

P. Beurre de Cacao, Manne en larmes, } ana ij grains.
Poudre d'Ipécacuanha, 1 grain.
5 à 6 par jour.

Pilula expectorans.

R. Butyri Cacao, Mannæ puræ, } ana grana dua.
Pulveris Ipecacuanhæ, gran. unum.

Autre.

P. Poudre de Scille, — de Kermès, — d'Ipécacuanha, } ana 1 grain.
Sirop de Gomme. q. s.

Altera.

R. Pulveris Scillæ maritimæ, — Sub-hydrosulfatis Antimonii, — Ipecacuanhæ, } ana granum unum.
Sirupi Gummi arabici, q. s.

Autre.

P. Poudre de Benjoin, — de Tolu, — de Gomme ammoniaque, } ana 1 grain.
Oxymel scillitique. q. s.

Altera.

R. Pulveris Benzoini, — Tolutani, — Gummi ammoniaci, } ana granum unum.
Oxymelliti Scilliciti, q. s.

Poudre expectorante.

P. Poudre d'Ipécacuanha, 1 grain.
— de Benjoin, v grains.
— de Sucre, ℥j, 1 gros.
2 ou 3 par jour.

· _Pulvis expectorans._

R. Pulveris Ipecacuanhæ, granum unum,
— Benzoini, grana quinque.
— Sacchari albi, drach. unam,

Autre.

P. Poudre de Lichen, ⎫
— de Gomme, ⎬ ana ℥j, 1 gros,
— de Kermès, 1 grain. ⎭
2 ou 3 par jour.

Altera.

R. Pulveris Lichenis, ⎫ ana drach.
— Gummi arabici, ⎬ unam.
— Sub-hydrosulfatis antimonii, ⎭
granum unum.

Appareil absorbant.

Voy. les diverses préparations d'Iode et de Mercure.

Vide varias preparationes Iodineas et Mercuriales.

Potion avec l'Iode.

R. Sirop de Fleurs d'Oranger, ℥j, 1 once.
Eau distillée de Saponnaire, ℥iv, 4 onces.
Teinture d'Iode, x gouttes.

Potio cum Iodine.

R. Sirupi Florum Aurantii, unciam unam.
Aquæ distill. Saponariæ, uncias quatuor.
Tincturæ Iodinis, guttas decem.

Potion avec le Savon médicinal.

P. Sirop de Fumeterre, ℥j, 1 once.
Eau distillée, ℥iij, 3 onces.
Savon médicinal, ℥ij, 2 gros.
Huile d'amandes douces, ℥j, 1 gros.
Gomme adragant, xv grains.

Potio cum Sapone medicinale.

R. Sirupi Fumariæ, unciam unam.
Aquæ distillatæ, uncias tres.
Saponis medicinalis, drachm. duas,
Olei Amygdalar. dulcium, drachm. unam.
Gummi tragacanthi, grana quindecim.

Pilule de Savon.

P. Savon médicinal, ⎫
Poudre de Saponnaire, ⎬ ana 3 grains.

Pilula Saponis.

R. Saponis medicinalis, ⎫ ana gr. tres.
Pulveris Saponariæ, ⎬

Pilules iodées.	*Pilulœ iodineœ.*
P. Iode , 1 grain.	R. Iodinis, granum unum.
Poudre de Gayac , xxx grains.	Pulveris Gayaci, grana triginta.
Sirop antiscorbutique , q. s.	Sirupi antiscorbutici , q. s.
Pour 10 pilules.	Fac decem pilulas.

Bain iodé.	*Balneum iodineum.*
P. Iode , ʒj, 1 scrupule.	R. Iodinis , scrupulum unum.
Eau distillée , ℔j, 1 livre.	Aquæ distillatæ , libram unam.

Lotion iodée.	*Lotio iodinea.*
P. Iode . 1 grain.	R. Iodinis , granum unum.
Eau distillée , ℔j , 1 livre.	Aquæ distillatæ , libram unam.

Injection iodée.	*Injectio iodinea.*
P. Iodure de Potassium , 1 grain.	R. Iodurii Potassii , granum unum.
Eau distillée , ℔j , 1 livre.	Aquæ distillatæ , libram unam.

Graisse iodée.	*Axungia iodinea.*
P. Iode , 1 p.	R. Iodinis , 1 p.
Axonge , 24.	Axungiæ , 24

Autre.	*Altera.*
P. Iodure de Mercure , 1 p.	R. Iodurii hydragirii , 1 p.
Axonge , 48.	Axungiæ , 48

Autre.	*Altera.*
P. Iodure de Soufre , 1 p.	R. Iodurii Sulfuris , 1 p.
Axonge , 36	Axungiæ , 36

Stimulants du système nerveux.

Tisane d'Arnica.

P. Arnica, ℈j, 1 scrupule.
Eau commune, ℔ij, 2 livres.
Sirop de Cannelle, ℥ij, 2 onces.

Ptisana Arnicæ montanæ.

R. Arnicæ montanæ, scrupulum unum.
Aquæ communis, libras duas.
Sirupi Lauri Cinnamomi, uncias duas.

Potion stimulante.

P. Sirop de Serpentaire, ℥j, 1 once.
Eau distillée d'Arnica, ℥iv, 4 onces.
— — de Menthe, ℨiv, 4 gros.

Potio stimulans.

R. Sirupi Serpentariæ, unciam unam.
Aquæ distill. Arnicæ, uncias quatuor.
— — Menthæ, drachm. quatuor.

Julep stimulant.

P. Infusé d'Arnica, ℥iv, 4 onces.
Sirop de Menthe, ℥j, 1 once.
Extrait alcoolique de Noix vomique, grain j.

Julepus stimulans.

R. Infusi Arnicæ, uncias quatuor.
Sirupi Menthæ, unciam unam.
Extracti alcoolati nucer. vomicarum, granum unum.

Pilules stimulantes.

P. Poudre d'Arnica, xij grains.
Extrait alcoolique de Noix vomique, 1 grain.
Sirop de Cannelle, q. s.
Faites 4 pilules.

Pilulæ stimulantes.

R. Pulveris Arnicæ, grana duodecim.
Extracti alcoolati Nucer. vomicarum, granum unum.
Sirupi Canellæ, q. s.
Fac pilulas quatuor.

Autres.

P. Strychnine, grain j.
Poudre d'Azarum, ℈j, 1 scrupule.
Sirop d'Absinthe, q. s.
Faites 8 pilules.

Alteræ.

R. Strychninæ, granum unum.
Pulveris Asari europæi, scrup. unum.
Sirupi Absinthii, q. s.
Fac octo pilulas.

Autres.

P. Poudre d'Arnica,
— de Menthe poiv.,
— de Cannelle, } ana gr. ij.

Alteræ.

R. Pulveris Arnicæ,
— Mentha pip.,
— Lauri Cinam., } ana grana dua.

Sirop de Cascarille, q. s.	Sirupi Cascarillæ, q, s.
2 ou 3 par jour.	

Antispasmodiques.

### Tisane antispasmodique.	### Ptisana antispasmodica.
P. Tilleul, ⎱ ℈j , 1 scrupule. Oranger, ⎰	R. Florum Tiliæ, ⎱ ana Foliorum Citri Aurantii, ⎰ scrup. un. Aquæ communis, libras duas. Sirupi simplicis , uncias duas.
Eau commune, ℔ij , 2 livres. Sirop simple, ℥ij , 2 onces.	

### Autre.	### Altera.
P. Mélisse , ʒj , 1 gros. Eau commune, ℔ij, 2 livres. Sirop de Menthe , ℥ij , 2 onces.	R. Melissæ officinalis drachmam unam. Aquæ communis, libras duas. Sirupi Menthæ, uncias duas.

### Autre.	### Altera.
P. Valériane , ʒiv , 4 gros. Eau commune, ℔ij , 2 livres. Sirop de fl. d'Oranger, ℥ij , 2 onces.	R. Radicis Valerianæ, drachm. quat. Aquæ communis , libras duas. Sirupi fl. Citri Aurantii ; unc. duas.

### Potion antispasmodique.	### Potio antispasmodica.
P. Sirop de fleurs d'Oranger, ℥j 1 once. Eau dist. de Tilleul , ⎱ ana — de Laitue , ⎰ ℥ij , 2 onces. Ether sulfurique , xxx gouttes.	R. Sirupi fl. Citri Aurantii, unc. unam. Aquæ dist. Tiliæ , ⎱ ana — Lactucæ, ⎰ uncias duas. Ætheris sulfurici, triginta guttas.

### Autre.	### Altera.
P. Sirop d'Ether , ℥j , 1 once. Eau dist. de Mélisse, ⎱ ana — de Tilleul , ⎰ ℥iij , 3 onces. Teinture de Musc , xxx gouttes.	R. Sirupi Ætheris , unciam unam. Aquæ dist. Melissæ, ⎱ ana — Tilliæ , ⎰ uncias duas. Tincturæ Moschi , triginta guttas.

### Autre.	### Altera.
P. Sirop de Menthe, ℥j , 1 once.	R. Sirupi Menthæ, unciam unam.

Eau distillée de Laitue , ℥iv, 4 onces. | Aquæ distil. Lactucæ, unc. quatuor.
— de fl.d'Orang., ʒij, 2 gr. | — Fl. Cit. Aur., dr. duas.
Teint. éthér. de Castoréum, ʟ gouttes. | Tinct. æth. Castor. , quinquag. gutt.

Julep antispasmodique.

P. Infusé de Tilleul , ℥iv , 4 onces.
Sirop d'Ether , ʒj , 1 once.
Camphre , x grains.

Julepus antispasmodicus.

R. Infusi Tiliæ , uncias quatuor.
Sirupi Ætheris, unciam unam.
Camphoræ , grana decem.

Autre.

P. Infusé de Valériane , ℥iv , 4 onces.
Sirop de Menthe, ʒj , 1 once.
Teinture d'Assa fœtida, xxx gouttes.

Alterus.

R. Infusi Valerianæ , uncias quatuor.
Sirupi Menthæ, unciam unam.
Tincturæ Assæ fœtidæ , triginta gutt.

Autre.

P. Infusé de Camomille , ℥iv , 4 onces.
Sirop de fl. d'Oranger , ʒj , 1 once.
Teint. éthérée de Valér., ʒj , 1 gros.

Alterus.

R. Infusi Anthemis nobilis , unc. quat.
Sirupi fl. Citri Aurantii, unc. unam.
Tinct. æther. Valer., drach. unam.

Pilule antispasmodique.

P. Castoréum ,
Assa fœtida , } ana grain j.
Gomme ammoniaque ,
Sirop de Menthe poivrée ; q. s.
3 ou 4 par jour.

Pilula antispasmodica.

R. Castorei ,
Assæ fœtidæ , } ana granum unum.
Gummi ammoniaci,
Sirupi Menthæ piperatæ, q. s.

Autre.

P. Musc.,
Galbanum, } ana 1 grain.
Valériane,
Sirop de Safran, q. s.
3 ou 4 par jour.

Altera.

R. Moschi,
Galbani, } ana granum unum.
Valerianæ,
Sirupi Croci Sativi, q. s.

Autre.

P. Camphre,
Assa fœtida, } ana 1 grain.
Musc,

Altera.

R. Camphoræ,
Assæ fœtidæ, } ana granum unum.
Moschi,

Sirop d'Ether, q. s. 3 ou 4 par jour	Sirupi Ætheris, q. s.

Poudre Antispasmodique.	*Pulvis antispasmodica.*
P. Musc, ij grains. Castoréum, ij grains. Valériane, x grains. 5 à 6 prises semblables par jour, selon les cas.	R. Moschi, grana dua. Castorei, grana dua. Valerianæ, grana decem.

Autre.	*Altera.*
P. Poudre de feuilles d'Oranger, } ana — de Menthe poivrée, } iv — de Camomille, } grain 3 ou 4 prises par jour.	R. Pulveris foliorum Citri Aurantii, — Menthæ piperatæ. — florum Anthemis nobilis. Ana grana quatuor.

Autre.	*Altera.*
P. Oxide de Zinc, grains ij. Sucre, grains x. 3 ou 4 prises par jour.	R. Oxidi Zinci, grana dua. Sacchari, grana decem.

Lavement antispasmodique.	*Enema antispasmodicum.*
P. Assa fœtida, ℨij, 2 gros. Décocté de têtes de Pavot, ℥x, 10 onces.	R. Assæ fœtidæ, drachmas duas. Decocti capsularum Papaveris somniferi, uncias decem.

Autre.	*Alterum.*
P. Infusé de Valériane, ℥xij, 12 onces. Musc, xx grains.	R. Infusi Valerianæ, uncias duodecim. Moschi, viginti grana.

Narcotiques.

Tisane sédative.	*Ptisana sedativa.*
P. Fleurs de Coquelicot, ℨj, 1 gros. Eau commune, ℔ij, 2 livres. Sirop simple, ℥ij, 2 onces.	R. Florum Papaveris rubri, drachmam unam. Aquæ communis, libras duas. Sirupi simplicis, uncias duas.

Potion calmante.

P. Sirop Diacode, ℥j, 1 once.
Eau distillée de Laitue, ℥iv, 4 onces.

Potio sedans.

R. Sirupi Diacodii, unciam unam.
Aquæ distillatæ Lactucæ, unc. quat.

Autre.

P. Sirop d'Acide hydrocyanique, ℥j, 1 once.
Eau distillée de Tilleul, ℥iv, 4 onc.

Altera.

R. Sirupi Acidi hydro-cyanici, unciam unam.
Aquæ distillatæ Tiliæ, unc. quatuor.

Autre.

P. Sirop d'Acétate de Morphine, ℥j, 1 once.
Eau de Coquelicot, ℥iv, 4 onces.

Altera.

R. Sirupi Acetatis Morphinæ, unciam unam.
Aquæ Papaveris rubri, unc. quatuor.

Autre.

P. Sirop de Jusquiame, ℥j, 1 once.
Eau de Tilleul, ℥iv, 4 onces.

Altera.

R. Sirupi Hyosciami nigri, unc. unam.
Aquæ distill. Tiliæ, uncias quatuor.

Autre.

P. Sirop d'Opium, ℥j, 1 once.
Eau de Laitue, ℥iv, 4 onces.

Altera.

R. Sirupi Opii, unciam unam.
Aquæ distill. Lactucæ, unc. quatuor.

Julep calmant.

P. Infusé de Coquelicot, ℥iv, 4 onces.
Sirop simple, ℥j, 1 once.
Extrait de Jusquiame, x grains.

Julepus sedans.

R. Infusi Papaveris rubri, unc. quatuor.
Sirupi simplicis, unciam unam.
Extracti Hyosciami nigri, gr. decem.

Autre.

P. Sirop simple, ℥j, 1 once.
Eau distillée, ℥iv, 4 onces.
Extrait de Belladone, ij grains.

Alterus.

R. Sirupi simplicis, unciam unam.
Aquæ distillatæ, uncias quatuor.
Extracti Atropæ Belladonæ, gr. duæ.

Autre.

P. Sirop de Menthe, ℥j, 1 once.
Infusé de Tilleul, ℥iv, 4 onces.

Alterus.

R. Sirupi Menthæ, unciam unam.
Infusi Tiliæ, uncias quatuor.

Acide hydrocyanique médical, x
gouttes.

Acidi hydrocyanici medicinalis,
guttas decem.

—

Pilule calmante.

P. Poudre de Belladone, }
— de Jusquiame, } ana 1 grain.
Sirop Diacode, q. s.

Pilula sedans.

R. Pulveris Atropæ Belladonæ, } ana gr.
— Hyosciami nigri, } unum.
Sirupi Diacodii, q. s.

—

Autre.

P. Poudre de Ciguë, }
— d'Aconit, } ana ij grains.
Diascordium, q. s.

Altera.

R. Pulveris Cicutæ majoris, } ana grana
— Aconiti napelli, } dua.
Diascordii, q. s.

—

Autre.

P. Acétate de Morphine, 1 grain.
Poudre de Jusquiame, xij grains.
Sirop simple, q. s.
Faites 4 pilules.

Altera.

R. Acetatis Morphinæ, granum unum.
Pulveris Hyosciami nigri, grana
duodecim.
Sirupi simplicis, q. s.

—

Autre.

P. Tridace, ij grains.
Poudre d'Aconit, j grain.

Altera.

R. Tridacis, grana dua.
Pulveris Aconiti napelli, granum
unum.

—

Pilule calmante et astringente.

P. Extrait de Belladone, ij grains.
Acétate de Plomb, j grain.

Pilula sedans et astringens.

R. Extracti Atropæ Belladonæ, gr. dua.
Acetatis plumbi, granum unum.

—

Poudre sédative.

P. Poudre de Belladone, }
— de Jusquiame, } ana 1 grain.
— de Sucre, x grains.
Une ou deux prises semblables par jour,
selon les cas.

Pulvis sedativa.

R. Pulvis Atropæ Belladonæ, } ana gra.
— Hyosciami albi, } unum.
— Sacchari albi, grana decem.

Autre.

P. Poudre de Ciguë, }
— d'Aconit, } ana 1 grain.
— de Sucre, x.gr.

Altera.

R. Pulveris Cicutæ majoris, } ana gran.
— Aconiti napelli, } unum.
— Sacchari albi, grana decem.

Cataplasme narcotique.

P. Farine de Lin, ℥iv, 4 onces.
Décocté de Morelle, q. s.
Vin d'Opium composé, v gouttes.

Cataplasma narcoticum.

R. Farinæ Lini, uncias quatuor.
Decocti Solani nigri, q. s.
Vini Opii compositi, quinque guttas.

Autre.

P. Farine d'Orge, ℥iij, 3 onces.
— de Ciguë, ℥iv, 4 gros.
Décocté de Jusquiame, q. s.

Alterum.

R. Farinæ Hordei, uncias tres.
Pulveris Cicutæ majoris, drachmas quatuor.
Decocti Hyosciami nigri, q. s.

Collyre anodin.

P. Infusé de Belladone, ℥ij, 2 onces.
Gomme pulvérisée, ℥j, 1 gros.

Collyrium anodynum.

R. Infusi Atropæ Belladonæ, unc. duas.
Gummi pulverisati, drach. unam.

Autre.

P. Infusé de Ciguë, ℥ij, 2 onces.
Tridace, ij grains.

Alterum.

R. Infusi Conii maculati, unc. duas.
Tridacis, grana dua.

Autre.

P. Infusé de Jusquiame, ℥ij, 2 onces.
Extrait d'Opium, 1 grain.

Alterum.

R. Infusi Hyosciami nigri, uncias duas.
Extracti Opii, granum unum.

Lavement calmant.

P. Décocté de Pavot, ℥xij, 12 onces.
Huile de Ciguë, ℥j, 1 once.

Enema sedans.

R. Decocti Capsular. Papav., uncias duodecim.
Olei Conii maculati, unciam unam.

Autre.

P. Décocté de Morelle, ℥xij, 12 onces.

Alterum.

R. Decocti Solani nigri, unc. duodecim.

Huile Narcotique, ʒj, 1 once.

Olei Narcotici, unciam unam.

Autre.

P. Décocté de Son, ʒxij, 12 onces.
Vin d'Opium composé, x gouttes.

Alterum.

R. Decocti Furfuris, uncias duodecim.
Vini Opii compositi, guttas decem.

Gargarisme calmant.

P. Décocté d'Orge, ℔j, 1 livre.
Miel blanc, ʒj, 1 once.
Extrait de Belladone, x grains.

Gargarisma sedans.

R. Decocti Hordei, libram unam.
Mellis albi, unciam unam.
Extracti Atropæ Belladonæ, grana decem.

Autre.

P. Décocté de Figues, ℔j, 1 livre.
Teinture d'Opium, gouttes xij.

Alterum.

R. Decocti Caricarum, libram unam.
Tincturæ Opii, duodecim guttas.

Autre.

P. Décocté de Jusquiame, ℔j, 1 livre.
Sirop Diacode, ʒj, 1 once.

Alterum.

R. Decocti Hyosciami nigri, lib. unam.
Sirupi Diacodii, unciam unam.

Injection calmante.

P. Extrait d'Opium, gr. j.
Eau distillée, ʒviij, 8 onces.

Injectio sedans.

R. Extracti Opii, granum unum.
Aquæ distillatæ, uncias octo.

Autre.

P. Eau de Mélilot, ʒviij, 8 onces.
Extrait de Belladone, gr. iv.

Altera.

R. Aquæ distillatæ Meliloti, uncias octo.
Extracti Atropæ Belladonæ, grana quatuor.

Autre.

P. Macératé de Guimauve, ʒviij, 8 onces.
Extrait de Jusquiame, iv grains.

Altera.

R. Macerati Althææ, uncias octo.
Extracti Hyosciami nigri, grana quatuor.

Liniment calmant.	Linimentum sedans.
P. Huile de Camomille , ℥ij , 2 onces. 　Extrait de Laitue, ʒj , 1 gros.	R. Olei Anthemis nobilis , uncias duas. 　Extracti Lactucæ, drachmam unam.

—

Liniment opiacé.	Linimentum opiaticum.
P. Huile d'Olives, ℥j , 1 once. 　Opium , gr. j.	R. Olei Olivarum , unciam unam. 　Opii , granum unum.

—

Liniment antispasmodique.	Linimentum antispasmodicum.
P. Huile de Ciguë , ℥j , 1 once. 　Ether sulfurique , ʒj , 1 gros.	R. Olei Cicutæ majoris , unciam unam. 　Ætheris sulfurici , drachmam unam.

—

Fomentation calmante.	Fomentatio sedans.
P. Décocté de Morelle, } ana p. e. 　— de Jusquiame , } et q. s.	R. Decocti Solani nigri , } ana p. e. 　— Hyosciami nigri , } et q. s.

—

Autre.	Altera.
P. Décocté de Pavot, } ana p. e. et 　— de Ciguë , } q. s.	R. Decocti Papaveris, } ana p. e. et 　— Cicutæ , } q. s.

Appareil génito-urinaire.

Pilule de Copahu.	Pilula de Copahu.
P. Copahu , } ana grains iij. 　Magnésie , } 6 à 12 pilules par jour.	R. Copahu , } ana grana tres. 　Magnesiæ , }

—

Pilule de Copahu et de Cubèbe.	Pilula de Copahu et Cubebâ.
P. Copahu , } 　Cubèbe , } ana , ij grains. 　Magnésie , } 6 à 12 par jour.	R. Copahu , } 　Cubebæ , } ana grana dua. 　Magnesiæ , }

—

Pilule de Térébenthine.	Pilula de Terebenthinâ.
P. Térébenthine, } 　Magnésie , } ana iij grains. 6 à 12 par jour.	R. Terebenthinæ, } 　Magnesiæ , } ana grana tres.

Injection avec Poivre cubèbe.

P. Poudre de Poivre cubèbe, ℨij, 2
gros.
Décocté de Lin, ℥viij, 8 onces.

Injectio cum Pipere cubebá.

R. Pulveris Piperis cubebæ, drachmas
duas.
Decocti Lini, uncias octo.

Lavement de Copahu.

P. Copahu, ℨiv, 4 gros.
Décocté de Guimauve, ℥xij, 12
onces.

Enema cum Copahu resiná.

R. Resinæ Copahu, drachmas quatuor.
Decocti Althææ, uncias duodecim.

Aphrodisiaques.

Pilule stimulante.

P. Musc,
Castoréum, } ana ij grains.
Sirop de Safran, q. s.
2 ou 3 par jour.

Pilula stimulans.

R. Moschi,
Castorei, } ana grana dua.
Sirupi Croci sativi, q. s.

Autre.

P. Gérofles,
Vanille, } ana ij grains.
Sirop de Cannelle, q. s.
2 ou 3 par jour.

Altera.

R. Caryophylli Aromatici,
Vanillæ Aromaticæ, } ana
gr. dua.
Sirupi Lauri Cinnamomi, q. s.

Spéciaux de l'Utérus.

Tisane de Rue.

P. Rue, ℨj, 1 gros.
Eau commune, ℔ij, 2 livres.
Sirop de Safran, ℥j, 1 once.

Ptisana Rutæ.

R. Rutæ graveolentis, drachmam unam.
Aquæ communis, libras duas.
Sirupi Croci sativi, unciam unam.

Tisane de Sabine.

P. Sabine, ℨj, 1 gros.
Eau commune, ℔ij, 2 livres.
Sirop de Seigle ergoté, ℥j, 1 once.

Ptisana Sabinæ.

R. Juniperi Sabinæ, drachmam unam.
Aquæ communis, libras duas.
Sirupi clavi Secalini, unciam unam.

Tisane de Safran.

P. Safran, ℈j, 1 scrupule.
  Eau commune, ℔ij, 2 livres.
  Sirop d'Armoise, ℥ij, 2 onces.

Ptisana Croci sativi

R. Croci sativi, scrupulum unum.
  Aquæ communis, libras duas.
  Sirupi Artemisiæ vulgaris, unc. unam.

Potion stimulante.

P. Sirop de Safran, ℥j, 1 once.
  Eau distillée d'Armoise, ℥iv, 4 onces.
  Eau de fleurs d'Oranger, ℨij, 2 gros.

Potio stimulans.

R. Sirupi Croci sativi, unciam unam.
  Aquæ distillatæ Artemisiæ vulgaris, uncias quatuor.
  Aquæ fl. Citri Aurantii, drach. duas.

Autre.

P. Sirop d'Absinthe, ℥j, 1 once.
  Eau distillée de Sabine, ℥iv, 4 onces.
  Essence de Rue, ij gouttes.

Altera.

R. Sirupi Absinthii, unciam unam.
  Aquæ distill. Sabinæ, uncias quat.
  Olei volatilis Rutæ, guttas duas.

Julep stimulant.

P. Infusé d'Absinthe, ℥iv, 4 onces.
  Sirop de Seigle ergoté, ℥j, 1 once.
  Teinture de Safran, ℨj, 1 gros.

Julepus stimulans.

R. Infusi Absinthii, uncias quatuor.
  Sirupi clavi Secalini, unciam unam.
  Tincturæ Croci sativi, drachmam unam.

Autre.

P. Infusé d'Armoise, ℥iv, 4 onces.
  Sirop de Safran, ℥j, 1 once.
  Poudre de Seigle ergoté, xij grains.

Alterus.

R. Infusi Artemisiæ vulgaris, uncias quatuor.
  Sirupi Croci sativi, unciam unam.
  Pulveris clavi Secalini, grana duodecim.

Mixture stimulante.

P. Sirop d'Armoise, ℥j, 1 once.
  Eau de Sabine, ℥ij, 2 onces.
  Poudre de Seigle ergoté, xij grains.

Mixtura stimulans.

R. Sirupi Artemisiæ vulgaris, unciam unam.
  Aquæ distill. Sabinæ, uncias duas.
  Pulveris clavi Secalini, grana duodecim.

Autre.

P. Sirop de Safran , ℥j , 1 once.
   Poudre de Seigle ergoté, xij grains.
   Eau de Camomille, ℥ij , 2 onces.

Altera.

R. Sirupi Croci sativi , unciam unam.
   Pulveris clavi Secalini , grana duo-
    decim.
   Aquæ distill. Anthemis nobilis , un-
    cias duas.

Pilule stimulante.

P. Rue, ⎫
   Sabine, ⎬ ana 1 grain.
   Carbonate de Fer , ⎭
   Sirop d'Absinthe , q. s.
   Cinq ou six par jour.

Pilula stimulans.

R. Pulveris Rutæ, ⎫
  —   Sabinæ, ⎬ ana gran. unum.
   Carbonatis Ferri , ⎭
   Sirupi Absinthii , q. s.

Autre.

P. Safran, ⎫
   Deutoxide de Fer , ⎬ ana 1 grain.
   Seigle ergoté, ⎭
   Sirop de Cannelle , q. s.
   Trois ou quatre par jour.

Altera.

R. Pulveris Croci sativi , ⎫
   Deutoxidi Ferri ,   ⎬ ana gran. unum.
   Pulveris clavi Secalini, ⎭
   Sirupi Lauri cinnamomi, q. s.

Lavement de Seigle ergoté.

P. Poudre de Seigle ergoté , xv grains.
   Eau de Graine de Lin, ℥x, 10 onces.

Enema cum clavo Secalino.

R. Pulv. clavi Secal., gran. quinq. dec.
   Decocti Lini , uncias decem.

Fumigation stimulante.

P. Armoise, ⎫ ana ℥j , 1 once.
   Cerfeuil, ⎭
   Eau commune, ℔ij , 2 livres.

Fumigatio stimulans.

R. Artemisiæ vulgaris, ⎫ unciam unam.
   Scandicis cerefolii , ⎭
   Aquæ communis bullientis, q. s.

Antisyphilitiques.

Tisane de Salsepareille simple.

P. Salsepareille, ℥j , 1 once.
   Eau commune, ℔ij , 2 livres.
   Sirop de Cuisinier, ℥ij , 2 onces.

Ptisana Salsaparillæ simplex.

R. Salsaparillæ, unciam unam.
   Aquæ communis , libras duas.
   Sirupi Cuisinier, uncias duas.

Tisane de Salsepareille composée.	*Ptisana Salsaparillæ composita.*
P. Salsepareille, Squine, Gayac, } ana ʒiv , 4 gros. Sassafras , ʒij , 2 gros. Eau commune , ℔ij, 2 livres. Sirop de Cuisinier, ʒij , 2 onces.	R, Salsaparillæ, Radicis Chinæ, Ligni Guayaci , } ana drachmas quatuor. Sassafras , drachmas duas. Aquæ communis , libras duas. Sirupi Cuisinier , uncias duas.

Voyez Mercure , Or, Iode, Syphilis.

Gargarisme antisyphilitique.	*Gargarisma antisyphiliticum.*
P. Décocté d'Orge , ℔j , 1 livre. Deuto-chlorure de Mercure, grain j. Sirop de Bardane , ʒj , 1 once.	R. Decocti hordei , libram unam. Deuto- chlor. Mercurii , gran. un. Sirupi Arctii lappæ , unciam unam.

Injection antisyphilitique.	*Injectio antisiphylitica.*
P. Eau distillée de Mélilot, ℔j , 1 livre. Deuto-chlorure de Mercure, grain j.	R. Aquæ distil. Meliloti, libram unam, Deuto-chlor. Mercurii, gran. unum.

Liniment antisyphilitique.	*Linimentum antisyphiliticum.*
P. Huile de Jusquiame , ʒij , 2 onces. Graisse mercurielle double , ʒiv, 4 gros.	R. Olei Hyosciami nigri , uncias duas. Axungiæ Mercur. duplicis, drachm. quatuor.

Antipsoriques.

Tisane de Fumeterre.	*Ptisana Fumariæ.*
P. Fumeterre , ʒiv, 4 gros. Eau commune , ℔ij, 2 livres. Sirop de Salsepareille, ʒij , 2 onces.	R. Fumariæ offic. drachm. quatuor. Aquæ communis , libras duas. Sirupi Salsaparillæ , uncias duas.

Tisane de Bardane.	*Ptisana Arctii Lappæ.*
P. Bardane, ʒj , 1 once. Eau commune , ℔ij, 2 livres. Sirop de Fumeterre , ʒij , 2 onces.	R. Arctii lappæ, unciam unam. Aquæ communis , libras duas. Sirupi Fumariæ , uncias duas.

Apozème antipsorique.	*Apozema antipsoricum.*
R. Bardane, Patience, } ana ℥iv, 4 gros. Eau commune, ℔j, 1 livre. Sirop de Fumeterre , ℥j, 1 once.	R. Arctii lappæ, } ana drachmas Rumi , Patientiæ, } quatuor. Aquæ communis, libram unam. Sirupi Fumariæ, unciam unam.

Pilule antipsorique.	*Pilula antipsorica.*
P. Soufre sublimé et lavé, iij grains. Poudre de Gayac, ij grains. Sirop de Bourrache, q. s. 3 ou 4 par jour.	R. Sulfuris sublimati et loti, grana tres. Pulveris Guayaci, grana dua. Sirupi Borraginis, q. s.

Autre.	*Altera.*
P. Sulfure de Potasse , j grain. Poudre de Squine, iij grains. Sirop de Chicorée, q. s. 2 ou 3 par jour.	R. Sulfureti Potassæ, granum unum. Pulveris Chinæ, grana tres. Sirupi Cichorii, q. s.

Pommade anti-herpétique.	*Pommatum anti-herpeticum.*
P. Chlorure d'Oxide de Calcium , ℥j , 1 once. Axonge, ℥iij, 3 onces.	R. Chlorureti Oxidi Calcii , unc. unam. Axungiæ, uncias tres.

Autre.	*Alterum.*
P. Soufre sub'imé, } ana ℥j , Sous-sulfate de Mercure, } 1 once. Axonge, ℥viij, 8 onces.	R. Sulfuris sublimati, } ana unc. Sub-Sulfatis Mercurii , } unam. Axungiæ, uncias octo.

Voyez Soufre , Foie de soufre et Préparations arsénicales , Mercurielles , Antimoniales , Gale , Dartres.

Liniment hydro-sulfuré.	*Linimentum hydro-sulfuricum.*
P. Foie de Soufre, ℥iv, 4 gros. Eau distillée, ℥viij, 8 onces.	R. Hepar Sulfuris, drachmas quatuor. Aquæ distillatæ, uncias octo.

Fébrifuges.

Tisane de Quinquina.	Ptisana Kinækinæ.

P. Quinquina jaune ou rouge, ʒj , 1 ouce.
Eau commune, ℔ij, 2 livres.
Sirop d'Absinthe, ʒij, 2 onces.

R. Corticis Cinchonæ cordifoliæ, vel magnifoliæ, unciam unam.
Aquæ communis, libras duas.
Sirupi Absinthii, uncias duas.

Tisane de Saule.	Ptisana Salicis.

P. Écorce de Saule, ʒj, 1 once.
Eau commune, ℔ij, 2 livres.
Sirop de Quinquina, ʒij, 2 onces.

R. Corticis Salicis albæ, unciam unam.
Aquæ communis, libras duas.
Sirupi Kinækinæ, uncias duas.

Apozème fébrifuge.	Apozema febrifugum.

P. Écorce de Quinquina rouge, ⎫
— de Chêne, ⎬ ana ʒij, 2 gros.
— de Saule, ⎭
Eau commune, ℔j, 1 livre.
Sirop d'Absinthe, ʒj, 1 once.

R. Corticis Kinækinæ rubræ, ⎫
— Quercûs, ⎬ ana drachmas duas.
— Salicis albæ, ⎭
Aquæ communis, libram unam.
Sirupi Absinthii, unciam unam.

Autre.	Alterum.

P. Gentiane, iv, 4 gros.
Absinthe, ⎫
Petite Centaurée, ⎬ ana ʒj, 1 gros.
Eau commune, ℔j, 1 livre.
Sirop de Quinquina, ʒj, 1 once.

R. Gentianæ, drachmas quatuor.
Absinthii, ⎫
Erythreæ Centaurii, ⎬ ana drachmam unam.
Aquæ communis, libram unam.
Sirupi Kinækinæ, unciam unam.

Autre.	Alterum.

P. Feuilles de Houx, ⎫
— de Lilas, ⎬ ana ʒij, 2 gros.
Eau commune, ℔j, 1 livre.
Sirop de Gentiane, ʒj, 1 once.

R. Foliorum Ilicis aquifolii, ⎫
— Liliaci, ⎬ ana dr. duas.
Aquæ communis, libram unam.
Sirupi Gentianæ, unciam unam.

Potion fébrifuge.	Potio febrifuga.

P. Sulfate de Quinine, xij grains.
Acide sulfurique, ij gouttes.

R. Sulfatis Kininæ, grana duodecim.
Acidi Sulfurici, guttas duas.

Eau distillée de Camomille, ℥iij, 3 onces.
Sirop de Sucre, ℥j, 1 once.

Aquæ distillatæ Anthemis nobilis, uncias tres.
Sirupi Sacchari, unciam unam.

—

Autre.

P. Salicine, xx grains.
Sirop de Kinkina, ℥j, 1 once.
Eau de Chicorée, ℥iij, 3 onces.

Altera.

R. Salicinæ, grana viginti.
Sirupi Kinækinæ, unciam unam.
Aquæ distil. Cichorii, uncias tres.

Julep febrifuge.

P. Infusé d'Absinthe, ℥iij, 3 onces.
Sirop de Gentiane, ℥j, 1 once.
Sulfate de Quinine, xx grains.
Acide sulfurique, ij gouttes.

Julepus febrifugus.

R. Infusi Absinthii, uncias tres.
Sirupi Gentianæ, unciam unam.
Sulfatæ Quininæ, viginti grana.
Acidi Sulfurici, guttas duas.

—

Pilule febrifuge.

P. Sulfate de Quinine, }
Poudre de Saule, } ana ij grains.
Sirop d'Absinthe, q. s.
5 à 6 par jour.

Pilula febrifuga.

R. Sulfatis Quininæ, } ana grana
Pulveris Salicis, } dua.
Sirupi Absinthii, q. s.

—

Autre.

P. Salicine, ij grains.
Poudre de feuilles de Houx, iij gr.
Sirop de Fumeterre, q. s.
5 à 6 par jour.

Altera.

R. Salicinæ, grana dua.
Pulveris folior. Ilicis aquifo. grana tres.
Sirupi Fumariæ, q. s.

—

Bain de Quinquina.

P. Kinkina jaune, ℔ij, 2 livres.
Eau commune, ℔vj ; 6 livres.

Balneum de Kinâkinâ.

R. Kinækinæ flavæ, libras duas.
Aquæ communis, libras sex.

—

Lavement de Quinquina.

P. Poudre de Quinquina rouge, ʒiv, 4 gros.
Eau commune, q. s.

Enema de Kinâkinâ.

R. Pulveris Kinækinæ rubræ, drach. quatuor.
Aquæ communis, q. s.

Antiscrofuleux.

Tisane Anti-scrofuleuse.	Ptisana Anti-scrofulosa.
P. Houblon , ʒj , 1 gros. Eau commune , ℔ij , 2 livres. Sirop Antiscorbutique , ʒij , 2 onces.	R. Humili Lupuli, drachmam unam. Aquæ communis , libras duas. Sirupi Antiscorbutici , uncias duas.

Autre. / Altera.

P. Quassia amara , ʒiij , 3 gros. Eau commune , ℔ij , 2 livres. Sirop de Fumeterre , ʒij , 2 onces.	R. Quassiæ amaræ, drachmas tres. Aquæ communis , libras duas. Sirupi Fumariæ, uncias duas.

Autre. / Altera.

P. Douce amère , ʒiv , 4 gros. Eau commune, ℔ij , 2 livres. Sirop de Gentiane , ʒij , 2 onces.	R. Solani Dulcamaræ, drachmas quat. Aquæ communis, libras duas. Sirupi Gentianæ , uncias duas.

Autre. / Altera.

P. Gentiane , ʒiv , 4 gros. Eau commune , ℔ij , 2 livres. Sous-carbonate de Potasse , ʒj , 1 gros. Sirop de Fumeterre , ʒij , 2 onces.	R. Gentianæ, drachmas quatuor. Aquæ communis , libras duas. Sub-carbonatis Potassæ , drachmam unam. Sirupi Fumariæ, uncias duas.
Suc de Cresson , ʒij , à ʒiv , 2 à 4 onces.	Succi Nasturtii aquatici , uncias duas , vel quatuor.
Suc de Chicorée , ʒij , à ʒiv , 2 à 4 onces.	Succi Cichorii , uncias duas , vel quat.
Suc de Cresson , de Cochléaria , de Fumeterre , ʒij à ʒiv , 2 à 4 onces.	Succi Nasturtii aquatici , Cochleariæ , Fumariæ , uncias duas , vel quatuor.

Voyez Iode et ses préparations.

Anthelmintiques.

Tisane Anthelmintique.

P. Fougère mâle, ℥j, 1 once.
Eau commune, ℔ij, 2 livres.
Sirop de Séné, ℥j, 1 once.

Ptisana Anthelmintica.

R. Polypodii filicis maris, unciam un.
Aquæ communis, libras duas.
Sirupi Sennæ, unciam unam.

Autre.

P. Ecorce de racine de Grenadier, ℥j,
1 once.
Eau commune, ℔ij, 2 livres.
Sirop de Rhubarbe, ℥j, 1 once.

Altera.

R. Corticis radicis Punicæ Granati, un-
ciam unam.
Aquæ communis, libras duas.
Sirupi Rhei, unciam unam.

Potion Anthelmintique.

P. Sirop de Semen-Contra, ℥j, 1 once.
Eau distillée de Camomille, ℥iv, 4
onces.
Teinture de Jalap, ℨij, 2 gros.

Potio Anthelmintica.

R. Sirupi Artemisiæ Contra, unciam
unam.
Aquæ distillatæ Anthemis nobilis,
uncias quatuor.
Tincturæ Jalappæ, drachmas duas.

Autre.

P. Huile de Ricin, ℥j, 1 once.
Sirop de Mousse de Corse, ℥j, 1
once.
Eau distillée d'Absinthe, ℥iij, 3
onces.

Altera.

R. Olei Ricini, unciam unam.
Sirupi Helminthocorton, unciam un.
Aquæ distil. Absinthii, uncias tres.

Julep anthelmintique.

P. Infusé de Mousse de Corse, ℥iv, 4
onces.
Sirop de Rhubarbe, ℥j, 1 once.

Julepus anthelminticus.

R. Infusi Helmintocorton, uncias
duas.
Sirupi Rhei, unciam unam.

Autre.

P. Infusé de Semen-contra, ℥iv, 4 onc.
Sirop de Séné, ℥j, 1 once.

Alterus.

R. Infusi Artemisiæ Contra, unc. quat.
Sirupi Sennæ, unciam unam.

Pilule anthelmintique. — Pilula anthelmintica.

P. Calomel, } ana
Poudre de Semen-contra, } ij grains.
Sirop de Séné, q. s.
4 à 6 par jour.

R. Calomelatis, } ana gra-
Pulveris Artemisiæ Contra, } na dua.
Sirupi Sennæ, q. s.

Autre. — Altera.

P. Poudre d'Aloës, } ana
— de Mousse de Corse, } 1 grain.
— de Coloquinte,
Sirop de Pommes, q. s.
5 à 6 par jour.

R. Pulveris Aloë } ana
— Helminthocorton, } gran.
— Cucumis Colocinth., } unum.
Sirupi Pomorum, q. s.

Autre. — Altera.

P. Poudre d'Étain, } ana
— de Rhubarbe, } 1 gr.
— de Coralline blanche,
Sirop de Rhubarbe, q. s.
5 à 6 par jour.

R. Pulveris Stanni, } ana
— Rhei, } granum
— Corallinænodosæ, } unum.
Sirupi Rhei, q. s.

Poudre anthelmintique. — Pulvis anthelmintica.

P. Poudre de Semen-contra, ʒj, 1 gros.
— de Rhubarbe, x grains.
3 par jour.

R. Pulveris Artemisiæ Contra, drachmam unam.
— Rhei, grana decem.

Autre. — Altera.

P. Poudre de Mousse de Corse, ʒj, 1 gr.
— d'Aloës, iij grains.
3 par jour.

R. Pulveris Helminthocorton, drachmam unam.
— Aloë, grana tres.

Autre. — Altera.

P. Poudre de Camomille, } ana
— de Tanaisie, } xxx grains.
— de Jalap, x grains.
2 par jour.

R. Pulveris Anthemis nobilis, } ana tri.
— Tanaceti vulgaris, } grana.
— Jalappæ, grana decem.

Autre.	*Altera.*

P. Camomille pulvérisée, ⎱   ana
   Absinthe pulvérisée, ⎰ xxx grains.
   Calomel, vj grains.
2 par jour.
	R. Camomillæ pulverisatæ, ⎱ ana trigin-
	   Absinthii pulverisati, ⎰ ta grana.
	   Calomelatis, grana sex.

Lavement anthelmintique.	*Enema anthelminticum.*

P. Décocté de Mousse de Corse, ℥x,
   10 onces.
   Huile de Ricin, ℥j, 1 once.
	R. Decocti Helminthocorton , uncias
	   decem.
	   Olei Ricini, unciam unam.

Autre.	*Alterum.*

P. Infusé de Tanaisie, ℥x, 10 onces.
   Miel mercuriel, ℥j, 1 once.
	R. Infusi Tanaceti vulgaris , unc. dec.
	   Melliti mercurialis, unciam unam.

FORMULES et MÉDICATIONS DIVERSES.

Mixture purgative du Dr Andry.

P. Sirop de Fleurs de pêcher, ℥j, 1 once.
Scammonée en poudre, gr. vij.
Alcoolat de Romarin, ʒj, un gros.
Eau de Fleurs d'oranger, ℥j, 1 once.

—

Potion anti-émétique de Rivière.

P. Bi-carbonate de Potasse, xx grains.
Eau commune, ℥ß, 1/2 once.
Sirop simple, ℥ß, 1/2 once.
Quand le malade aura avalé ce soluté,
donnez-lui une ou deux cuillerées à
café de suc de Citron.

—

Potion de Chopart et de Desault.

P. Sirop de Capillaire,
Copahu,   } ana ʒij,
Eau distillée de Menthe, } 2 onces.
Alcool,
Eau de Fleurs d'oranger, ℥j, 1 once.
Acide nitrique alcoolisé, Ɔij, 2 gros.
A prendre trois cuillerées par jour, une
le matin, une à midi et une le soir.

—

Mixture odontalgique (Black.)

P. Alun, 2 parties.
Éther nitrique, 7 parties.

—

Eau de Trevez.

P. Émétique, gr. jß.
Sel de Sedlitz, ℥j, 1 once.
Eau, ℔ij, 2 livres.

—

Collutoire détersif et antiseptique
(F. Foy.)
P. Chlorure de Chaux, xij grains.

Macératé de Guimauve, ℥j, 1 once.
Sirop de Fleurs d'oranger, ℥ß, 1/2
once.

—

Élixir américain.

P. Millepertuis, ℔iv, 4 livres.
Sureau, ℔ijß, 2 livres 1/2.
Feuilles d'oranger, ℔iij, 3 livres.
Racine d'Aunée, ℔viij, 8 livres.
— de canne de Provence, ℔j,
1 livre.
Baies de Genièvre, ℔j, une livre.
Tilleul, ℔j ℥iv, 1 livre et 1/4.
Romarin, ℔j, 1 livre.
Menthe, ℔ij, 2 livres.
Racine d'Asarum, ℔ß, 8 onces.
Opium, ℔j, 1 livre.
Alcool rectifié, ℔cxx, 120 livres.
Eau, q. s. pour que la liqueur
marque 24°. Colorez avec q. s.
de teinture de Cachou ou de Co-
chenille.

—

Pilules ou Dragées de Keyser.

P. Acétate de Mercure, ℥j, 1 once.
Sucre, ℥iij, 3 onces.
Gomme arabique, ℥ß, 1/2 once.
Poudre de Guimauve, } ana Ɔij,
— d'Amidon,   } 2 gros.
Mucilage de Gomme, q. s.
Faites des pilules de quatre grains;
à prendre deux à quatre par jour.

—

Potion émétique. (Cayol.)

P. Émétique, grains ij.
Eau distillée de Camomille, ℥iv,
4 onces.
Sirop d'Ipécacuanha, ℥j, 1 once.

Eau de Fleurs d'oranger, ℥iij, 3 gros.

Tisane royale.

P. Tamarin. ℥ij , 2 onces.

Séné , | ana ℥iv, 4 gros.
Sulfate de soude , |

Anis , |
Coriandre , |
Cerfeuille , | ana une pincée.
Pimprenelle , |

Eau bouillante , ℔ij , 2 livres.

Pastilles ou Bols purgatifs., (Bally et Félix Cadet.)

P. Chocolat , ʒj , 1 gros.

Sucre , ʒß , 1/2 gros.

Amidon , grains xij.

Huile d'Euphorbia latyris , g.ttes xl. Faites des bols ou des pastilles de 9 grains. A prendre une chez les enfants , deux ou trois chez les adultes.

Émulsion astringente. (Cadet.)

P. Copahu , ℥j , 1 once.

Sirop de Tolu , ℥j , 1 once.

Eau de Roses rouges , ℥vj, 6 onces.

Gomme arabique , ℥j , une once.

Esprit de Nitre dulcifié , ℥j , 1 once.

A prendre en deux fois (le soir et le matin) ; la continuer pendant quelques jours ; contre les gonorrhées anciennes.

Potion tonique. (Professeur Dubois.)

P. Extrait sec de Quinquina, ʒij, 2 gros.

Eau commune, ℥vj, 6 onces.

Sirop de Tolu, ℥ij, 2 onces.

A prendre une cuillerée toutes les heures.

Nota. En ajoutant au mélange ci-dessus , Éther sulfurique, ʒj , 1 gros , on a la potion tonique et antispasmodique du même praticien.

Potion cordiale. (Codex.)

P. Sirop d'OEillets , ℥j , 1 once.

Teinture de Cannelle, ℥ß , 1/2 once.

Électuaire de Safran , ʒij , 2 gros.

Eau de Menthe et de Fleurs d'oranger , ℥iij , 3 onces.

A prendre par cuillerée toutes les demi-heures.

Potion contre le tétanos. (Fournier.)

P. Musc , | ana ʒj , 1 gros.
Camphre , |

Eau de Luce , ℥ij , 2 gros.

Infusé d'Arnica , ℥iv , 4 onces.

Julep cordial et diurétique. (Professeur Fouquier.)

P. Décocté d'Aunée, ℥iv, 4 onces.

Teinture de Digitale, ℥ß , 1/2 once.

Alcool de Potasse , gouttes xviij.

Sirop des Cinq Racines, ℥j , 1 once.

Julep tempérant. (Sydenham.)

P. Eau de Laitue , | ana ℥iij, 3 onces.
— de Pourpier , |

Sirop de Limons, ℥ij, 2 onces.

— de Violettes, ℥j, 1 once.

Nitrate de Potasse , xij grains.

Eau de Fleurs d'oranger , ℥ß , 1/2 once.

Teinture d'Iode. (Magendie.)

P. Iode, grains xlviij.

Alcool à 36°, ℥j , 1 once.

A prendre x gouttes deux ou trois fois par jour.

—

Poudre Antispasmodique. (Récamier)

P. Oxide blanc de bismuth, grains iv.

Magnésie,
Sucre, } ana ℈ij, 2 scrupules.

A prendre en quatre doses, dans des gastrodynies opiniâtres non inflammatoires.

—

Poudre sédative. (Wetzler.)

P. Poudre de Racine de Belladone, ℈j, 1 scrupule.

Sucre , ʒj , 1 gros.

Mêlez et divisez en 96 parties ; 2 à 6 prises par jour , dans la coqueluche.

—

Poudre de Mercure saccharin. (Lagneau)

P. Mercure coulant, ℥ij , 2 gros.

Sucre blanc, ℥ß , 1/2 once.

Éteignez le Mercure en le triturant avec le sucre , et divisez le tout en prises de dix grains. Une prise dans une tasse de café ou de chocolat, contre les affections syphilitiques.

—

Poudre antipsorique. (Chaussier.)

P. Fleurs de Soufre ,
Acétate de Plomb, } ana 2 parties.

Sulfate de Zinc, 1 partie.

Faites avec une pincée de cette poudre, délayée dans un peu d'huile , des frictions dans la paume de la main , contre la gale.

—

Électuaire astringent. (Barthez.)

P. Conserve de Roses rouges , ℥iv , 4 onces.

Sirop de Tolu , ℥j , 1 once.

— de Pavot blanc , ℥ij , 2 gros.

A prendre ℥ß à ʒj , 1/2 à un gros.

—

Électuaire hydragogue. (Fouquier.)

P. Scammonée d'Alep,
Jalap , } ana ʒij , 2 gros.
Scille,

Résine de Jalap , ʒß , 1/2 gros.

Sirop de Nerprun , q. s.

A prendre à la dose de 12 à 20 grains dans les hydropisies passives.

—

Électuaire vermifuge. (Professeur Fouquier.)

P. Étain granulé et porphyrisé, ℥j, 1 once.

Extrait d'Armoise ,
Jalap pulvérisé , } ana ʒj, 1 gros.

Sirop de Chicorée composé , q. s.

Faites 12 bols à prendre dans les vingt-quatre heures , contre le tœnia.

—

Pilules scillitiques. (Parmentier.)

P. Savon médicinal , ℥ß , 1/2 once.

Gomme ammoniaque ,
Nitrate de Potasse , } ana ʒij ,
Scille en poudre,   2 gros.

Sirop simple , q. s.

Faites des pilules de trois à quatre grains , à prendre de deux en deux heures.

Pilules de Savon. (Professeur Récamier.)

P. Savon médicinal , ʒiij , 3 gros.
Gomme ammoniaque, ʒj, 1 gros.
Aloës , x grains.
Assa Fœtida , ʒß , 1/2 gros.
Rhubarbe , ʒj , 1 gros.
Safran oriental , ʒß , 1/2 gros.

Faites des pilules de trois grains , à prendre dans les engorgements des viscères abdominaux.

———

Pilules purgatives. (Althof.)

P. Résine de Jalap ,⎫ ana ʒj, 1 gros.
Savon médicinal ,⎭
Alcool à 32° (Baumé), ʒij , 2 gros.
Faites des pilules de quatre grains , à prendre deux le soir et deux le matin.

———

Pilules purgatives. (Professeur Alibert.)

P. Résine de Jalap , ⎫
Mercure doux , ⎬ana ʒj, 1 gros.
Savon d'Espagne,⎭
Essence d'Écorce d'orange, gouttes vj.
Faites des pilules de quatre grains , à prendre toutes les demi-heures jusqu'à effet purgatif.

———

Pilules d'Acétate de plomb. (Professeur Fouquier.)

P. Acétate de plomb, ʒj , 1 gros.
Poudre de Guimauve, ʒj , 1 once.
Sirop simple , q. s.
Faites 36 pilules , à prendre de quatre à douze par jour.

———

Pilules d'Arséniate de fer. (Professeur Biett.)

P. Proto-arseniate de fer , iij grains.
Extrait de Houblon , ʒij, 2 gros.
Poudre de Guimauve, ʒß, 1/2 gros.
Sirop de Fleurs d'oranger , q. s.
Faites 48 pilules , à prendre une par jour, dans les affections cancéreuses.

———

Pilules mercurielles. (Parmentier.)

P. Mercure coulant ,⎫
Jalap en poudre , ⎬ana ʒj, 1 once.
Scammonée id. ; ⎭
Tartrate acide de Potasse, ʒß , 1/2 once.
Sirop de Nerprun, ʒj , 1 once.
Faites des pilules de 6 grains, à prendre, 5 à 8 pour purger.

———

Pilules mercurielles. (Cullerier.)

P. Deuto-chlorure de Mercure , xviij grains.
Farine de Froment, ʒß , 1/2 once.
Gomme pulvérisée, ʒß , 1/2 gros.
Eau distillée , q. s.
Faites des pilules de trois grains , à prendre deux matin et soir.

———

Pilules mercurielles, n. 1. (Hospice Saint-Louis.)

P. Sublimé , ʒj , 1 scrupule.
Alcool, ʒij , 2 gros.
Farine de Froment , ʒiij , 3 gros.
Eau distillée , q. s.
Faites 144 pilules , à prendre une le matin et une le soir ; on double ensuite cette dose. Chaque pilule contient un sixième de grain de sublimé.

Idem n. 2.

P. Savon médicinal, ʒß, 1/2 once.
Rhubarbe, ʒij, 2 gros.
Sublimé, Ɵj, 1 scrupule.
Poudre de Réglisse, } ana
Et sirop de Fleurs d'oranger, } q. s.
Faites 144 pilules contenant la même proportion de sublimé.

—

Idem n. 3.

P. Graisse mercurielle double, ʒiij, 3 onces.
Savon médicinal, ʒij, 2 onces.
Amidon, ʒijß, 2 onces 1/2.
Faites des pilules de quatre grains.

—

Pilules d'extrait alcoolique de noix vomique. (Magendie.)

P. Extrait alcoolique de Noix vomique, ʒß, 1/2 gros.
Faites 36 pilules, à prendre une par jour d'abord, puis deux, trois, etc., jusqu'à vingt-quatre et même trente, dans les paralysies générales ou partielles.

—

Pilules de Strychnine. (Magendie.)

P. Strychnine pure, grains ij.
Conserve de Roses, ʒß, 1/2 gros.
Faites 24 pilules.

—

Bol astringent. (Parmentier.)

P. Cachou en poudre, grains xij.
Extrait d'Opium, grain j.
Conserve de Roses rouges, q. s.
Faites un bol.

—

Bols antispasmodiques. (Buchan.)

P. Serpent. de Virg. pulv., ʒß, 1/2 gros.
Assa Fœtida, xij grains.
Camphre, vj grains.
Sirop de Safran, q. s.
Faites deux bols.

—

Bol calmant. (Parmentier.)

P. Extrait aqueux d'Opium, grain j.
Réglisse en poudre, grains x.
Conserve de Roses, q. s.
Faites un bol.

—

Lotion mercurielle. (Manry.)

P. Mercure coulant, ʒij, 2 onces.
Acide nitrique, ʒiv, 4 onces.
Eau distillée, ℔x, 10 livres.
Lavez, soir et matin, les parties affectées de gale avec une demi-once de ce soluté.

—

Liniment résolutif. (Professeur Dubois.)

P. Alcoolat de Térébenthine composé,
Alcoolat de Mélisse composé,   } ana ʒij, 2 onces.
Alcool camphré,
Huile d'Amandes douces, ʒiij, 3 onces.
Ammoniaque liquide, ʒiij, 3 gros.

—

Liniment antispasmodique. (Idem.)

P. Onguent d'Althæa, ʒij, 2 onces.
Camphre,
Laudanum liquide de Sydenham,   } ana ʒj, 1 gros.
Contre les coliques nerveuses ou spasmes des intestins.

—

Liniment sédatif. (Buchan.)

P. Graisse narcotique , ʒij , 2 onces.
Laudanum liquide , ʒiv , 4 gros.
Jaunes d'œufs frais , n. 2.
Contre les hémorrhoïdes.

—

Cataplasme résolutif. (Hôpital des Enfants.)

P. Savon blanc , ʒiv , 4 onces.
Farine d'Orge , ʒviij , 8 onces.
Eau , q. s.

—

Cérat opiacé. (Lagneau.)

P. Cérat simple , ʒij , 2 onces.
Opium brut , ʒß , 1/2 gros.
Jaune d'œuf , n. 1.

—

Graisse antipsorique. (Alibert.)

P. Carbonate de Potasse , ʒj , 1 once.
Soufre sublimé , ʒij , 2 onces.
Axonge , ʒiv , 4 onces.

—

Graisse anti-herpétique , n. 1. (Professeur Biett.)

P. Proto-sulfate de Mercure, ʒj , 1 gros.
Soufre sublimé , ʒij , 2 gros.
Axonge , ʒij , 2 onces.
Essence de Citron , xv gouttes.
Contre les dartres lichénoïdes.

—

Autre , n. 2.

P. Proto-chlorure ammoniacal de Mercure , ʒjß , 1 gros 1/2.
Camphre , ʒj , 1 gros.
Axonge , ʒij , 2 onces.
Contre les dartres pustuleuses.

Autre , n. 3.

P. Chaux éteinte , ʒj , 1 gros.
Proto-Carbonate de Soude , ʒij , 2 gros.
Extrait aqueux d'Opium , x grains.
Axonge , ʒij , 2 onces.
Contre les diverses espèces de prurigo.

—

Graisse avec le cyanure de mercure. (Idem.)

P. Cyanure de Mercure , xvj grains.
Axonge , ʒj , 1 once.
Essence de Citron , xv gouttes.
Contre les dartres squameuses humides.

—

Poudre rafraîchissante et diurétique. (F. Foy.)

P. Poudre de Guimauve , } ana , ʒiij , 3 onces.
— de Réglisse , }
Sel de nitre pulvérisé , ʒß , 1/2 once.
Camphre pulvérisé , ʒj , 1 gros.
Faites 30 paquets égaux , à prendre 3 par jour , dans les gonorrhées.

—

Bain de pied alcalin. (Hôpital Saint-Antoine.)

P. Sous-carbonate de Potasse , ʒviij , 8 onces.
Eau , q. s.

—

Bolus ad quartanum. (Hôtel-Dieu.)

P. Quinquina pulvérisé , ʒj , 1 once.
Carbonate de Potasse , ʒj , 1 gros.
Émétique , grains xvj.
Sirop simple , q. s.
Faites 60 bols , à prendre dans les

vingt-quatre heures, contre les affections périodiques.

Collyre résolutif et calmant. (Conrad.)

P. Deuto-chlorure de Mercure, grain j.
Gomme adragant, ℈j, 1 scrupule.
Laudanum liquide, gouttes xviij.
Eau de Roses, ℨiv, 4 onces.

Contre les ophthalmies rebelles et syphilitiques.

Remède contre le tœnia. (Bourdier.)

Le soir, une panade avec un jaune d'œuf; le lendemain matin, dans un verre de décocté concentré de fougère, un gros d'éther sulfurique; cinq minutes après, un lavement avec le même décocté auquel on ajoute deux gros d'éther sulfurique. Une heure après, le purgatif suivant:
Huile de Ricin, ℨij, 2 onces.
Sirop de Fleurs de pêcher, ℨj, 1 once.
Quelques tasses de bouillon aux herbes.

Idem. (Professeur Dubois.)

La veille au soir, une panade. Le lendemain matin, dans une tasse de bouillon aux herbes, une demi-once de fougère mâle pulvérisée. Une heure après, trois bols préparés avec:
Jalap,
Diagrède,
Gomme-gutte,
Scammonée, } ana grains vj.

Le reste de la journée, du bouillon aux herbes.

Idem. (Professeur Alibert.)

Pour boisson habituelle, le décocté suivant réduit à deux livres :
Fougère mâle, ℨiv, 4 onces.
Eau commune, ℔iij, trois livres.
Sirop de Coralline, ℨij, 2 onces.
Trois heures après le repas, on donne le bol suivant :
Mercure doux, } ana
Corne de Cerf calcinée, } grains iij.
Conserve de Roses, q. s.
Le second jour le purgatif suivant dans un peu d'eau sucrée ou vineuse :
Scammonée pulvérisée, grains xviij.
Racine de Fougère mâle pulvérisée, ℨj, 1 once.
Gomme-gutte, } ana grains xij.
Mercure doux, }

Eau antipsorique. (Ranque.)

P. Staphysaigre, ℨß, 1/2 once.
Eau, ℔ij, 2 livres.
Extrait de Pavot, ℨij, 2 gros.
Frictionner les parties avec un quart de verre du liquide froid.

Liqueur anticancéreuse. (Kapeler.)

P. Arsenic blanc, j grain.
Eau distillée, ℔j, 1 livre.
A prendre par gouttes; on peut aller jusqu'à une cuillerée à café, matin et soir.

Lavement antispasmodique. (Jolly.)

P. Infusé de Camomille, ℔j, 1 livre.
Sulfate de Quinine, ℈j, 1 scrupule.
Liqueur d'Hoffmann, } ana xxv
Vin de Rousseau, } gouttes.
A prendre en 3 fois.

Potion expectorante. (Stoll.)

P. Gomme ammoniaque, ℥ij, 2 gros.
Jaune d'œuf, n. 1.
Eau de Pouliot, vj, 6 onces.
Sirop d'Hysope, ℥j, 1 once.
A prendre par cuillerée toutes les deux heures.

—

Apozème expectorant. (Boërhaave.)

P. Vinaigre scillitique, ℥vj, 6 gros.
Oxymel scillitique, ℥iij, 3 onces.
Sulfate de soude, ℥j, 1 gros.
Décocté d'Orge perlé, ℥viij, 8 onces.
Eau distillée d'Hysope, ℥iv, 4 onces.
A prendre deux ou trois cuillerées toutes les demi-heures.

—

Espèces pectorales. (Kapeler.)

P. Lichen d'Islande, } ana ℥ß,
Fleurs de Tussilage, } 1/2 once.
Quinquina, } ana ℥ij, 2 gros.
Polygala sénega, }
Badiane, ℥j, 1 gros.
Mêlez et pulvérisez. Une cuillerée à bouche pour une livre d'eau sucrée.

—

Sirop pectoral. (Bouvart.)

P. Raisin de Corinthe, ℔ij, 2 livres.
Sucre très blanc, ℔vj, 6 livres.
Mous de Veau, n° deux.
Gomme arabique, ℥iv, 4 onces.
Eau q. s.
A prendre une cuillerée à bouche, soir et matin.

—

Graisse belladonisée. (Chaussier.)

P. Extrait de Belladone, ℥j, 1 gros.
Axonge, ℥j, 1 once.

Opiat anti-leuchorrhéen. (Tissot.)

P. Conserve de Roses rouges, ℥iij, 3 onc.
— de Romarin, ℥j, 1 once.
Poudre de Quinquina, ℥j, 1 once.
Macis pulvérisé, ℥ij, 2 gros.
Cachou *ibid.*, ℥ß, 1/2 gros.
Essence de Cannelle, iij gouttes.
A prendre deux gros, matin et soir.

—

Potion emménagogue. (Desbois.)

P. Eau distillée d'Armoise, ℥v, 5 onc.
— de fleurs d'Oranger, ℥iv, 4 gr.
Huile essentielle de Rue, } ana
— de Sabine, } 6 gouttes.
Sirop de fleurs d'oranger, ℥j, 1 once.
A prendre par cuillerée.

—

Lotions contre les engelures non ulcérées. (F. Foy.)

P. Extrait de Saturne, 8 parties.
Teinture de Benjoin, 1 partie.
Une cuillerée à café, soir et matin, en friction.

—

Pommade à la sultane.

P. Cire blanche, ℥iij, 3 gros.
Cétine, ℥j, 1 once.
Huile d'amandes douces, ℥ij, 2 onc.
Baume de la Mecque, gouttes xij.
Lait virginal à l'eau de Roses, gouttes lx.

—

Poudre gommo-mercurielle. (Mouton.)

P. Calomel, ℥j, 1 gros.
Gomme pulvérisée, ℥iv, 4 gros.
Contre les affections syphilitiques externes, et principalement contre celles sur lesquelles il est difficile de maintenir un appareil.

Collutoire détersif. (Swédiaur.)

P. Borax, ℥ij, 2 gros.

  Teinture de Myrrhe, } ana ℥j,
  Eau distillée,   } 1 once.

  Miel rosat, ℥ij, 2 onces.

Contre les aphtes.

—

Eau de Gondran.

P. Acide hydrochlorique, ℥iv, 4 onces.

  Huile de Pétrole blanche, ℥j, 1 gros.

Mêlez pour un bain, contre les affections rhumatismales.

—

Liniment contre les rhumatismes.

P. Essence de Savon,   } ana ℥ß,
  Alcoolat de Térébenthine, } 1/2 onc.

  Teinture de Cantharides, ℥j, 1 gros.

  Alcali volatil, ℥ß, 1/2 gros.

—

Décocté de Lobélie syphilitique. (Swédiaur.)

P. Racine de Lobélie syphilitique, ℥ß,
  1/2 onc^e.

  Eau, ℔xij, 12 livres.

Faites bouillir jusqu'à réduction de huit
  livres. A prendre depuis une demi-
  livre jusqu'à deux livres par jour,
  pour favoriser l'exhalation cutanée.

—

Savon sulfureux. (Lugol.)

P. Savon blanc,   }
  Soufre lavé,   } ana p. e.

  Eau, q. s. pour avoir un mélange
  d'une consistance syrupeuse.

Contre la gale.

Baume odontique. (Desforges.)

P. Girofles,   }
  Noix muscades, } ana ℥j, 1 once.

  Cannelle,   }
  Ether sulfurique, } ana ℥ß 1/2 once.

  Laudanum liquide, }
  Baume du Pérou, } ana ℥j, 1 gros.

  Essence d'Ambre, gouttes xij.

  Alcool à 36°, ℔j, 1 livre.

—

Poudre dentifrice. (Desforges.)

P. Quinquina pulvérisé, ℥iv, 4 onces.

  Tartrate acide de potasse, ℥j, 1 onc.

  Magnésie, ℥vj, 6 gros.

  Os de Sèche,   }
  Bol d'Arménie, } ana ℥ij, 2 gros.

  Sandragon, }
  Cochenille, } ana ℥j, 1 gros.

  Alun calciné, ℥ß, 1|2 gros.

  Girofles, xij grains.

  Cannelle fine, v grains.

—

Opiat dentifrice. (Desforges.)

P. Corail pulvérisé, ℥v, 5 onces.

  Tartrate acide de Potasse, ℥iij, 3
  onces.

  Os de Sèche, ℥ij, 2 onces.

  Cochenille, ℥ß, 1/2 gros.

  Miel de Narbonne, ℔j, 1 livre.

—

Elixir odontique. (Desforges.)

P. Quinquina, ℥iij, 3 onces.

  Gayac, ℥v, 5 onces.

  Pyrèthre, ℥iij, 3 onces.

  Girofles, ℥v, 5 gros.

  Écorces d'Oranges, ℥ij, 2 gros.

  Safran, ℥ß, 1/2 gros.

  Benjoin, ℥ij, 2 gros.

  Alcool à 32°, ℔ij, 2 livres.

Collyre astringent. (Scarpa.)

P. Acétate de plomb liquide, iij graius.
   Eau distillée de Plantain,ʒvj, 6 onc.
   Mucilage de Gomme adrag., ʒvj,
   6 gros.

———

Pilules contre l'epilepsie. (Vallerand.(

P. Oxide blanc de Bismuth, xx grains.
   Extrait résineux de Quinquina, ʒß,
   1/2 gros.
   Extrait de Jusquiame noire, xij grains.
Faites 20 pilules, à prendre 2 par jour.

———

Julep calmant. (Baron.)

P. Infusé de fleurs pectorales, ʒiij, 3
   onces.
   Eau de fleurs d'Oranger, ʒß, 1/2
   once.
   Gomme adragante, grains viij.
   Extrait de Belladone, grains ij.
   Extrait gommeux d'Opium, gr. 1/2.
   Sirop de Guimauve, ʒj, 1 once.
A prendre par cuillerée, contre la co-
   queluche.

———

Potion calmante. (P. Auvity.)

P. Eau distillée de Lis, } ana ʒjß,
   — de Tilleul,} 1 once 1/2.
   Sirop de fleurs d'Oranger, ʒj, 1 onc.
   Teinture de Castoréum, ʒß, 1/2
   gros.
   Vin de Rousseau, x gouttes.

———

Pilules de Copahu. (Denain.)

Copahu, } ana ʒij, 2 gros.
Amidon, }

Mêlez et faites 72 pilules que vous en-
velopperez de Térébenthine cuite
liquéfiée.

M. le docteur Denain, de Marseille,
conseille d'administrer ainsi le cubèbe, l'assa fœtida et toutes les autres substances qui inspirent du dégoût.

———

Poudre hémostatique. (Bonafoux.)

P. Colophane, 2 parties.
   Gomme arabique pulvérisée, } ana
   Poudre de charbon de bois, } 1/2 p

———

Graisse narcotique. (Trousseau et
   Blanc.)

P. Graisse narcotique, ʒß, 1/2 once.
   Etrait de Belladone,)
   — de Stramonium, } ana grains vj
   — de Jusquiame,)
Mêlez et enduisez d'une couche légère
de ce mélange un linge que vous ap-
pliquerez sur les surfaces cutanées
trop irritées par les sinapismes.

———

Cataplasme narcotique. (Ibid.)

P. Feuilles et tiges de Belladone, } ana
   — de Jusquiame, } ʒij,
   — de Stramonium. } 2gr.
Faites bouillir dans deux livres, que
vous réduirez à une livre, et avec ce
véhicule et s. q. de mie de pain ou
de farine de lin, faites un cataplasme
qui pourra remplacer le mélange gras
ci-dessus.

FIN.

SUPPLÉMENT.

Vins médicinaux.

Aux règles que nous avons données pour la prépa-ration des Vins médicinaux, il faut ajouter la suivante que nous devons à M. Gay, professeur adjoint à l'école de pharmacie de Montpellier : prendre des vins blancs ou rouges de trois ans, et renforcés par l'addition d'une once d'alcool à 33° (3/6) par litre. Cette addition ne peut qu'augmenter la propriété des Vins médicinaux, accroître l'action dissolvante de leur véhicule et contri-buer à leur conservation qui, ordinairement, est peu prolongée. M. Gay conseille aussi de préférer le vin muscat de Lunel (qu'une note mal comprise par le correcteur a fait placer, à tort, parmi les vins étran-gers) au vin de Malaga qui est extrêmement rare et très cher dans le commerce.

Eau distillée simple.

L'acide carbonique dissous dans l'eau ordinaire ne se séparant complètement qu'après une très longue ébullition, aux règles que nous avons données pour la préparation de l'eau distillée simple nous ajouterons la suivante, due à M. Guéranger, pharmacien au Mans : distiller l'eau sur un lait de chaux, afin de fixer le gaz acide carbonique.

Sirop de pointes d'Asperges de M. Johnson, phar-macien.

Retirez le suc de huit livres d'asperges fraîches ; évaporez ce suc jusqu'à consistance sirupeuse ; laissez cristalliser l'asparagine, décantez le liquide surnageant et évaporez-le jusqu'à siccité.

D'un autre côté, faites macérer pendant quinze jours le parenchyme des sommités d'asperges dans la moitié de son poids d'alcool à 22°; exprimez, et avec cette liqueur alcoolique enlevez à l'extrait toute la partie soluble ; séparez ensuite l'alcool à l'aide de la distillation, et faites le sirop.

D'après M. Broussais et quelques autres praticiens, ce sirop jouit des propriétés sédative et diurétique dues, la première au principe résineux de l'asperge, la seconde à l'asparagine. Nous regrettons que M. Johnson ait fait connaître son procédé, sans indiquer les proportions dans lesquelles il prépare son sirop.

TABLE GÉNÉRALE

ET

ALPHABÉTIQUE DES MATIÈRES.

ABRÉVIATIONS.

Æth. Æther.	Ætheris.	Lichen.	Lichenis.
Adrag.	Adragante.	Mercur.	Mercurialis.
Agrimo.	Agrimoniæ.	Mariti.	Maritimæ.
Amar.	Amarum.	Nob.	Nobilis.
Amygdalar.	Amygdalarum.	Off.	
Aq.	Aquæ.	Offi.	Officinalis.
Aquifo.	Aquifolii.	Offici.	
Aromat.	Aromatici.	Onc.	Once.
Aur. Aurant.	Aurantii.	P. Pag.	Page.
Bicarb.	Bicarbonatis.	Pallidi.	Pallidiorum.
Capsular.	Capsularum.	Papav.	Papaveris.
Cataplasma.	Cataplasmatis.	Pector.	Pectoralium.
Chamæ.	Chamædrys.	Pip.	Piperatæ.
Chlor.	Chlorureti.	Potass.	Potassæ, ou potassii.
Cinnam.	Cinnamomi.		
Cit. aurant.	Citri aurantii.	Pulv.	Pulveris.
Coloc.	Colocynthidis.	Quat.	Quatuor.
Dec.	Decem.	Quinquag.	Quinquaginta.
Dist.	Distillée	Quinq.	Quinque.
Distil.	ou	Rumi.	Rumicis.
Distilla.	Distillatæ.	Scrup.	Scrupulum.
Dr.	Drachmam	Secal.	Secalini
Drac.	ou	Serpent.	Serpentaire.
Drachm.	Drachmas.	Specier.	Specierum.
Emollient.	Emollientis.	Sudorifica.	Sudorificarum.
Eupator.	Eupatoriæ.	Tinct	Tincturæ.
Fl.	Florum.	Teint.	Teinture.
Glech.	Glechomæ.	Tri.	Trigenta.
Gr. Gra.	Grana ou granum.	Unc.	Unciam, ou uncias.
Gutt.	Guttas.		
Hepar.	Heparis.		
Isl.		Valer.	Valerianæ.
Islan.	Islandici.	Vig.	Viginti.
Islandi.		Virg.	Virgine.
L.	Ligne.	Vol.	Volume.
Lib.	Libram ou libras.		

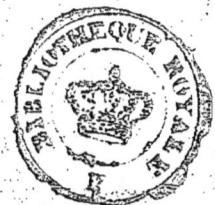

www.ingramcontent.com/pod-product-compliance
Lightning Source LLC
Chambersburg PA
CBHW052057230326
41599CB00054B/3010